YOGA UND DIE KUNST DER

MUDRAS

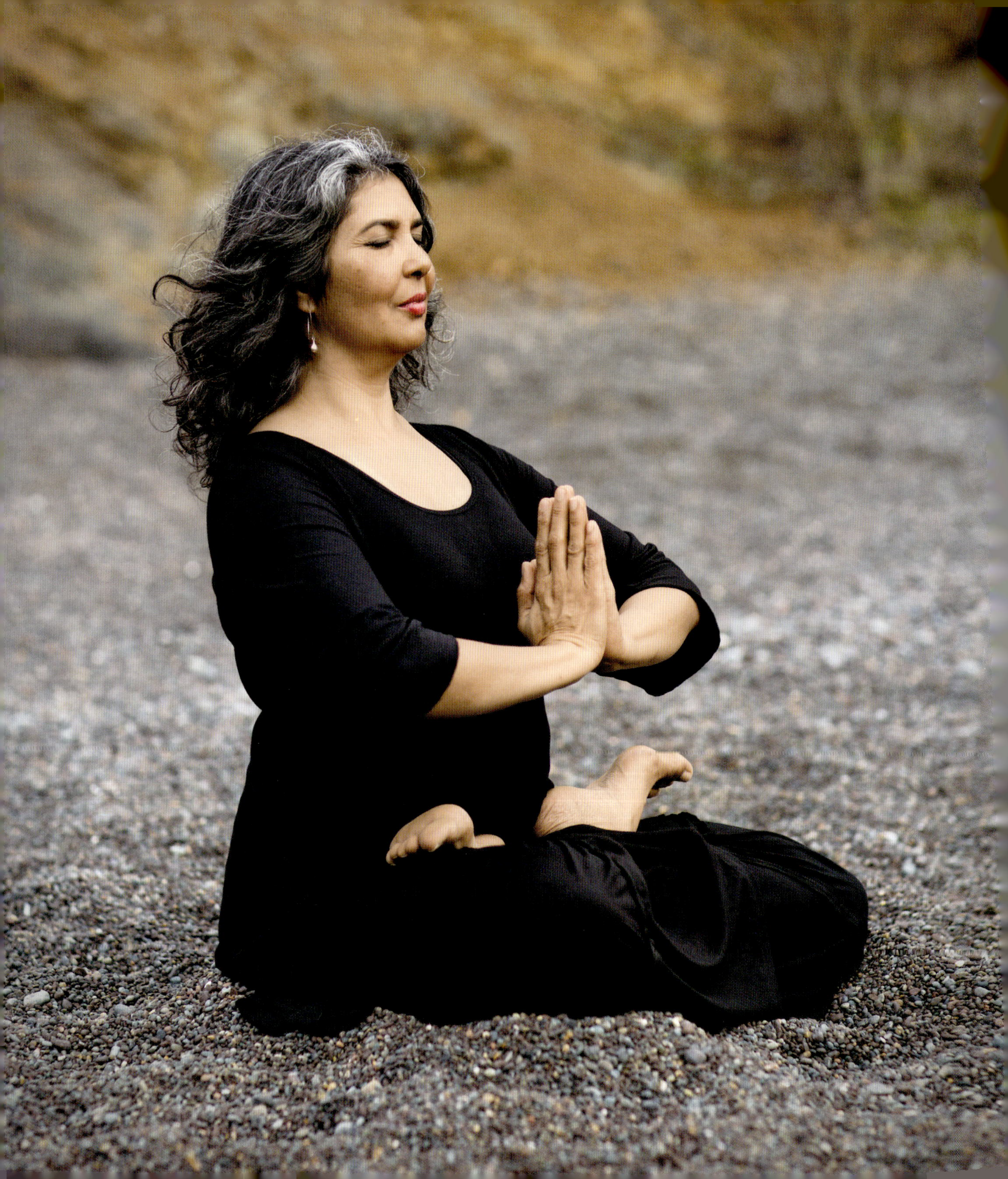

YOGA UND DIE KUNST DER

MUDRAS

DIE MEDITATIVE UND HEILENDE KRAFT DER ALTINDISCHEN FINGERÜBUNGEN

NUBIA TEIXEIRA

FOTOGRAFIERT VON ANDREA BOSTON

AUS DEM ENGLISCHEN VON ANGELIKA HANSEN

IRISIANA

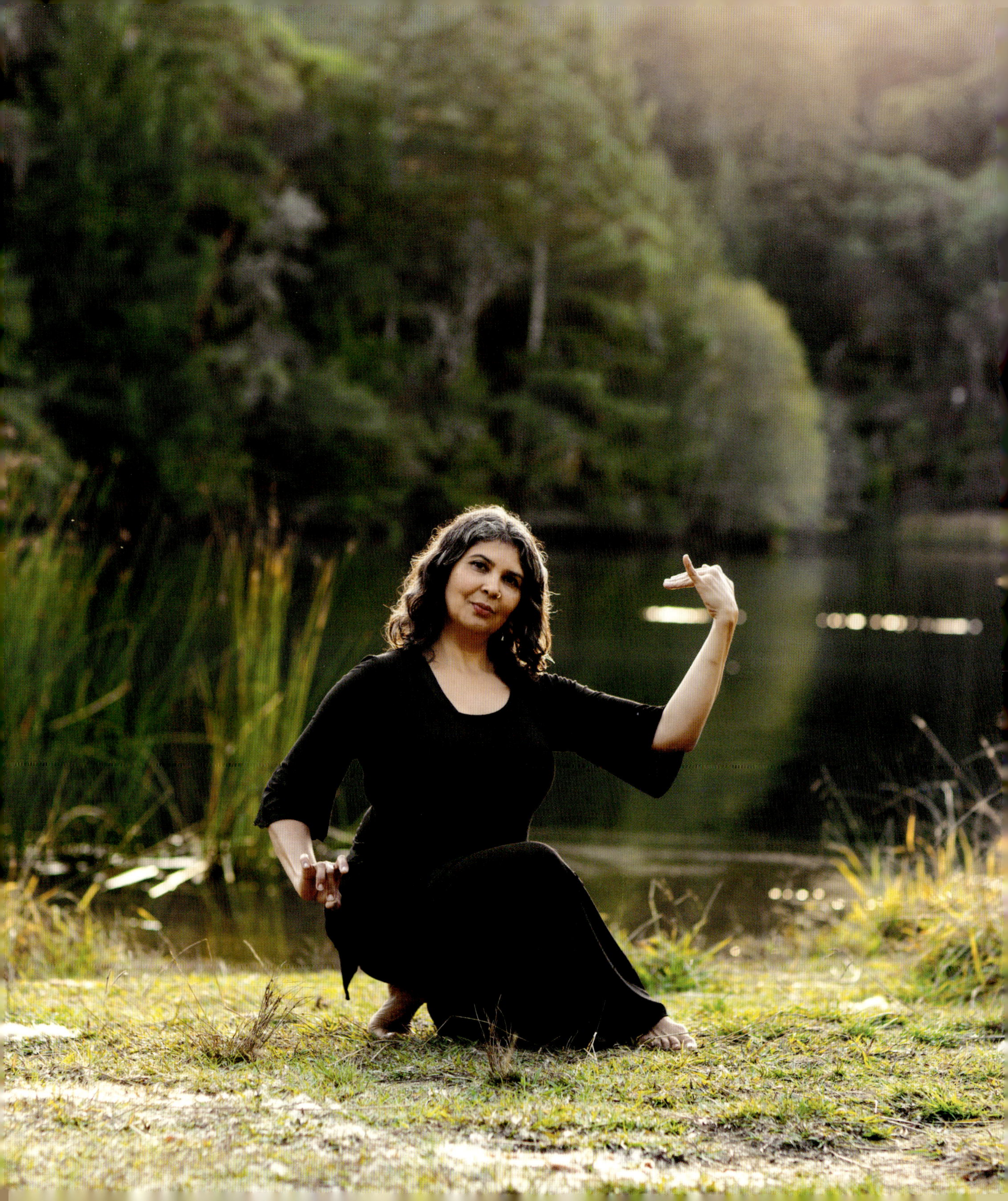

INHALT

VORWORT

Seit meiner frühen Kindheit habe ich das ausgeprägte Bedürfnis, mit meinen Händen zu arbeiten, fasziniert von der Macht dieses Ausdrucksmittels meines eigenen Körpers. Ich bin in São Paulo in Brasilien aufgewachsen, und als junge Frau, die nach einer Möglichkeit suchte, mit ihren Emotionen umzugehen, kam ich mit der Welt des Theaters in Kontakt. Durch Stimmresonanz, Handgesten und Körperbewegung lehrte mich das Theaterspielen, meine missverstandenen Gefühle in etwas Positives und Sinnvolles zu verwandeln, indem ich sie auslebte. Es zeigte mir, wie ineinander verflochten meine Leidenschaften und Ängste waren und dass sie derselben Quelle in meinem Inneren entsprangen.

Im Alter von 16 Jahren fing ich an, Hatha Yoga zu praktizieren, was meinen Körper, meinen Geist und mein Herz nährte. Die Tradition des Yoga bescherte mir eine neue Sprache, die meine tieferen spirituellen Ziele unterstützte. Durch meine Yogapraxis war ich in der Lage, die »Seele im Inneren des Körpers« zu erschließen, und fand einen Weg zu dem Heiligen und Andächtigen in mir. Die Yogapraxis machte mich neugierig auf mein inneres Leben und die Welt der Mystik. Ich widmete viele Stunden am Tag dem Praktizieren von Yoga sowie der damit verbundenen Philosophie und entwickelte ein Interesse daran, dadurch eine tiefere Ebene zu erforschen.

Vier Jahre lang studierte ich an der Universidade de Yoga, in São Paulo. Dort wurde ich im Swasthya-Yogasystem ausgebildet, das in acht Pfade unterteilt ist: Mudra (Handgesten); Puja (geweihte Handlungen); Mantra (heilige Laute); Pranayama (Atemarbeit); Kriya (spirituelle Reinigungstechniken); Asana (Yoga-Haltungen); Yoga Nidra (geführte Visualisierungen); und Dhyana (Meditation). Während dieser vier Jahre habe ich gelernt, den Körper mit der feinstofflichen Energie und dem Geist zu vernetzen, sowie die Verbindung zwischen Yoga und Kunst entdeckt. Seit jener Zeit tendiere ich als Yogalehrerin dazu, Mudras in das Eröffnungsritual miteinzubeziehen, und ergänze grundsätzlich meine Yoga-Asanas mit Mudras und Mantras.

Yoga war sowohl meine Heilkunst als auch mein Dharma geworden, und ich wusste, dass ich einen neuen Weg gefunden hatte, wie sich die Künstlerin in mir ausdrücken konnte. Yoga half mir, mich körperlich ausgeglichen und stark zu fühlen; es verlieh mir die Fähigkeit, spirituelle und heilende Energien, die der antiken Quelle dieser Praxis entsprangen, wahrzunehmen und zu kanalisieren. Ich erfuhr von meinen Lehrern so viel Güte und Unterstützung, dass ich mich verpflichtet fühlte, dieses Geschenk mit anderen zu teilen. Von Anfang an hatte ich im Hinblick auf Yoga das Ziel, meinen Schülern zu helfen, ihren physischen Körper mit ihrem Herzen in Einklang zu bringen und sie auf ihrem spirituellen Pfad zu unterstützen. Darüber hinaus wollte ich immer, dass meine Schüler sich geliebt und wertgeschätzt fühlten. Wenn ich zum Beispiel ihre Yoga-Haltungen korrigierte, sorgte ich stets dafür, dass meine Hände liebevolle Heilungsenergie ausstrahlten, da ich dies als mein *seva* verstehe, meine Aufgabe in der Welt. Und meine Ausbildung zur Reikimeisterin verstärkte noch diesen inneren Ruf, der mich drängte, mit meinen Händen zu dienen, zu arbeiten und zu heilen.

Auf meiner ersten Reise durch Indien lernte ich verschiedene klassische indische Tanzformen kennen. Vor allem als ich zum ersten Mal den Odissi-Tanz in Ostindien erleben durfte, war ich fasziniert von der andächtigen

Stimmung der Tänzer, als sie ihre Geschichten erzählten, ihre Gebete sprachen und die Götter und Göttinnen anriefen – und das alles nur mit den Händen. Für mich war die Sprache der Hände noch viel bezaubernder als all die präzise Arbeit, die die Tänzer mit ihren Körpern und Füßen darboten. Die Handgesten der Tänzer waren atemberaubend und hypnotisierend. Meine Tage waren erfüllt von einem ungeheuren Reichtum an Eindrücken und Empfindungen, und der Weg des Bhakti Yoga öffnete sich mir durch das Medium des religiösen Tanzes.

Meine Erfahrung mit Tanz verstärkte die Beziehung zur Macht der Mudras in meinem Leben und leitete mich an, die Handgesten nicht nur als ausdrucksstarke Kunst und eine Form des Gebetes an das Göttliche zu benutzen, sondern auch als eine Möglichkeit, meinen Schülern zu helfen und ihre Yogapraxis mithilfe all dieser Einflüsse zu vertiefen. Durch meine tägliche spirituelle Praxis in Form von Gebet, Tanz und Yoga fühlte ich allmählich immer stärker die Präsenz und die Segnungen der Götter und Göttinnen in meinem Leben und war bereit, meine Yogakurse mit einigen meiner Sadhanas als Elemente der Hingabe zu erweitern.

Nach einer seelenbereichernden Reise nach Indien, bei der ich die Möglichkeit hatte, mich ganz in die Praxis des Yoga und das Studium des Tanzes zu vertiefen, zog ich nach Kalifornien, um mit meinem Mann, Jai Uttal, zusammen zu sein. Zudem lernte ich Neem Karoli Baba kennen. Ich hatte die Ehre, durch Jais tägliche Hingabe an seinen Guru, der von seinen Anhängern Maharajji genannt wurde, die Praxis des Bhakti Yoga kennenzulernen. Ich versenkte mich in Maharajjis Bhakti, und dank seines Segens wurden Jai und ich mit unserem wundervollen Sohn, Ezra Gopal, beschenkt. Mutterschaft ist für mich die höchste Form von Yoga. Mutter zu sein, Ezras Mutter zu sein, hat mich unendlich viel gelehrt und mir erlaubt, eine Form bedingungsloser Liebe zu erfahren, die ich nie zuvor gefühlt hatte.

Im Laufe der Jahre habe ich unter der Anleitung traditioneller Lehrer kontinuierlich sowohl Yoga als auch Tanz gelernt. Darüber hinaus habe ich mich intensiv in die Kunst des Reiki sowie die heilende Methodik des tantrischen Buddhismus eingelebt, was mich dazu veranlasste, ein System heilender Künste zu erstellen, das in der Tradition verwurzelt ist und gleichzeitig Einflüsse unterschiedlicher Kulturen miteinander verbindet. Meine Absicht ist es, eine persönliche und authentische Praxis dessen anzubieten, was ich *verkörpertes Bhakti Yoga* nenne.

Das Buch, das Sie in Händen halten, ist ein Ausdruck all dieser unterschiedlichen Einflüsse in meinem Leben. Auf den folgenden Seiten biete ich einige der schönsten Juwelen aus meiner Kollektion von Mudras und Asanas an – eine Kollektion, die durch mehr als fünfundzwanzig Jahre Erfahrung, Praxis und Lehrtätigkeit beseelt worden ist. Die meisten der Handgesten werden mit Yoga-Asanas kombiniert und sind von den Odissi-Tanzhaltungen inspiriert. Meine volle Hingabe und tiefe Liebe für jene beiden Pfade – Odissi-Tanz und Yoga – haben diese bescheidene Gabe ermöglicht, und ich bete darum, dass Sie auf den Seiten dieses Buches die nötige Inspiration finden, um Ihre Yogapraxis mit Hingabe, Magie und Kunst zu erfüllen.

Jedwede Fehler, die mir unterlaufen sind, werden hoffentlich zu Füßen des Einen fallen, dem ich diene.

In Liebe und Achtung,
Nubia

EINFÜHRUNG

Ein Geschenk von meinem Herzen an Ihres

»Yatho hastato dhrishtihi
yatho dhrishtisto manaha
yatho manatato bhavaha
yatho bhavastato rasaha«

»Wohin die Hände weisen, werden die Augen folgen
Wohin die Augen weisen, wird der Geist folgen
Wohin der Geist weist, werden die Gefühle geweckt
Wo die Gefühle geweckt werden, erscheint Rasa.«

– Aus dem Natya Shastra, Abhinayadarpanam-

Mit diesem Buch möchte ich meine Vorstellung einer Verbindung von Yoga-Asanas mit Mudras und Odissi-Tanzformen darbieten. Es soll Yoga-Praktizierenden wie Yogalehrern als Quelle dienen und ihnen einen Weg zeigen, wie sie ihre Yoga-Asanas mit Mudras bereichern können. Als Yogalehrerin und Ausbilderin von Yogalehrern weiß ich, dass es ein Bedürfnis danach gibt. Als Yogini, die an die Bewahrung der ursprünglichen Traditionen glaubt und gleichzeitig das Verschmelzen verschiedener Denkschulen wertschätzt, möchte ich andere inspirieren und ermutigen, indem ich zeige, was alles möglich ist, wenn Yoga, Mudra und indischer Tanz zusammenfinden.

Diese Mudras stammen nicht von mir; sie sind Teil des klassischen indischen Tanzes, der auf dem *Natya Shastra* des legendären Bharata Muni und dem Werk *Abhinayadarpanam* von Nandikesvara beruht. Mudras sind als ein Mittel gelehrt worden, Geschichten zu erzählen und auszudrücken, die das ethische Verhalten stärken, das Herz wachrütteln und sowohl den Darstellern als auch dem Publikum einen Weg zur Vereinigung mit dem Göttlichen bieten. Das erste Kapitel des *Natya Shastra* erklärt auf wunderschöne Weise den Ursprung der Macht der Worte, Geschichten und Bewegungen:

Vor langer Zeit begab es sich, dass Indra, der Gott des Himmels, und andere Devas sich mit einer Bitte an Brahma, den Herrn der Schöpfung, wandten: »Wir möchten, dass unsere Geschichten wiedergegeben werden. Es ist unser Wunsch, dass Menschen aller Kasten Zugang zu ihnen haben.« Brahma betrachtete die Götter, die vor ihm standen, und erwiderte: »Nun, so soll es sein.« In seinem Lotussitz verharrend, rief Brahma in seinem Geiste die vier Veden herbei und sagte dann: »Ich werde den fünften Veda erschaffen; er soll Natya (Drama) genannt werden, und zusammen mit den Geschichten der Epik und heiligen Texte wird dieser Natya Veda durch Kunst die Tugend erwecken; durch Yogapraxis den Reichtum; und durch Gnade die spirituelle Freiheit.« Dann schuf der huldvolle Brahma den Natya Veda, indem er die Worte des Rig Veda hervorholte, die Gesänge des Sama Veda, die Handgesten aus dem Yajur Veda und die Aromen aus dem Atharva Veda. Und nachdem er diese Dinge getan hatte, sagte Brahma: »Möge dieses Gesamtkunstwerk die Quelle der Beratung für alle Aromen (Rasas) und alle Stimmungen (Bhavas) und Ausdruck aller Handlungen (Kriyas) sein. Es soll als Ruhepol dienen für alle, die notleidend, trauernd, sorgenvoll oder unglücklich sind. Dieser Veda wird das zusammenführen, was getrennt ist und dem Liebenden und Geliebten Einheit (Yoga) schenken. Ich habe diesen Veda für alle sieben Länder erschaffen, für die Sterblichen und Unsterblichen, und in Übereinstimmung mit der Ordnung der Welt (Svabhava). Mögen die Schmerzen und Leiden der Menschheit ihren Ausdruck in der Kunst finden, durch die Bewegungen des Körpers, im Gebet (Puja) und in totaler Hingabe.«

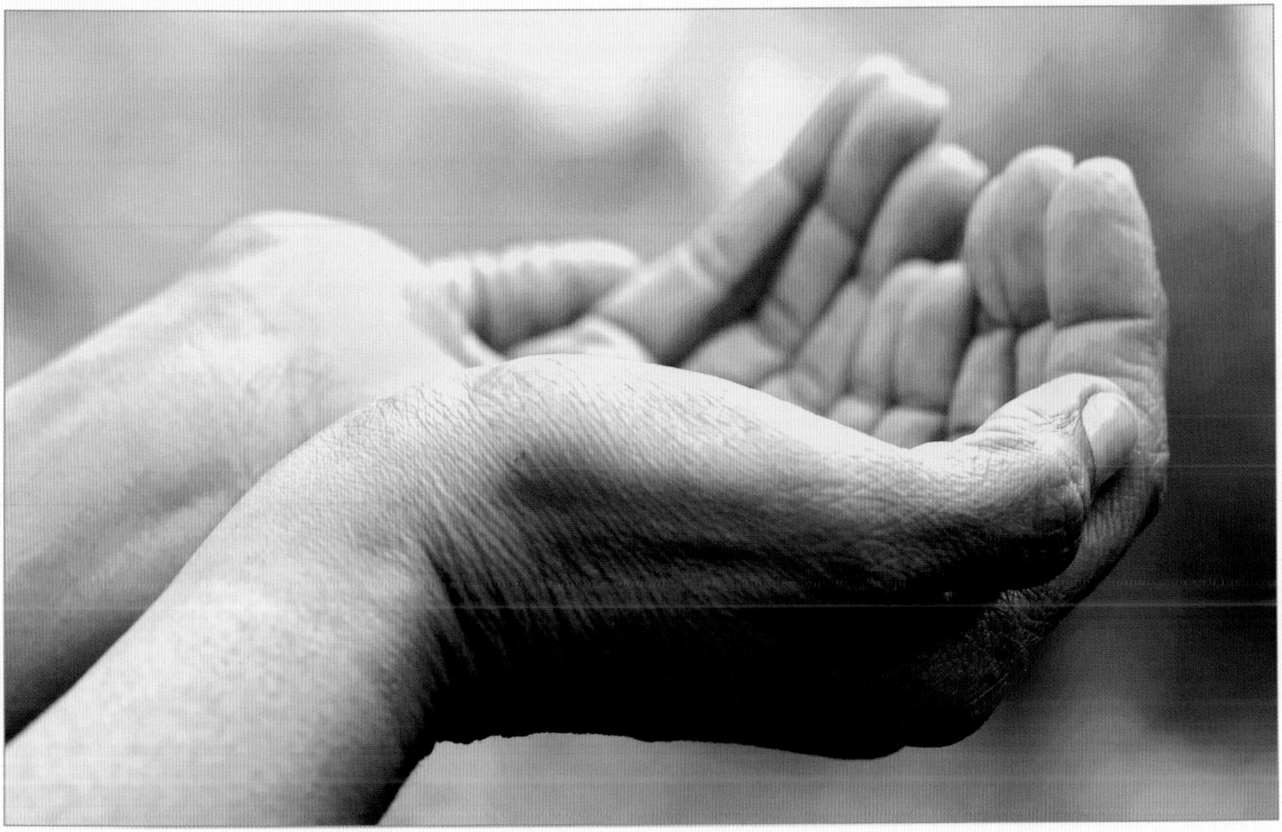

Mudras mit Yoga-Asanas zu verbinden, stellt etwas Neues dar, auch wenn es in der Vergangenheit schon vorgekommen ist. Dennoch ist die Zusammenstellung in diesem Buch etwas sehr Persönliches, da ich nach meinem künstlerischen Ermessen jede Mudra mit der entsprechenden Yogahaltung abgestimmt habe. Bevor ich die erklärenden Texte dazu geschrieben habe, achtete ich darauf, dass diese Kompositionen stark und stimmig sind und damit den Praktizierenden erlauben, ihren Körper in die Darbietung ihres Herzens einzubeziehen.

Zudem präsentiere ich Yoga-Asanas, basierend auf den Odissi-Tanzhaltungen einiger der wichtigsten Götter und Göttinnen des Hindu-Pantheons. Diese Asanas sind Ausdruck jener Gottheiten und die Verkörperung ihrer Attribute, Symbole und Eigenschaften. Ich nenne sie *bijasanas*, oder »Saat-Haltungen«, da in ihnen das unsichtbare Potenzial dieser göttlichen Wesen steckt. Jedes Bijasana repräsentiert entweder einen Aspekt der Macht einer Gottheit, oder erzählt die Geschichte einer Episode aus dem Leben der Gottheit. Mit Hingabe praktiziert, ermöglichen es diese speziellen Haltungen, sich an der Quelle der Großzügigkeit dieser göttlichen Wesen zu laben.

In der indischen Tanztradition lernen wir lange und komplexe Stücke, die heilig und bedeutungsvoll sind und meistens einem Sanskrit-Gebet (Sloka) folgen. Diese Tänze, die zwischen fünf und zwanzig Minuten dauern können, enthalten Elemente reinen Tanzes (Nritta) und ausdrucksstarke Handlungsstränge (Nritya). Inspiriert durch die Formen und Stimmungen, die in diesen heiligen Tänzen enthalten sind, habe ich einige ihrer schönsten Sequenzen ausgesucht, die zu den Bijasanas wurden, wie sie auf den Seiten dieses Buches zu finden sind.

Der Körper

Der Sinn unserer Yoga-Praxis besteht darin, uns der verschiedenen Aspekte unseres Selbst bewusst zu werden und sie alle zu vereinen. In der Philosophie des Yoga wird der Praktizierende aufgefordert, sich als jemand wahrzunehmen, dessen Wesen aus fünf Schichten besteht: der physischen, energetischen, geistigen, kausalen und ewigen Schicht. Im Sinne dieser verkörperten Bhakti-Yoga-Praktik werden wir uns zuerst auf drei verschiedene Aspekte des Körpers konzentrieren und mit dem Versuch beginnen, sie zu vereinen.

Oft nehmen wir das Privileg als selbstverständlich hin, einen funktionierenden physischen Körper zu besitzen, und vergessen dabei, dass unsere kostbare Inkarnation etwas Heiliges ist. Wenn Sie sich nur einen Moment Zeit nehmen und all die Faktoren bedenken, die zusammenspielten, um den richtigen Ort und die richtige Zeit für Ihre Geburt zu bestimmen, die perfekten und weniger perfekten Aspekte Ihres familiären Umfelds und die Charaktereigenschaften, die die Weiterentwicklung Ihres Geists in diesem Körper unterstützen sollten, würden Sie Ihrem funktionierenden physischen Körper mehr Anerkennung zollen und ihn als ein göttliches Geschenk ehren.

Oft stecken wir in der Routine unseres Alltags fest, tun, was wir zu tun haben, ohne uns dieses außergewöhnlichen physischen Gefährten unserer Seele bewusst zu sein. Workaholics ignorieren den Körper, weil die vor ihnen liegende Aufgabe wichtiger scheint als die Bedürfnisse dieses einzigartigen Instruments. Andere achten nur dann auf ihren physischen Körper, wenn sie Lust oder Schmerz empfinden. Wieder andere fokussieren sich ausschließlich auf die äußerlichen Merkmale des Körpers, besessen von dem Wunsch, seine Jugendlichkeit zu bewahren, während sie gleichzeitig seinen Niedergang fürchten. Und sehr viele identifizieren sich mit dem Außen – was sie sehen, fühlen und umgehend erfahren können –, wobei sie vergessen, dass sie aus vielen weiteren Schichten bestehen, dass der Körper die Seele beherbergt und dass er von einem mitfühlenden Herz und weisen Geist begleitet wird.

Manche Idealisten ignorieren den Körper, in dem Glauben, dass sie nicht der Körper sind und das Physische weniger wert sei als der Geist. Indem sie behaupten, der Körper sei unwichtig, haben sie vergessen, was oder wer da spricht. Es ist der Körper, der spricht, und er ist abhängig von einem ganzen Netzwerk ineinandergreifender Organe und anderer Körperteile, um Worte bilden zu können. Von den Muskeln bis zum Geist, von der Lunge bis zur Stimme, agiert der Körper als ein Ganzes, das uns die Möglichkeit gibt, zu sprechen.

Dieses Buch ist eine Einladung, den menschlichen Körper in seiner heiligen Schönheit und Geometrie erstrahlen zu lassen – eine praktische Anleitung mit inspirierenden Yogahaltungen, um Ihren Körper als Instrument für bestimmte Eigenschaften, Energien und Tugenden zu nutzen, die Sie entwickeln und fördern möchten.

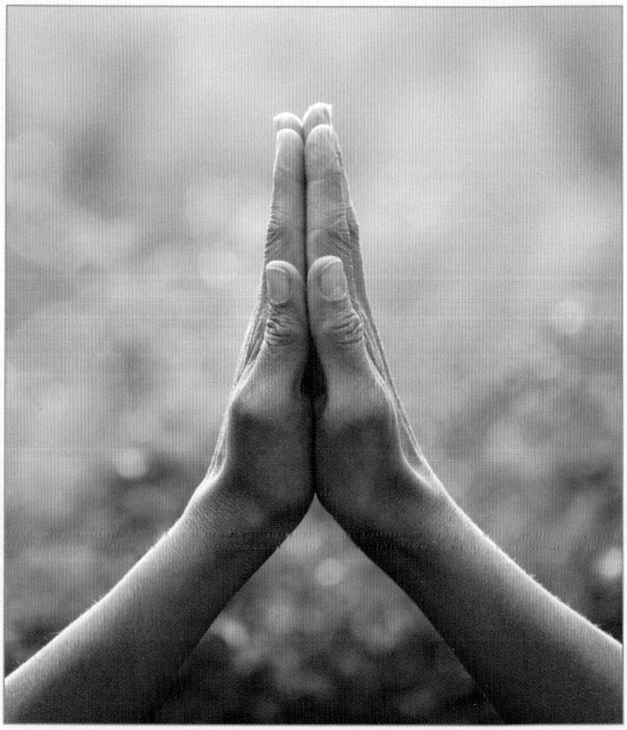

Die Hände

Die Hände, die eine Erweiterung des Herzzentrums sind, können die Leben spendenden Energien und Gebete unseres innersten Allerheiligsten nach außen tragen. Unsere Hände verbinden uns mit der äußeren Welt. Sie sind die Instrumente, die uns gegeben sind, um nach außen zu reichen, zu berühren, auszudrücken, zu heilen, zu arbeiten, zu pflegen, zu kochen, zu malen, zu schreiben, Musik zu machen und einander zu umarmen. Oft enthüllen unsere Hände unsere innersten Gedanken und Gefühle. Sie können Ideen oder Meinungen vermitteln, die Richtung weisen, andere Menschen anleiten und uns helfen, miteinander zu kommunizieren. Unsere Hände können Fülle in unser Leben bringen durch die Arbeit, die wir tun, und durch die Art, wie wir unserem Herzen Ausdruck verleihen. Über diese Sachen nachzudenken hilft uns wertzuschätzen, wie viel durch unsere Hände ermöglicht wird.

Ähnlich wie die von uns gesprochenen Worte, besitzen unsere Hände die Macht, unsere Gedanken und Handlungen zu manifestieren, sie positiv umzusetzen, um Tugend und Schönheit in unser Leben und in die Welt um uns herum zu bringen.

Mit unseren Händen können wir das Unsichtbare ertasten und um spirituelle Unterstützung bitten. Mit unseren Händen können wir einander berühren und helfen, dank der stets präsenten Liebe in unseren Herzen. Wir lassen unsere Taten dieser Liebe entspringen und sind anderen zu Diensten, indem wir diese Liebe in die Welt hinaustragen. Indem wir durch jede unserer Handlungen unsere Wirklichkeit manifestieren, hoffen wir, dass sich alles, was wir berühren, in leuchtende Liebe verwandelt.

Die Augen

Der letzte und wichtigste Teil dieser Arbeit besteht darin, das Potenzial in unseren Augen zu wecken, unsere innersten Gefühle und unser Selbst zu enthüllen. Die Beherrschung des Ausdrucks der Augen ist die höchste Ebene des indischen Tanzes, vergleichbar mit der Praxis der Konzentration, auch bekannt als *drishtis*, in der Hatha-Yoga-Tradition. Die Augen geben die Seele des Menschen und die ewig alte Sehnsucht nach Vereinigung preis.

Yoga Sadhana

Sadhana bezeichnet Ihre tägliche spirituelle Praxis. Diese Methode benutzen Sie, um Ihre wahre Natur verstehen zu lernen. Yoga Sadhana bietet die Möglichkeit, die Verbindung zwischen der individuellen und der ewigen Seele zu entdecken – mit anderen Worten: um *Yoga* zu entdecken.

Es gibt heutzutage viele verschiedene Praktiken, die unter den Begriff Yoga fallen, daher können die verschiedenen Yoga Sadhanas sehr unterschiedlich und komplex sein, ja sogar voneinander abweichen, und all das ist okay.

Unsere individuelle Existenz in Bezug zur gesamten Menschheit zu verstehen, kann zum Ausgangspunkt Ihrer Reise werden. Indem wir unsere wahren Bedürfnisse und Neigungen erkennen und unseren Körper, unsere Talente und vieles mehr entdecken, können wir die optimalen Yoga-Praktiken wählen, um uns als geistiges Wesen in diesem physischen Körper weiterzuentwickeln.

Es gibt niemals nur eine einzige Wahrheit oder eine einzig richtige Art, Yoga zu praktizieren. Vielmehr gibt es die unterschiedlichsten Möglichkeiten des Praktizierens, die alle zu der einen universalen Wahrheit führen. Was wir durch unsere Sadhana-Praxis der Selbsterkenntnis lernen, wird sich hoffentlich im Außen zeigen und uns helfen, die Vielfalt der Schöpfung vorurteilsfrei zu betrachten und die Unterschiede zwischen uns und anderen als etwas zu akzeptieren, das uns ergänzt anstatt voneinander trennt.

Ziel unserer spirituellen täglichen Übungen – unseres Sadhana – ist es, einen Zustand ungezwungener Leichtigkeit zu erfahren, sowohl in unserem Inneren als auch in unserem Umgang mit der Welt um uns herum. Wir können Yoga praktizieren, indem wir jeden Tag eine zusätzliche positive Handlung vornehmen und eine negative weglassen. Das wird uns helfen, uns der Reinheit unseres Herzens und der Qualitäten, die wir verkörpern wollen, bewusster zu werden. Zu diesen Qualitäten zählt, aufgeschlossen zu sein und fähig, Grenzen zu setzen; liebevoll und beschützend, freundlich und ehrlich, friedlich und stark zu sein und der Menschheit zu dienen, während wir Zuflucht in der Hingabe an das Göttliche suchen.

Ich unterstütze Sie dabei, Ihre persönliche Aufgabe und Mission zu finden, und diese ins Zentrum Ihres Yoga-Sadhana zu stellen.

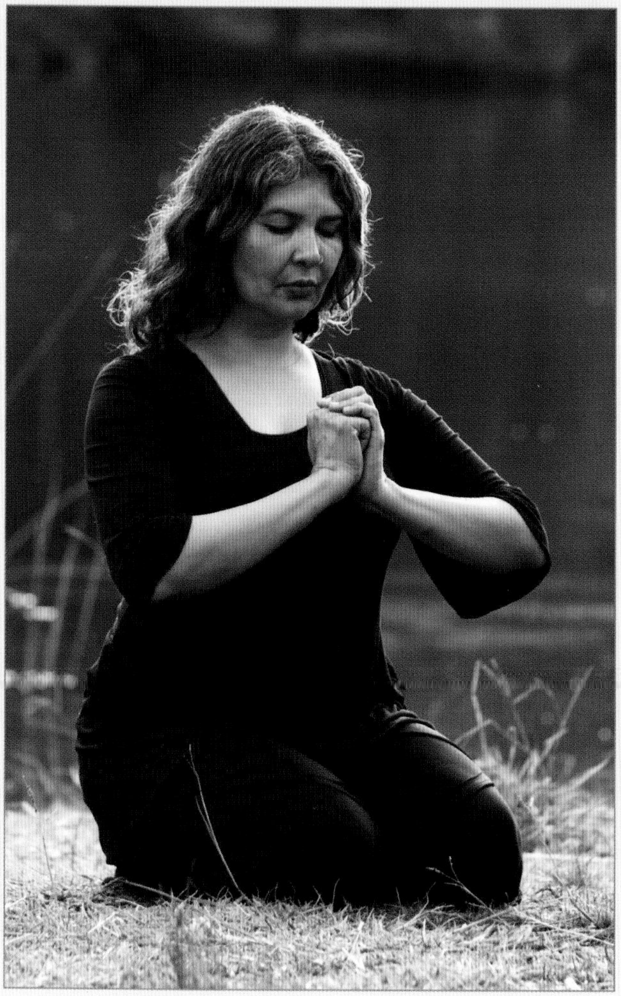

Bhakti Yoga

»Bhakti Yoga erweckt die Hingabe in unserem Herzen und entfacht die Liebe in unserem innersten Wesen, was zu äußeren Handlungen der Liebe und dem Dienst an der Welt führt.«

Bhakti Yoga ist eine seit alters her existierende Form von Yoga und gilt als die wirksamste in diesem Zeitalter von Kali, oder der Dunkelheit, weil sie die Praktizierenden zur großen Erlösung durch die göttliche Liebe führt. *Bhakti*, häufig als »Hingabe« übersetzt, ist eine Form der Ausübung, die dem Betreffenden erlaubt, eine persönliche Beziehung mit dem Objekt der Hingabe, der verehrten Gottheit, zu entwickeln. Bei vielen anderen Yoga-Formen wird eine Bindung als Hindernis in Bezug auf die Erleuchtung empfunden. In der Bhakti-Yoga-Tradition jedoch kann die vertrauensvolle Beziehung zu dem Objekt der Hingabe einen Praktizierenden (Bhakta) zur Vereinigung mit seiner oder ihrer erwählten Gottheit führen. Bhakti Yoga lädt uns ein, Licht in unsere Herzen zu bringen und unsere Gefühle und Emotionen zu würdigen, indem wir sie als Antrieb für unsere Hingabe kanalisieren. Ich persönlich habe Bhakti Yoga als Fundament für meine Praktik und Lehren gewählt, da man dem Göttlichen auf diese Weise alles nur Erdenkliche darbieten kann.

Heilige, Poeten und Yogis der Vergangenheit haben unzählige Menschen inspiriert und hin zur gesegneten Sphäre von Bhakti geführt. Durch ihre eigene Hingabe und persönliche Erfahrung haben sie die Gnade der großen Wiedervereinigung erlangt; sie lassen uns großzügig an ihren Errungenschaften teilhaben, auf dass wir einen kleinen Teil ihrer Weisheit erkennen und davon profitieren können. Das nennt man Gnade.

Wir können Bhakti zu einem wichtigen Aspekt all unserer Beziehungen machen: mit dem Göttlichen, mit uns selbst, mit unseren Mitmenschen und mit der gesamten Schöpfung von Mutter Natur. Wir können Bhakti in allem zum Ausdruck bringen, was wir tun – vom Aufwachen bis zum Schlafengehen, vom Erwachen in Seva (selbstloser Dienst am Nächsten) bis zur großen Wiedervereinigung in totaler Hingabe. Auf diese Weise zu handeln stellt eine einfache und direkte Möglichkeit dar, eine uralte Quelle der Güte, des Lichts und der Erinnerung anzuzapfen. Bhakti erinnert uns daran, dass jede Beziehung mit dem Göttlichen einzigartig ist und nur durch das individuelle Bhakti ausgedrückt werden kann. Um dazu fähig zu sein, müssen Sie sich selbst voll und ganz akzeptieren und die Voraussetzungen schaffen, die Sie mit dem Göttlichen in Einklang bringen. Und Sie müssen Ihre Gedanken, Worte und Taten dem Licht der Weisheit und Liebe widmen. Mit Bhakti Yoga verflochten ist Karma Yoga, oder das Yoga »selbstlosen Dienens für Gott« durch den Dienst an der Menschheit und an der Welt. Gerade heute ist dieser Weg enorm wichtig und eine entscheidende Möglichkeit, das Leben zu unterstützen und sich für das Wohlergehen aller Lebewesen auf diesem Planeten einzusetzen. Die grundlegende Bedeutung von Karma Yoga besteht darin, in hingebungsvollem Dienen und ohne Erwartung einer Belohnung zu handeln. Neem Karoli Baba sagte seinen Schülern: »Nährt die Menschen und liebt sie«, oder »Liebt jeden, dient allen, und erinnert euch an Gott.« Für mich ist dies die wichtigste Lektion im Karma Yoga.

Erfüllen Sie jede Handlung, einschließlich Ihrer Yoga-Asanas, mit aufrichtigem Herzen. Mit dieser authentischen Liebe, die aus Ihrem Herzen strömt, gehen Sie durch Ihren Tag und tun alles, was Sie können, um anderen zum Segen zu gereichen. Wie Krishna in der Bhagavad Gita sagt: »Besser ist es zu versagen in dem, was du tust, als in einem Dharma erfolgreich zu sein, welches nicht dein eigenes ist, denn dieser Weg ist gefährlich.«

Letztendlich ist die Erfahrung des Göttlichen in unserem alltäglichen Leben, bei allem, was wir tun, Teil des Zieles der Wiedervereinigung, sprich des Yoga. Dieses Ziel kann uns auf dem rechten Weg halten und uns inspirieren, jederzeit das Beste zu tun, was uns möglich ist. Langsam und fürsorglich können wir die Bedingungen schaffen, die uns zu diesem Ziel führen.

Asanas im Yoga

»Fortschritt ist die Frucht aufrichtigen und hingebungsvollen Übens.«

Hatha Yoga wurde ursprünglich von Shiva gelehrt, oder Adinath, dem ersten Yogi und Tänzer. Shivas Tanz des Tandava wird mit Auflösung verbunden, und die ursprüngliche Absicht von Yoga war, Transformation, Freiheit und die Wiedervereinigung mit Gott herbeizuführen.

Eine Legende besagt, dass eines Tages am Ufer des Meeres Shiva seiner geliebten Gefährtin Parvati die Geheimnisse des Yoga erklärte, als ein winziger Fisch aus dem Wasser auftauchte und Shivas Instruktionen lauschte. Jeden Tag empfing der Fisch die Lehren und tauchte danach umgehend in die Tiefen des Meeres hinab, um andächtig zu praktizieren, was er gehört hatte. Dieser kleine Fisch, oder Matsya, wurde der Herr der Fische, ein vollendetes Wesen, bekannt als Matsyendranath.

Zunächst waren die Übungen von Hatha Yoga dazu gedacht, den hingebungsvoll Praktizierenden darauf vorzubereiten, einen innigeren Zustand der Achtsamkeit zu erreichen und in höhere Bewusstseinsebenen emporzusteigen. Im *Hatha Yoga Pradipika* finden wir eine Liste von fünfzehn Yoga-Asanas, von Swatmarama empfohlen und den vierundachtzig Yoga-Asanas entnommen, die Shiva seiner Gefährtin Parvati gelehrt hatte. Diese fünfzehn Asanas kombinieren Yoga-Asanas mit den Yoga Mudras des Körpers, die auch Karana-Mudras genannt werden.

In unserer heutigen Zeit, in der auch Mütter und Hausfrauen Hatha Yoga praktizieren, ist es nur logisch, sich realistischere Ziele für das Hatha-Yoga-Sadhana zu setzen. Diese Ziele würden beinhalten, dem Körper und Geist sowohl Kraft als auch Flexibilität zu verleihen, Stabilität zu entwickeln, Harmonie zu kultivieren, empfänglich für göttliche Inspiration und die Liebe zu sein – offen dafür, den Menschen selbstlos zu dienen und sie auf ihrem Weg zu unterstützen. Betrachten Sie Asanas als ein Mittel, die Seele zu erkunden und um Harmonie und Frieden zu fördern. Viele Asanas können außerdem als Heilmittel eingesetzt werden, da sie unterschiedliche Teile des Körpers aktivieren und jede spezifische Haltung unterschiedliche heilsame Wirkungen auslösen kann.

Meiner Meinung nach sind Yoga und Yoga-Asanas ein universaler Segen. Ich empfinde Asanas als zeitlos, grenzenlos, ineinandergreifend und praktisch. Mutter Natur zu beobachten, wie sie sich in ihrer Ganzheit, Vielfalt und Komplexität ausdrückt, lehrt mich, die unendlichen Möglichkeiten des Seins mit immer größerer Offenheit anzunehmen. Die Schöpfung ist freigiebig, und die Vielfalt der Formen und Arten in der Natur spiegeln sich in den Asanas wider.

Yoga ist über die Grenzen seines Geburtslandes Indien hinausgewachsen, um die ganze Menschheit zu segnen. Es ist wichtig für jeden von uns, die Anfänge, Traditionen und spirituellen Absichten der alten Yoga-Praktiken zu würdigen, während wir gleichzeitig unsere eigenen kulturellen Gegebenheiten, unsere Herkunft, Körpertypen und besonderen Bedürfnisse respektieren. Dann können wir unter Berücksichtigung all dieser Aspekte beginnen, Yoga-Asanas auf unsere eigene Weise mit dem von uns selbst gewählten Sadhana zu praktizieren.

Die Yoga-Asanas bieten uns einen physischen Ausgangspunkt, von dem aus wir mit unserer inneren Arbeit beginnen und dann alle anderen Schichten unserer Existenz erreichen. Ausgehend von Ihrem physischen Körper, können Sie das Bewusstsein auf Ihren Energiekörper und in die Gefühle, Emotionen und Empfindungen verlagern, die in Ihrem Prana-Körper gespeichert sind.

Vom Energiekörper aus beginnen Sie, die Gedankenwellen und Erinnerungen des Geistes zu beobachten und Ihren Blick bewusst in den Raum zwischen diesen Wellen zu richten. Während Sie sich in die Schichten des Geistes und höheren Bewusstseins begeben, können Sie in Kontakt mit Ihrer Intuition kommen und haben die Gelegenheit, sich als spirituelles Wesen weiterzuentwickeln. Was Ihnen die Gnade verleihen kann, einen Blick auf die Ebene der Glückseligkeit in Ihrem Inneren zu erhaschen.

Kraftvoll und flexibel in Ihren Asanas, bewegen Sie sich durch diese Welt voll Gegenwärtigkeit, Achtsamkeit, Mitgefühl, Menschenfreundlichkeit, Einsatzfähigkeit, Verständnis, Akzeptanz und Wertschätzung.

Mudras im Yoga

»Daher sollte die Göttin, schlafend vor der Tür von Brahma, beständig mit aller Kraft aufgerüttelt werden durch das gründliche Praktizieren der Mudras.«
– Hatha Yoga Pradipika (3.5)

Mudras bedeutet wortwörtlich Abdrücke, Stempel, Siegel oder Handgesten. Sie sind eine wirkungsvolle Reihe physischer Hilfsmittel, die angewandt werden können, um das Fließen der Lebensenergie Prana im feinstofflichen Körper, Geist und in der Seele des Praktizierenden zu beeinflussen und zu aktivieren. Diese Handgesten können wie elektrische Stecker funktionieren, indem sie Zugang zu jedweder Energie gewähren, mit der Sie sich verbinden wollen. Wenn Sie zum Beispiel das Shiva-Mudra praktizieren und dazu meditieren, werden Sie mit der Sphäre von Shiva verbunden und haben Zugang zu Informationen aus seinem spirituellen Erbe. In der Tradition des Tantra, aus der Hatha Yoga hervorgegangen ist, werden Mudras bei heiligen und geheimen Ritualen mit dem Singen eines Mantras und der Visualisierung eines Yantras kombiniert.

Im Gheranda Samhita 3:4-5 beschreibt Shiva seiner Gefährtin Parvati die Bedeutung von Mudra:

»Mudranam patalam devi kathitam tava sannidhau
yena vijnatamatrena sarva siddhih prajayate
gopaniya prayatnena na deyam yasyakasyacit
pritdam yoginam caiva durlabhamarutamapi«

»Oh Devi! Ich habe das Wissen der Mudras übermittelt. Reines Wissen darüber bedeutet Siddhih, Meisterschaft. Das Wissen darum bringt Yogis Glückseligkeit. Ihr Wissen ist selbst für Götter nicht leicht zu erlangen. Bewahre dieses Wissen immer geheim.«
– Gheranda Samhita

Obwohl es bei Hatha Yoga zwei Arten von Mudras gibt – *hasta mudras*, oder Handgesten, und *kaya mudras*, oder Haltungsmudras – werden wir uns in diesem Buch nur auf die yogischen Handgesten fokussieren und wie sie als Schlüssel funktionieren, um innere Bewusstseinszustände zu erschließen, spirituelle Fähigkeiten zu fördern und spezielle Eigenschaften unserer Seele zu wecken.

Indem wir uns auf die Hände als eine Erweiterung des Anahata- oder Herzchakras fokussieren, bei dem das Element Luft besonders präsent ist, können wir uns mit allen Lebensformen und dem Fließen der Lebenskraft verbinden. Im Zentrum des Brustraums, in unseren Herzen, sehen wir einen ununterbrochenen Tanz von Anspannung und Ausdehnung, der das Pulsieren des Lebens und die Macht der Bewegung enthüllt. Je nach Qualität und Quantität unterstützt und inspiriert das in der Brust zirkulierende Prana die Transformation und gibt uns die Möglichkeit, Kontakt mit der Ebene des Geistes aufzunehmen.

Vom physischen Körper wird das Element Luft (*vayu*) über die Haut wahrgenommen (Organ der Wahrnehmung oder *jnanendriya*), von den Händen aktiviert (Organ des Handelns oder *karmendriya*) und durch Berührung gefühlt (*sparsha*). Die Yogini wird die Quelle der Lebenskraft im Energiewirbel (*chakra*) ihres Herzens fühlen und sich auf die Entwicklung der Qualitäten des Herzens und ihrer übersinnlichen Fähigkeiten fokussieren.

Die Luft verbindet das Unsichtbare mit dem Sichtbaren und bringt die Kräfte der mystischen Wirklichkeit in unsere materielle Welt. Der Berührungssinn kann physisch, energetisch, mental und spirituell gefühlt werden. In unseren Händen und Herzen liegt die Verbindung mit den Ebenen des Himmels und himmlischen Wesen kann durch Mudra verankert werden.

In der Praxis des Bhakti Yoga werden Mudras zu Darbietungen Ihrer individuellen Seele an die universale Seele. Wenn Sie die Mudra einer speziellen Gottheit halten, werden Sie selbst nicht zu dieser Gottheit, doch erlaubt sie Ihnen, dem Bereich der Gottheit näher zu kommen. Die entscheidenden Handgesten werden zu einer Art Kanal, durch den die göttliche Gunst zu Ihnen fließen kann, damit Sie die Präsenz der Gottheit in Ihrer Seele fühlen. Die Mudras gewähren Ihnen - in kleinen Dosierungen - die Götter und Göttinnen in all ihrer Pracht und Größe zu erfassen und zu ihrem Instrument zu werden.

Mudras können gezielt angewandt werden, um die Extreme Ihrer Persönlichkeit oder Ihres Gemüts auszubalancieren. Wenn Sie zum Beispiel wissen, dass Sie ein besonders ausgeprägtes Ego haben und zur Ichbezogenheit neigen, achten Sie darauf, diese Eigenschaft nicht zu forcieren. Bei der Ausführung einer Bijasana (Handgeste der Gottheit) sollte Ihnen bewusst sein, dass Sie nicht selbst die gewählte Gottheit sind. Während Sie der Gottheit näherkommen, nähern Sie sich stattdessen mit Bescheidenheit, idealerweise als Diener. Wenn Sie andererseits dazu tendieren, scheu zu sein oder ein niedriges Selbstwertgefühl zu haben, können Sie die Mudras benutzen, um die große Kraft des Göttlichen nachzuahmen - indem Sie die Gegenwart einer großartigen Göttin in Ihrem Inneren heraufbeschwören, damit sie Sie physisch stärkt und Ihnen die Möglichkeit geben kann, ihre Kraft zu fühlen und ihre Stimme ertönen zu lassen.

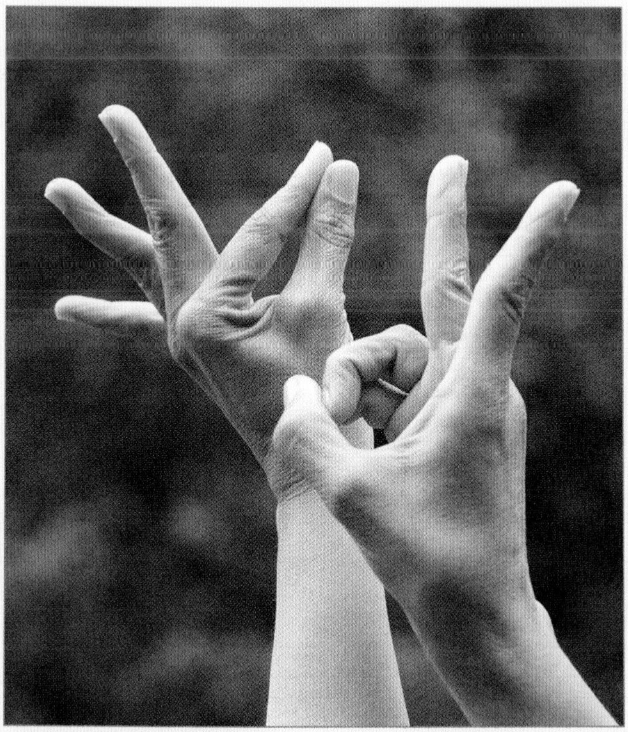

Jede Mudra kann ein Schlüssel für einen mystischen Durchgang sein. Sie kann einem Praktizierenden helfen, sich mit der Essenz der erwählten Gottheit (*ishta devatta*) zu verbinden. Den Schlüssel in Form einer Mudra in der Hand zu halten, kann Ihnen erlauben, den Tempel zu betreten - doch bitte achten Sie darauf, ein respektvoller Gast in diesem heiligen Raum zu sein. Vergessen Sie nicht, es ist eine Ehre, so nahe an das innere Allerheiligste zu gelangen, und ein Segen, einen kleinen Teil der Kraft des Absoluten zu fühlen, wenn auch nur für einen kurzen Moment.

Ich bitte Sie dringend, Ihre Mudras mit Vertrauen, Demut und Hingabe auszuführen.

Die *Hastas* der Tanztradition

Viele der Mudras in diesem Buch sind Teil des Vokabulars von Handgesten, aus denen die Sprache von *abhinaya* oder *hastabhinaya* - dem Geschichtenerzählen mit den Händen - besteht. *Abhi* bedeutet »hin zu«, und *ni* bedeutet »tragen«. Abhinaya ist ein kunstvoller Ausdruck, dazu bestimmt, dem Zuschauer das Gefühl (*bhava*) und den Geschmack (*rasa*) der Botschaft und der Stimmung zu vermitteln, die der Künstler fühlt und verkörpert.

Jeder *hasta*, oder Handgeste, kann ein Symbol, eine Kreatur, ein Naturelement, einen Mythos, eine Stimmung, eine Gottheit oder irgendetwas anderes enthüllen. Der Hasta verbindet uns mit dem, was von den Händen hervorgerufen wird, und ist eine Darbietung an das Heilige - eine Möglichkeit der Verehrung oder ein Mittel, um all die göttlichen Spiele darzustellen. Hasta-Mudras sind Möglichkeiten, zu beten, zu preisen und mit dem Göttlichen und mit dem Leben zu kommunizieren. Was ich an den Mudras besonders schätze, ist die Tatsache, dass sie mich in meinen Darbietungen unterstützen, ohne dass ich irgendetwas Äußeres tun muss. Wenn ich zum Beispiel eine Blumengirlande darbieten möchte, kann ich das tun, ohne jemals Blumen pflücken oder kaufen zu müssen. Indem ich meine Vorstellungskraft und meine Hände benutze, pflücke ich Blüten von einem Baum, flechte sie zu einer Girlande und biete sie vor meinem inneren Auge meiner erwählten Gottheit dar.

Abhinaya ist eine eigene Sprache und die Anfänge dieser Form des Ausdrucks liegen in der fernen Vergangenheit, als Shiva seinen Tanz Tandava vorführte und die Göttin Parvati mit Lasya auf den Tanz ihres Geliebten antwortete. Tandava ist der göttliche Tanz von Shiva, ein kraftvoller, feuriger und glückseliger Tanz. Lasya ist ein von Schönheit und Anmut erfüllter Tanz, und er enthüllt Devi Parvatis sinnliche Stimmung und Ästhetik gegenüber ihrem Geliebten, Shiva. Die Kombination von Yoga-Asanas und Hasta-Mudras in diesem Buch ist in hohem Maße von dieser Tanztradition beeinflusst, die auf Shiva, den Gott des Tanzes und Meister des Yoga zurückgeführt werden kann.

»Padatalahata patita shailam ksobhita bhuta samagra samudram tandavanrttamidam pralayante patu jagat sukhadayi harasaya.«

»Möge der Tandava-Tanz von Shiva, während er die Berge mit dem Stampfen seiner Füße zerdrückt, alle Wesen und alle Meere (durch die wischenden Bewegungen seiner Hände) aufrühren, und nach der Flut die Welt beschützen, und ihr Glück zukommen lassen.«

– Rangacharya, 2011

Handgesten des *Abhinayadarpanam*

Das *Abhinayadarpanam* von Nandikesvara, wörtlich übersetzt »der Spiegel von Gesten«, ist ein Leitfaden aus der Schrift des *Natya Shastra* von Meister Bharata. Es beschreibt detailliert die darstellende Kunst, welche die

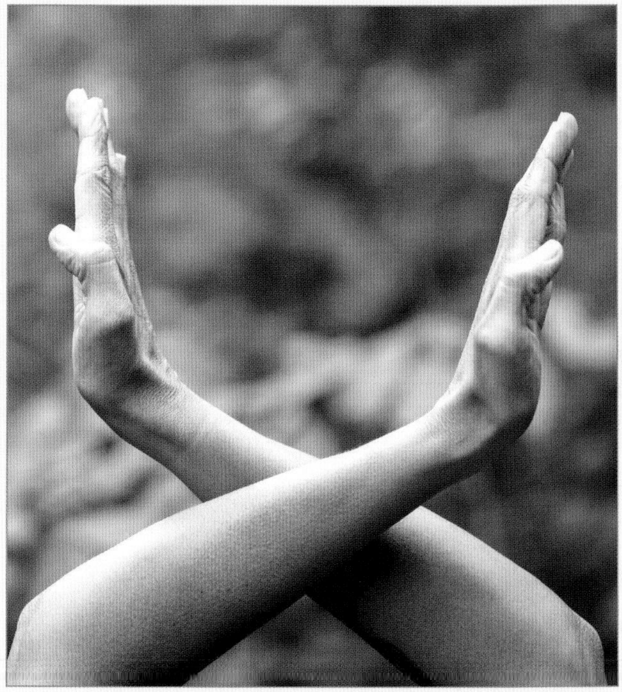

Bewegungen des Körpers sowie viele andere Arten des Ausdrucks benutzt. Ich vertraue der Autorität dieser Schrift im Hinblick auf die Entstehung der Bijasanas, den Keim- oder Sitz-Haltungen der Gottheiten. Fast alle in diesem Buch beschriebenen Bijasanas folgen den Vorschriften des *Abhinayadarpanam*-Manuskripts.

In der verkürzten Abhandlung von *Abhinayadarpanam* finden wir genug Arbeitsmaterial für ein ganzes Leben. Wir erfahren, wie wir so gut wie alle menschlichen und göttlichen Stimmungen (*bhavas*) und einen Großteil der ungeheuren Vielfalt von Gefühlen und Geschmäckern (*rasas*) ausdrücken können. Der Text macht uns sowohl mit bestimmten Riten, Fertigkeiten, Göttern, Göttinnen und Menschen bekannt als auch dem kaleidoskopischen Spektrum der Natur, einschließlich der vielen Tiere und anderen Lebensformen. Er lehrt uns, wie wir die unterschiedlichsten menschlichen Aktivitäten ausdrücken und die verschiedenen Phasen unseres Lebens darstellen können.

Mithilfe des *Abhinayadarpanam* ist es einem Künstler möglich, ein Gedicht, Gebet oder heiligen Text zu verkörpern und die Essenz, die Bedeutung und die Lehren daraus lebendig werden zu lassen.

Die Handgesten sind eng mit der Hindu-Ikonografie verbunden, die in vielen Aspekten indischer Kunst sowie in den Skulpturen von Hindu-Gottheiten zu sehen ist. Sowohl in der Kunst als auch im Bhakti wird die Handgeste mit dem Segen assoziiert, der durch sie gespendet wird. Was dem jeweiligen Bhakti-Praktizierenden enthüllt wird, mag unterschiedlich sein, doch die Essenz und die Bedeutung der Mudra ist immer dieselbe.

Wenn Sie diese Handgesten ausführen, öffnen Sie Ihre inneren Augen, um jenseits der Form die Essenz dessen zu erblicken, was heraufbeschworen wird. Erlauben Sie sich, durch diese Siegel in das Allerheiligste Ihrer Seele zu dringen und von dort aus die Ebene mystischer Realität zu erreichen. Im Gegenzug wird Ihnen vielleicht eine *darshana*, eine göttliche Erscheinung, zuteil.

Der klassische indische Odissi-Tanz

»Jagannath svami nayana-patha-gami bhavatu me.«

»Möge Sri Jagannath, der Herrscher des Universums, das Objekt meiner Vision sein.«

Odissi-Tanz ist eine höchst skulpturale klassische Tanzform aus Odisha (früher Orissa), einem indischen Staat am Golf von Bengalen. Obgleich es nicht die Absicht dieses Buches ist, Ihnen Odissi beizubringen, möchte ich Ihnen diese Kunst vorstellen, da so viele der Haltungen und Mudras in diesem Buch dieser Quelle entstammen.

Odissi ist in seiner Essenz eine Form der Hingabe. So wie viele andere klassische indische Tanzformen wurde dieser Tanz in den Tempeln geboren und zeichnet sich durch eine tief spirituelle Komponente aus. In Odisha gibt es viele Tempel, doch die wichtigsten sind der Jagannath-Tempel in Puri, der Lingaraja-Tempel in Bhubaneswar und der Sonnentempel von Konark. Archäologen haben Odissi bis in die Höhlen und Tempel zurückverfolgt, als diese Kunstform in die Säulen der Tempel eingraviert wurde, war sie bereits ein voll entwickeltes Tanzsystem.

In den Tempeln von Odisha, vor allem im Sonnentempel aus dem vierzehnten Jahrhundert in Konark, sind in der Tanzhalle, oder *natya mandapa*, Hunderte skulpturaler Reliefs von Tänzerinnen zu sehen, die unterschiedliche Tanz- und Handhaltungen zeigen. Das Vokabular der Handgesten und der Bewegungsablauf dieser Tanzform sind exquisit und anmutig, und diese Formen in den Mauern und Säulen des Tempels eingraviert zu sehen, ist ein zeitloses Geschenk für Liebhaber der heiligen Künste.

Jagannath, der spirituelle Patron des Odissi-Tanzes, ist eine Verkörperung von Sri Krishna als Mahabhava-prakasha, sprich die Manifestation des höchsten Ausdrucks ekstatischer Liebe. Im Tempel von Jagannath in Puri haben die Tempeltänzerinnen, *maharis* oder *devadasis* genannt, Odissi-Tänze aufgeführt. Diese »Dienerinnen Gottes« lebten in Hingabe an ihren Herren Jagannath und führten ihre ritualisierten Tanzgebete exklusiv als Teil der täglichen Andacht im inneren Allerheiligsten des Tempels auf. Sie tanzten nur, um Jagannath zu entzücken, meistens bevor er abends zu Bett ging.

Wir Tänzerinnen heute profitieren von den Maharis, die ihr Leben durch den Odissi-Tanz in Anbetung des Göttlichen verbrachten. Diese Maharis wurden, nach einer hochzeitsähnlichen Zeremonie für ein Leben in Hingabe an Śri Jagannath, in die Kunst der Musik, des Tanzes und des Rituals eingeführt. Ihre Darbietungen waren ein wesentlicher Teil des täglichen Tempeldienstes und genossen hohes Ansehen in der Gesellschaft. Dies macht den Kern des klassischen Odissi-Tanzes aus: Hingabe an den einen Weg, Hingabe an die heiligen Künste und hingebungsvolles Dienen.

Im Laufe seiner Geschichte hat Odissi als lebende Kunstform viele unterschiedliche Einflüsse aufgenommen, einschließlich der intimen Geschichten aus der Gita Govinda, dem ekstatischen Vaishnava Dharma des Heiligen Chaitanya Mahaprabhu, der Invasion der Moguln, der britischen Kolonialisierung und vielem mehr. Während der Mogulnherrschaft, als den Devadasis verboten wurde, ihre heiligen Riten weiter auszuführen, wurden Tanzknaben, oder *gotipuas*, in dieser Kunstform ausgebildet. Die hielten die Tradition aufrecht und beeinflussten sie mit einem mehr akrobatischen Stil.

Der Guru aller meiner Gurus in Odissi, Kelucharan Mohapatra, war selbst ein Gotipua. Er widmete sein ganzes Leben dieser heiligen Kunstform. Sri Kelucharan gründete mit anderen bekannten Odissi-Tänzern eine Organisation, und zusammen arbeiteten sie daran, diese Kunstform weiter zu verfeinern. In der Folge wurde Odissi im Jahre 1957 als einer der wichtigsten klassischen Tänze Indiens anerkannt.

Mein Odissi-Tanzlehrer, Sri Vishnu Tattva Das, erklärt: »Obwohl Odissi-Tanz den Tempel verlassen und Eingang in breite Teile der Gesellschaft gefunden hat, inspiriert er nach wie vor und weckt ein Gefühl der Schönheit und Anmut sowohl in den Herzen der Tänzer als auch der Zuschauer. Immer häufiger wird diese Kunst durch hingebungsvolle Arbeit zum Leben erweckt. Sie blüht auf und entwickelt sich, indem sie vom Lehrer zum Adepten weitergegeben wird und sich so auf dem Fundament einer überlieferten Tradition und Kultur eine Zukunft im neuen Jahrtausend schafft.«

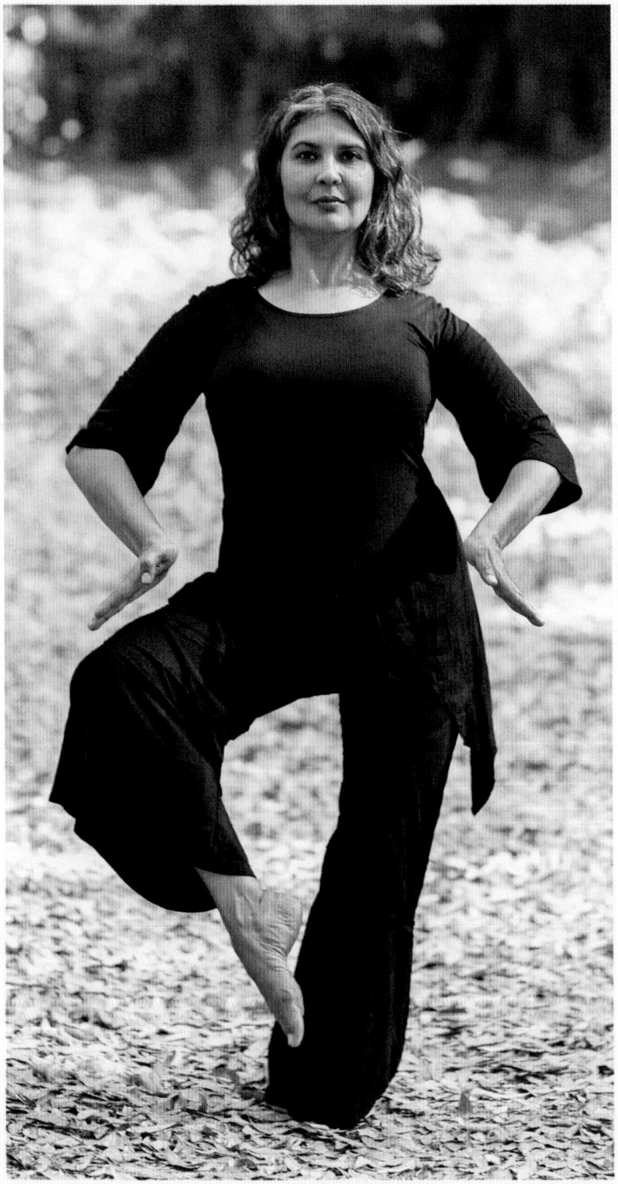

Odissi in meinem Leben

Während meiner ersten Indienreise habe ich viele verschiedene indische Tanzformen kennengelernt. Tagsüber lernte ich Yoga und abends ging ich zu Musik- und Tanzveranstaltungen. Zurück in Brasilien war ich fest entschlossen, einen Lehrer zu finden, mit dem ich trainieren konnte. Ich fand Sonia Galvão. Als ich sie tanzen sah, war ich total hingerissen von Odissi! Nach der Vorstellung rannte ich hinter die Bühne und fragte Sonia, ob ich von ihr lernen dürfe. Sonia wurde zu einer riesigen Inspiration für mich. Von ihr erhielt ich jede Menge Struktur, Informationen und Anleitungen. Sie lehrte mich durch ihr Beispiel die Bedeutung von Disziplin und Hingabe an eine Kunstform.

Ich vertiefte mich immer mehr in diesen Tanz und viele Jahre lang verbrachte ich jeden Tag mehrere Stunden damit, die Form des Odissi mit meinem Körper wiederzugeben. Als ich dann später zurück nach Indien ging, wo ich sechs Monate lebte und jeden Tag Odissi tanzte, wurde der Tanz für mich zu einem Tor in die Welt der Symbole und zur mythischen Realität. Ich verspürte seine transformierende Kraft in meinem Leben, angefangen damit, dass ich mich einfach wohler in meinem Körper und klarer in meinem Herzen fühlte, bis hin zum Finden einer tiefen Quelle innerer Fülle. Die Schätze, die sich in meinem Bewusstsein manifestierten, waren nicht von dieser Welt, und dennoch bereicherten und unterstützten sie mein inneres und äußeres Leben über alle Maßen.

Der Tanz wird in Ihrem Körper von den Füßen aufwärts bis zum Kopf aufgebaut. Wie beim Bau eines Tempels ist das Fundament der wichtigste Teil und muss als Erstes konstruiert werden; danach können die Wände des Tempels errichtet werden, und schließlich werden alle

Ornamente diesem starken Unterbau hinzugefügt. Ich erinnere mich, wie schwer es mir am Anfang fiel, mich auf die Weise zu bewegen, wie man es von mir verlangte. Die Hände mussten in eine Richtung zeigen, während sich die Beine in die entgegengesetzte Richtung bewegen mussten. Der Blick musste den Händen folgen und die Füße dem Rhythmus der Musik. Ich musste Hornhaut auf meinen Fußsohlen wachsen lassen, um beim Tanzen hart auf den Boden stampfen zu können, und es durfte mir nichts ausmachen, dass mir alle Muskeln wehtaten, während ich mit gebeugten Knien meine Arme scheinbar endlos lange hochhielt. Und dennoch, ich war glückselig. All das vergrößerte nur meinen Respekt und meine Liebe für diese hingebungsvolle Form der Bewegung und stärkten meinen Wunsch, mehr darüber zu erfahren.

In der Folgezeit hat meine Odissi-Ausbildung bei Sri Vishnu Tattva Das meine Praxis so sehr vertieft, dass das klassische Odissi-Repertoire inzwischen fest in meinem Körper und Herzen verankert ist. Ich lade Sie ein, durch diese Kunstform die Schönheit nichtlinearer Bewegungen und die göttliche Perfektion des goldenen Schnitts bei den Proportionen wahrzunehmen. Achten Sie auf die Details der Formen, während sie die Bedeutung der heiligen Geometrie der Yantras und Mandalas enthüllen und ihnen Zugang zu den übernatürlichen Bereichen und dem Wohnsitz der Gottheiten gewähren.

Wie Sie mit diesem Buch arbeiten

»Wenn jemand mir mit Liebe und Hingabe ein Blatt darbietet, eine Blume, eine Frucht oder Wasser, ich werde es annehmen. Was immer du tust, was immer du zu dir nimmst, was immer du darbringst oder verschenkst, und welche Entbehrungen du immer auf dich nimmst – tue es als eine Darbietung an mich.«

– Bhagavad Gita 9.26-27

Das erste Praxiskapitel des Buches heißt »Ritualisiertes Yoga«. Hier werden Haltungen und Mudras gezeigt, um die fünf Elemente zu verehren – Erde, Wasser, Feuer, Luft und Äther. Mit diesen Haltungen zu arbeiten, wird Ihnen eine Vorstellung davon geben, wie Sie Ihre tägliche Puja – Ihre geweihten Handlungen – gestalten und Ihre tägliche Yogapraxis beginnen sollten. Sie können entweder mit jeweils einem Element oder mit allen zusammen innerhalb einer Übungsfolge arbeiten.

Als Nächstes folgt das Kapitel »Meditatives Yoga«, in dem Haltungen und Mudras kombiniert werden, die unterschiedliche Eigenschaften bieten, über die Sie reflektieren können. Um herauszufinden, mit welcher davon Sie arbeiten wollen, überlegen Sie, welche Eigenschaften Sie am nötigsten brauchen, und beginnen Sie mit den Haltungen, die Ihnen helfen, Ihre Veranlagungen ins Gleichgewicht zu bringen und so Ihre Seele zu bereichern.

Und schließlich wird eine bunte Mischung aus Yoga-Asanas und Bijasanas mit den vorherigen Übungsfolgen kombiniert, um das zu erschaffen, was wir auch *mudrasanas* nennen können. Mudrasanas sind eine Kombination von Handhaltungen und Yogastellungen, und zusammengenommen erzählen sie eine Geschichte. Bijasanas sind die Keim-Krafthaltungen jeder Gottheit. So wie ein Samen die Kraft des Baumes enthält, enthalten diese Yogapositionen die Macht oder die Eigenschaft der angerufenen Gottheit. In dem Kapitel »Yoga Bijasanas und Mudrasanas« werden Sie feststellen, dass spezifische Yoga-Asanas mit relevanten Bijasanas gruppiert sind, da sie mit den Geschichten der Gottheiten in Bezug stehen.

Die von mir gewählten Yoga-Asanas sind einfach und schließen immer eine Version ein, die auch für Anfänger geeignet ist.

Ich bin nicht so sehr daran interessiert, die *anatomische* Ausrichtung jeder Haltung zu beschreiben, sondern möchte Sie vielmehr ermutigen, die *spirituelle* Ausrichtung zu verstehen. Auch wenn erfahrenere Hatha-Yogis vielleicht andere, komplexere Ausdrucksformen der Asanas erforschen wollen, sollten sie sich stets daran erinnern,

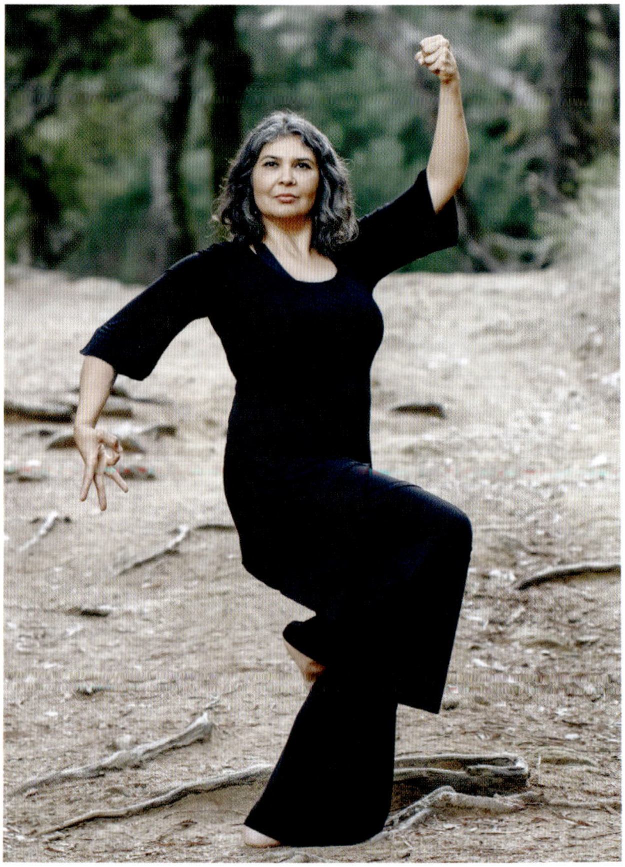

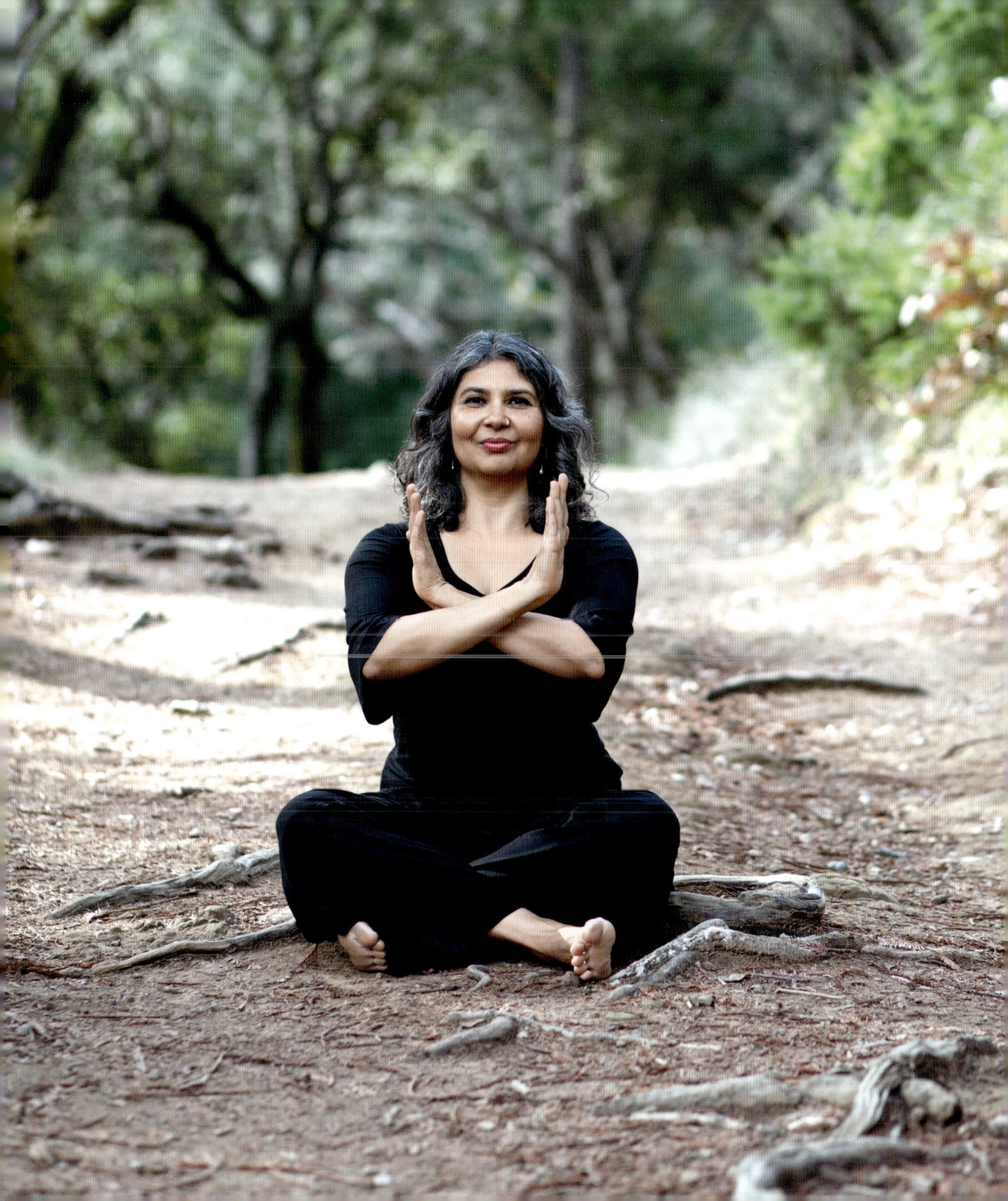

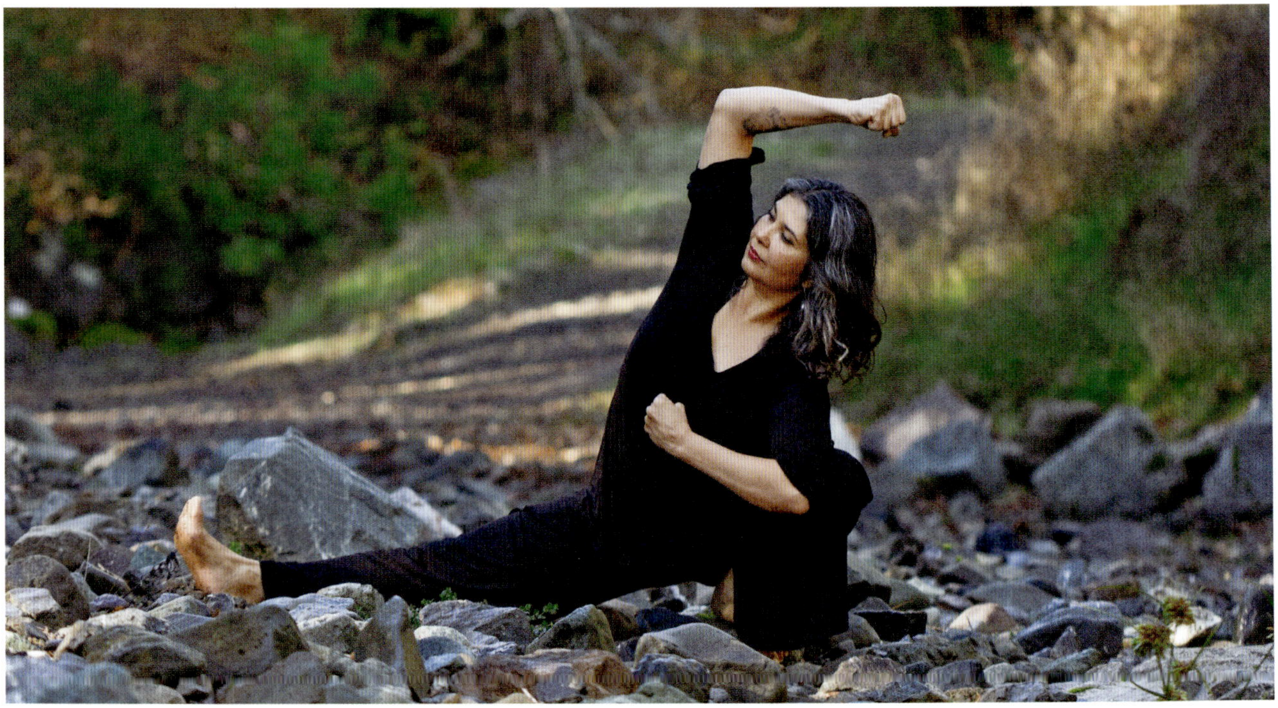

dem Aspekt der Hingabe und der Verkörperung der Rasas (Gefühlsregungen) die größere Bedeutung beizumessen. Ich hoffe, dass diese Formeln Ihnen helfen können, Inspiration aus dem Immateriellen zu ziehen und sich mit dem wundersamen Urquell der Natur zu verbinden.

Was die Bijasanas betrifft: Viele der Asanas basieren auf den verschiedenen *padas*, oder Fußstellungen, sowie *pithas*, oder Sitze der Odissi-Tradition. Ich habe mit Bedacht jeweils ein physisches Asana gewählt, das die Haupteigenschaft einer bestimmten Gottheit umfasst und die Mudras benutzt, die im *Abhinayadarpanam* für diese Gottheit vorgeschrieben werden.

Ich habe die Haltungen entsprechend der Gottheiten gruppiert, die zusammen als Familie kategorisiert werden müssen. Zum Beispiel gehören Parvati und Shiva zusammen, Vishnu und Lakshmi und so weiter.

Jede dieser Haltungen ist wie ein Gastgeber für die Besucher, die Sie bewusst mit Ihren Händen einladen. Praktizieren Sie diese Haltungen, indem Sie Ihre physischen Sinne zurücknehmen und Ihre Aufmerksamkeit auf die Welt der Symbole richten; das wird Ihnen ermöglichen, das kollektive Unbewusste anzuzapfen und heilige Mysterien und innere Wahrheiten zu enthüllen.

Zu Beginn werden Sie sich auf den physischen Körper fokussieren; dann, sobald Sie fest in Ihrer Form verankert sind, können Sie die Mudra hinzufügen und die schlüsselartige Macht dieser Handhaltung erfahren, um das Tor zu Ihrem Herzen zu öffnen. Anschließend – während Sie die Stellung mit der Mudra halten – rufen Sie im Gebet die Eigenschaften wach, die Sie in Ihrem Körper, Geist und Herzen kultivieren möchten. Von Ihrer Basis – dem physischen Körper – aus öffnen Sie eine Schicht nach der anderen bis zur kosmischen Ebene Ihrer Seele.

Im Laufe der Zeit werden Sie diese Asanas mehr und mehr als Aspekte heiliger Kunst wahrnehmen und die Formen und Stellungen praktizieren, um urzeitliche Energien aufzurufen oder zu kanalisieren, die Ihr Leben und Ihr Yoga-Sadhana bereichern werden.

Bevor Sie Ihre Reise durch dieses Buch beginnen, schauen Sie sich zuerst alle Fotos der verschiedenen Positionen und Handhaltungen an, von Anfang bis Ende, damit Sie diese visuell und poetisch geführte Reise verinnerlichen können, indem Ihre Sinne geweckt und Ihre Inspiration entfesselt wird.

Nachdem Sie dieses Buch als eine visuelle Erfahrung erlebt haben, empfehle ich Ihnen, als Nächstes die Bedeutung der Mudras auf jeder Seite nachzulesen. Nehmen Sie sich die Zeit, um jede Mudra zu üben, zu meditieren und eine individuelle Beziehung mit jedem einzelnen dieser Siegel aufzubauen.

Wenn Sie bisher noch keine Erfahrung mit Yoga hatten, nehmen Sie sich bitte die Zeit, jede dieser Stellungen individuell zu üben. Ich habe eine kurze Beschreibung der Asanas beigefügt, und falls Sie weitere Details benötigen oder irgendwelche Bedenken oder besonderen Bedürfnisse haben, sollten Sie sich nach einem Yogalehrer umschauen, der Sie diesbezüglich unterstützen kann.

Wenn Sie bereits mit den Yoga-Asanas vertraut sind, können Sie zum nächsten Schritt übergehen, dem Kombinieren von Yoga-Asanas und Mudras. Nachdem Sie sich individuell mit Mudras und Asanas vertraut gemacht haben, führen Sie sie bei Ihren Übungen zusammen und fühlen Sie die Alchemie dieser zwei Kanäle, wie sie zu einem verschmelzen, nämlich zum Mudrasana.

Dann fahren Sie fort, indem Sie die Kombinationen allmählich erlernen – und erst dann mit der nächsten fortfahren, wenn Sie die vorhergehende voll verkörpert haben – und sie zur Kontemplation und zum Kanalisieren des Göttlichen benutzen. Konzentrieren Sie sich darauf, Ihre Beziehung zu jeder einzelnen dieser Kombinationen zu vertiefen, um sich darauf einzustimmen, was Sie durch Ihren Körper hervorrufen können.

Vergessen Sie nicht, alle Stellungen ausgewogen auszuführen und bei der Position und Handhaltung die Körperseite zu wechseln. Obwohl es in manchen Fällen keiner schriftlichen Tradition entspricht, Bijasanas beidseitig auszuführen, schlage ich Ihnen des körperlichen Gleichgewichts wegen vor, es zu tun. Ich biete jeweils eine unterschiedliche Mudra für die andere Seite an, also achten Sie bitte darauf. Zum Beispiel wird Shiva in der *Shiva Bijasana* links und rechts unterschiedliche Mudras halten.

Jede Yogahaltung und jede Mudra hat ein Thema und spricht gezielt ein spezifisches Gefühl oder eine bestimmte Gottheit an. Erlauben Sie Ihrem Körper, das Gefühl jeder Stellung voll zu erleben; rufen Sie die von mir empfohlenen Energien an und schaffen Sie gleichzeitig Raum für Ihre eigene Erfahrung und innere Wahrheit.

Meine Hoffnung ist, dass diese Sammlung von Mudras und Asanas Sie auf Ihrem Yoga-Weg inspirieren und Ihnen helfen wird, neue Möglichkeiten zu finden, wie Sie sich durch Ihren Körper mit dem Bereich des Heiligen verbinden können.

Ich hoffe, dass die Kunst der Handgesten, die ich hier mit Ihnen teile, der Yoga-Gemeinschaft zugutekommen und darüber hinaus viele andere Kunstformen inspirieren wird. Ich bete, dass die hier angerufenen göttlichen Wesen uns unterstützen werden, während wir uns durch diese menschliche Inkarnation bewegen. Mögen sie unser Verständnis darüber erweitern, wer wir wirklich sind, damit wir unser spirituelles und inneres Leben schätzen lernen, solange wir uns in dieser materiellen Existenz befinden.

Ich bete, dass wir im Laufe dieses Lebens eine Möglichkeit finden werden, durch unsere Worte und Handlungen die Reinheit unserer Herzen zu reflektieren und aus unserem Inneren die transformierende Kraft bedingungsloser Liebe freizusetzen, jetzt und immerdar.

»Verstreut die Samen andächtiger Hingabe über unsere ganze schöne Welt.«

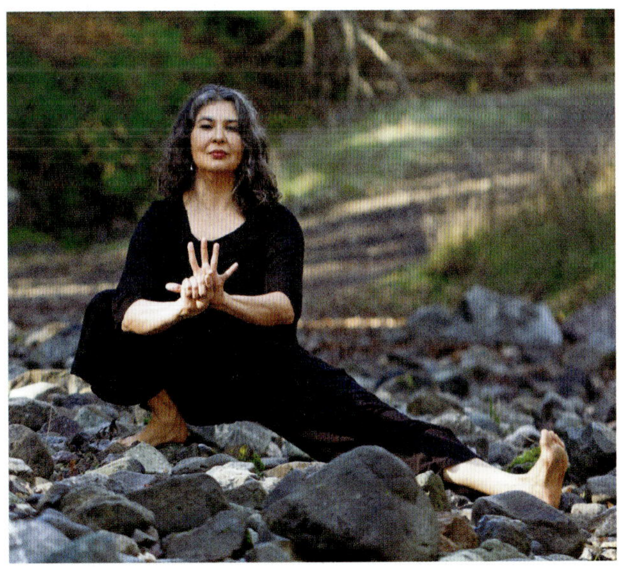

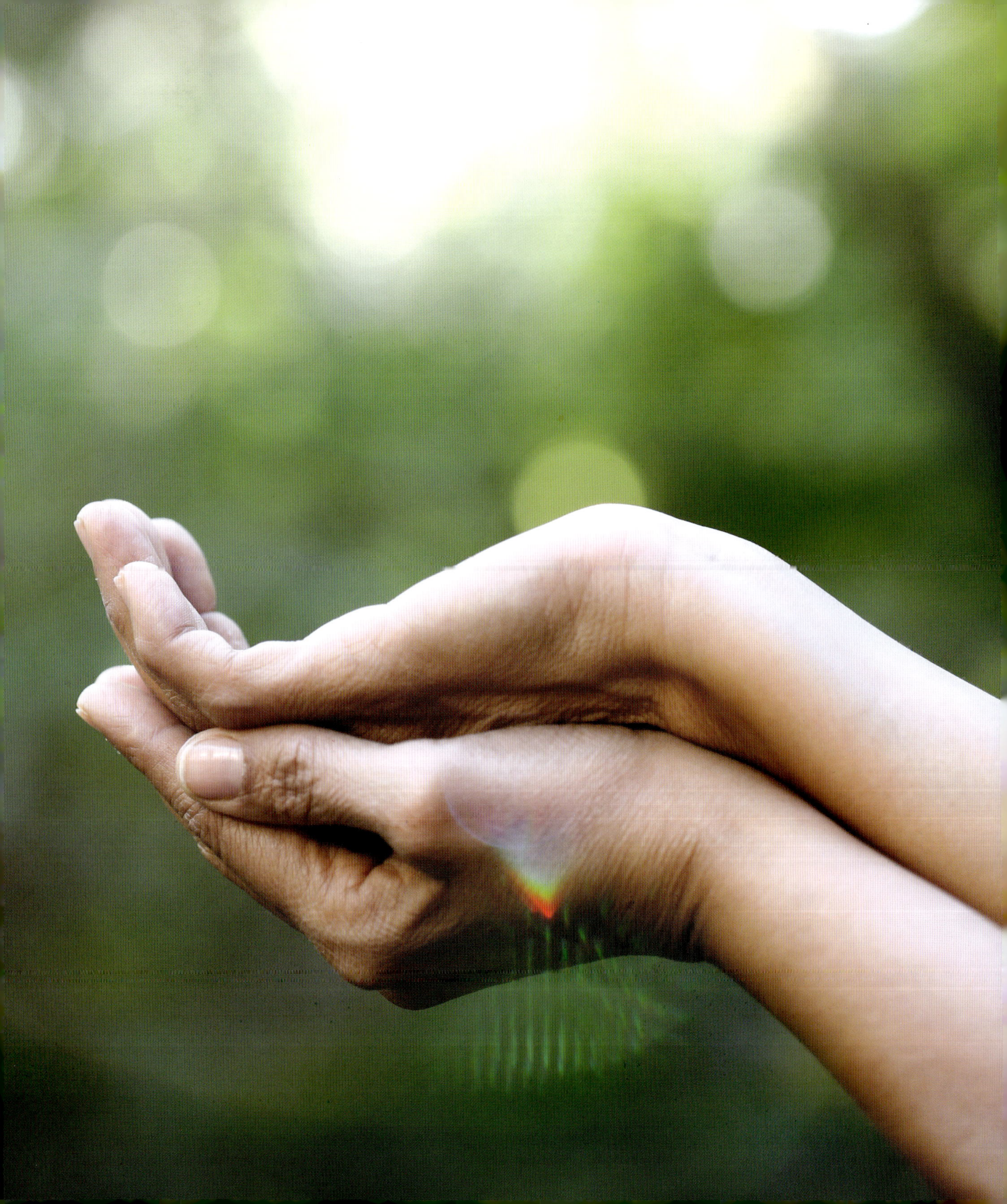

Eröffnungsgebet

Bitte um Segen

Um diese Reise zu beginnen, bitte ich um den Segen und die Gnade unserer geistigen Führer, Heiligen und göttlichen Wesen:
Mögen wir, durch unsere Körper, die Qualitäten von guter Haltung und Kraft entwickeln.
Mögen wir, durch unsere Worte, die Qualitäten von Wahrheit und Sanftmut ausdrücken.
Mögen wir in unseren Herzen die Qualitäten von Weisheit und Liebe erkennen.
Mögen wir zusammenarbeiten, um Schönheit und Inspiration in unser Leben und in das Leben der Menschen um uns herum zu bringen.
Mögen wir den Anordnungen folgen, die wir von unseren Lehrern empfangen, und unseren spirituellen und alltäglichen Pflichten nachkommen.
Mögen wir Freude und Frieden in unseren Herzen finden und mehr Güte und Licht in diese Welt tragen.

Ritualisiertes Yoga

Die fünf Elemente ehren

In diesem Eröffnungsabschnitt unserer Yoga-Asana-Praxis werden wir die fünf grundlegenden Elemente ehren, indem wir ihnen einfache Opfergaben darbieten. Alles in dieser manifestierten Welt besteht aus einer Mischung der fünf Elemente: Erde, Wasser, Feuer, Luft und Äther, wobei das letztere das feinste ist. Ritualisierte Opfergaben werden Pujas genannt, und sie sollten mit reinem Herzen und einer inneren Haltung der Hingabe dargebracht werden. Die angebotenen Gaben sind visualisierter Natur, innerlich vorbereitet und mittels unserer Hände und unserer Handlungen äußerlich dargebracht.

Diese simplen Rituale, inspiriert von der vedischen Tradition, können am Anfang Ihrer Yoga-Praxis stehen, doch sie können auch eigenständig als ein Gebet für innere Läuterung eingesetzt werden. Nehmen Sie sich vor, jede dieser Positionen jeweils eine oder zwei Minuten zu halten.

Vom Grob- zum Feinstofflichen beschreiten wir den Weg der Befreiung und Wiedervereinigung, und vom Fein- zum Grobstofflichen folgen wir dem Weg der Manifestation und Schöpfung.

Dem Element Erde bringe ich Sandelholzpaste (ghanda) als Gabe dar.
Dem Element Wasser bringe ich Nahrung (naivedya) als Gabe dar.
Dem Element Feuer bringe ich Licht (deepa) als Gabe dar.
Dem Element Luft bringe ich Räucherwerk (dhupa) als Gabe dar.
Dem Element Äther bringe ich eine Blume (poola) als Gabe dar.

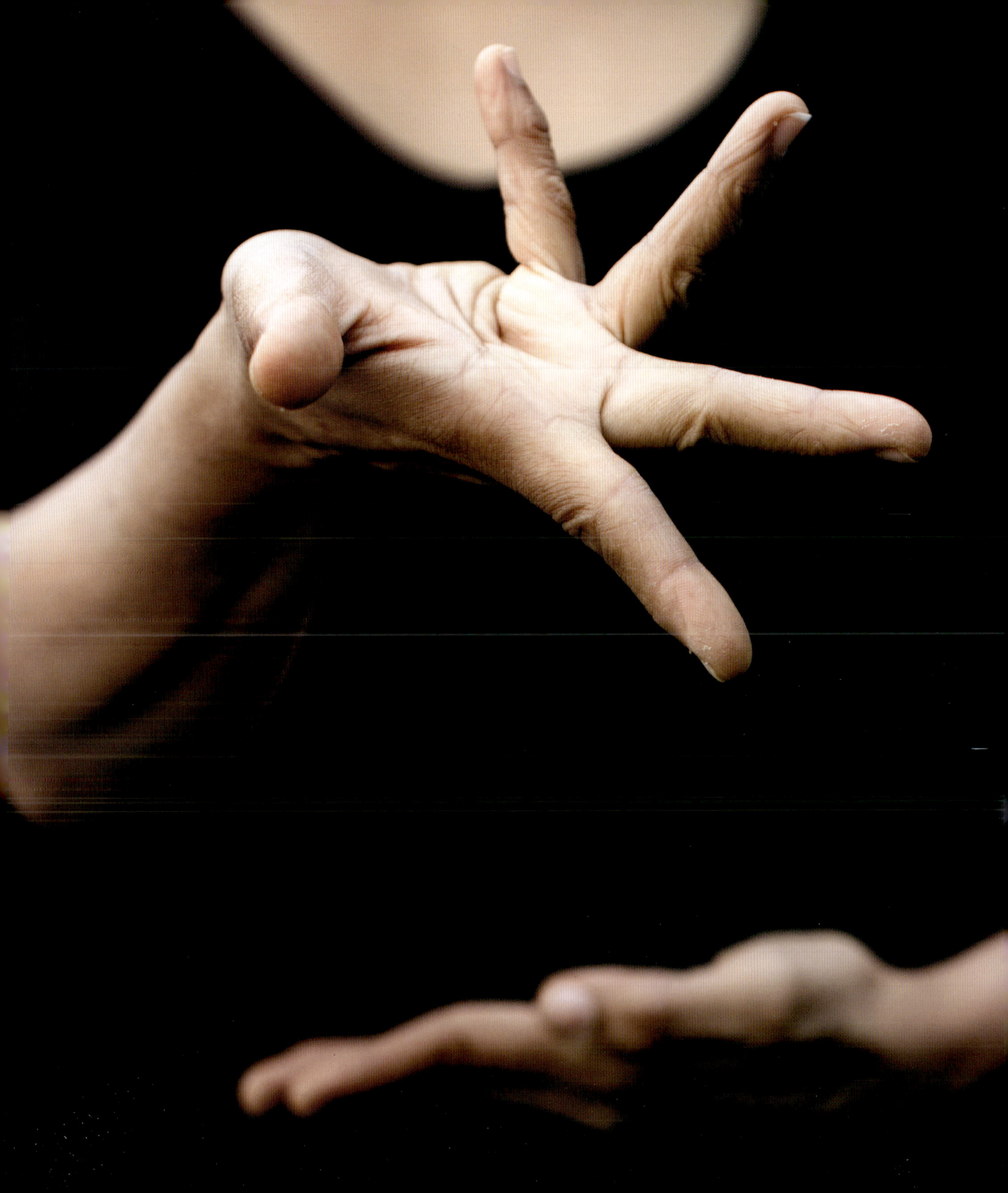

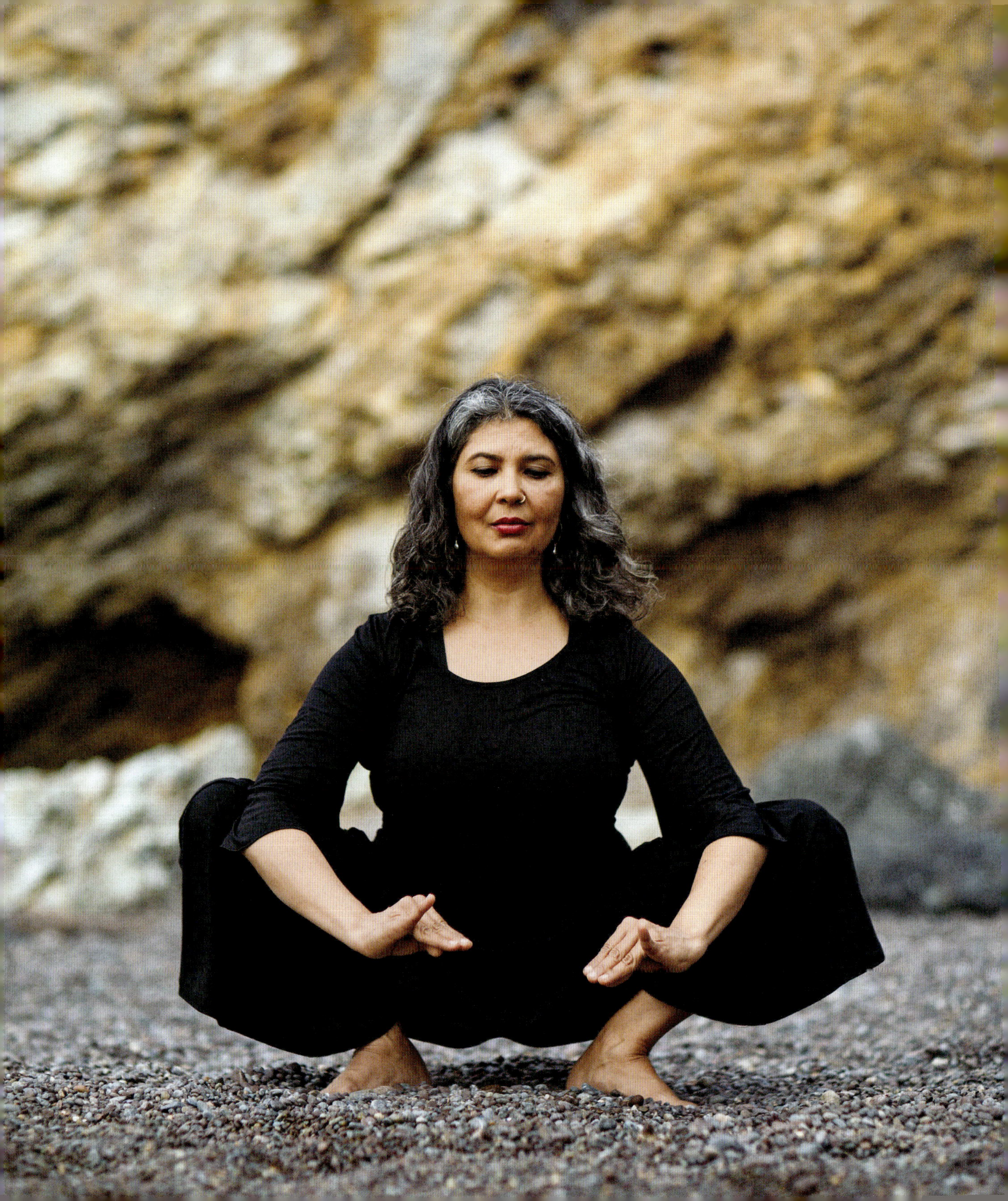

Ritual 1

Prithvi, das Element Erde

Malasana mit *Chatura-Mudra*

Mudra

Chatura symbolisiert ein Quadrat, und ist eine formelle Art die Erde als Teil des Erdgrußes (Bhumi Pranam) zu berühren. Legen Sie Ihre Daumen an die Basis des Ringfingers und recken Sie Ihren kleinen Finger nach oben zum Himmel, während Sie Zeigefinger, Mittelfinger und Ringfinger ausstrecken.

Asana

In der Standhaltung bringen Sie Ihre Beine in eine Linie mit Ihren Hüften und drehen Ihre Füße und Knie leicht nach außen. Gehen Sie in die Hocke und halten Sie dabei Ihren Rücken gerade. Wenn nötig, legen Sie eine gefaltete Decke unter Ihre Fersen und eventuell auch in Ihre Kniekehle.

Ritual

Grüße an das Element Erde und Grüße an *sie*, deren Körper die Erde ist:

> *»Mit Dankbarkeit in meinem Herzen, dass ich diesen Körper habe und auf dieser irdischen Ebene lebe, nehme ich Zuflucht in deinem erdigen Schoß, oh Mutter, und bitte dich, mein Ego an dich zu nehmen und mich zu führen.«*

Dem Element Erde bringe ich Sandelholzpaste (*gandha*) als Gabe dar.

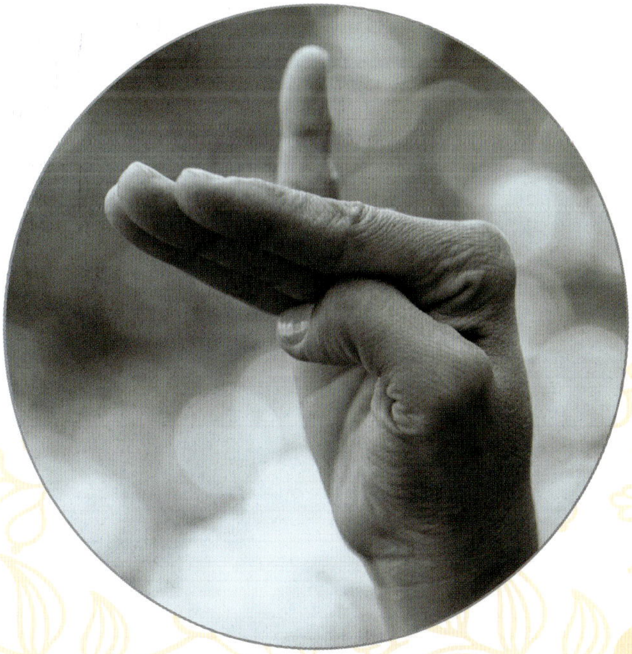

Ritual 2

Apas, das Element Wasser

Ardha Kumbha Pada mit *Pushpaputa-Mudra*

Mudra

Pushpaputa symbolisiert den Akt der Darbringung, und in diesem Fall bieten wir in unserer Vorstellung Wasser dar. Durch unsere kleine Gabe verbinden wir uns mit den reichen Wassern unseres physischen Körpers und mit allen Gewässern über und unter der Erde. Halten Sie Ihre Finger zusammen und formen Sie mit den Händen eine Schale, in der Sie das Wasser innerlich darbieten.

Asana

Aus der stehenden Haltung, mit den Füßen eine Handgelenkbreite auseinander, drehen Sie Ihre Füße und Knie nach außen und beugen dann die Knie, um auf Ihren Fersen zu sitzen. Heben Sie die Fersen an und öffnen Sie Ihre Knie, wobei Sie Ihren Oberkörper gerade halten. Zur Abwechslung können Sie nach dem Sitzen in Kumbha Pada das eine Knie zum Boden senken und dann das andere – eine tänzerisch-fließende Bewegung, die an Wasser erinnert.

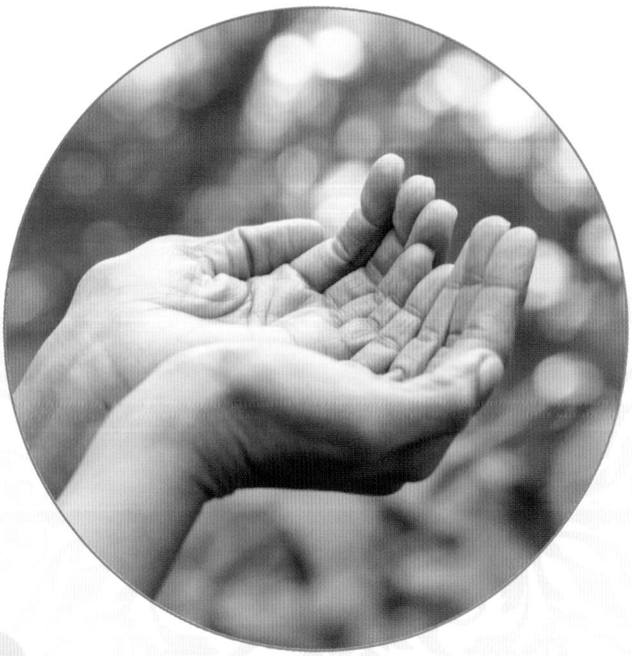

Ritual

Grüße an das Element Wasser und Grüße an *sie*, deren Körper Wasser ist:

> *»Mit Dankbarkeit in meinem Herzen über die Fähigkeit, deine Qualitäten durch mich fließen zu fühlen und deine Wasser zu tragen, nehme ich Zuflucht in deinem wässrigen Schoß, oh Mutter, und bitte dich, mir die Kraft zu geben, zwischen Recht und Unrecht unterscheiden zu können.«*

Dem Element Wasser bringe ich Nahrung (*naivedya*) als Gabe dar.

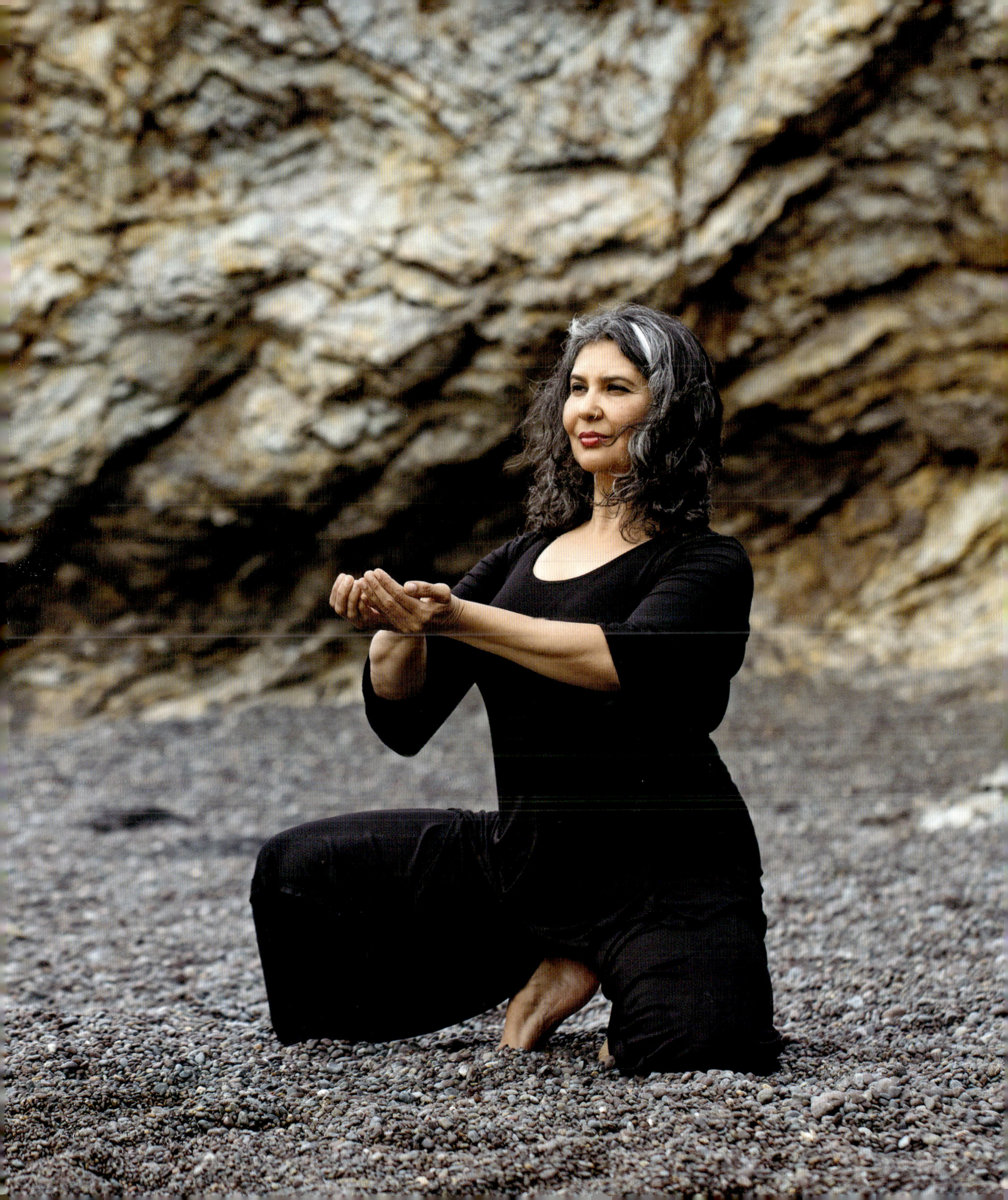

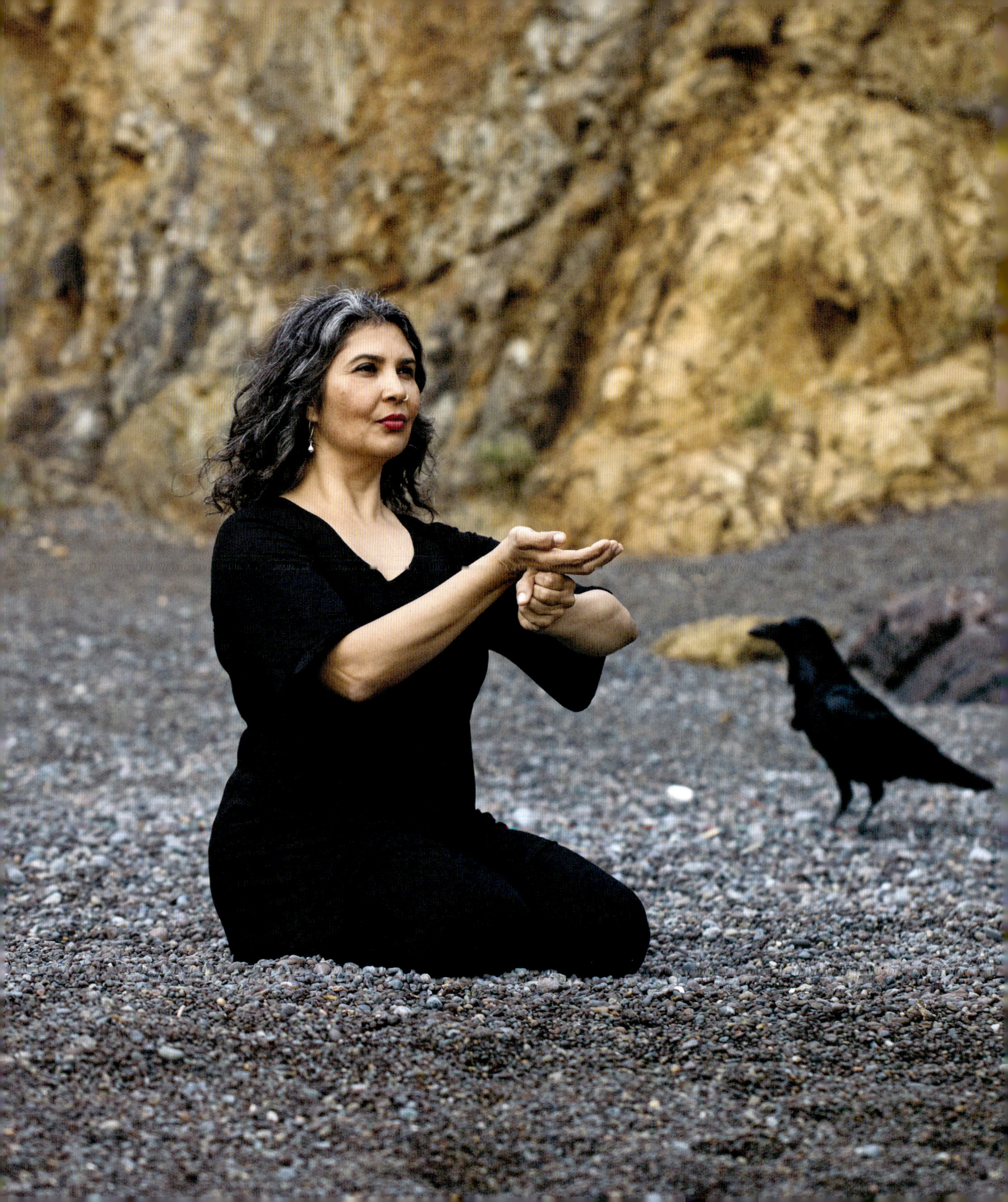

Ritual 3

Agni, das Element Feuer

Vajrasana mit *Pradeepa-Mudra*

Mudra

Pradeepa bedeutet »Lampe« oder »Licht«, und bei diesem Ritual bringen Sie dem Element Feuer Licht dar. Ballen Sie eine Hand zur Faust, sie stellt den Boden der Lampe dar. Mit der anderen Hand formen Sie eine flache Schüssel, der obere Teil der Lampe. Visualisieren Sie das Licht in Ihren Händen, während Sie dieses Opfer darbringen.

Asana

Hocken Sie sich auf Ihre Fersen, Ihre Füße eng nebeneinander, und bewegen Sie die Oberseite Ihrer Füße in die Fersensitzhaltung. Wenn nötig, stützen Sie Ihre Hüften, indem Sie sich auf eine gefaltete Decke oder einen Yogablock setzen. Halten Sie Ihren Rücken gerade und Ihren Bauch entspannt.

Ritual

Grüße an das Element Feuer und Grüße an *sie*, die die Macht des Feuers ist:

> *»Mit Dankbarkeit in meinem Herzen, von deiner Hitze belebt zu werden, nehme ich Zuflucht in deinem warmen Schoß, oh Mutter, und ich bitte dich, meine Gedanken ganz auf dich fokussieren zu dürfen und meinen Geist zu läutern.«*

Dem Element Feuer bringe ich Licht (*deepa*) als Gabe dar.

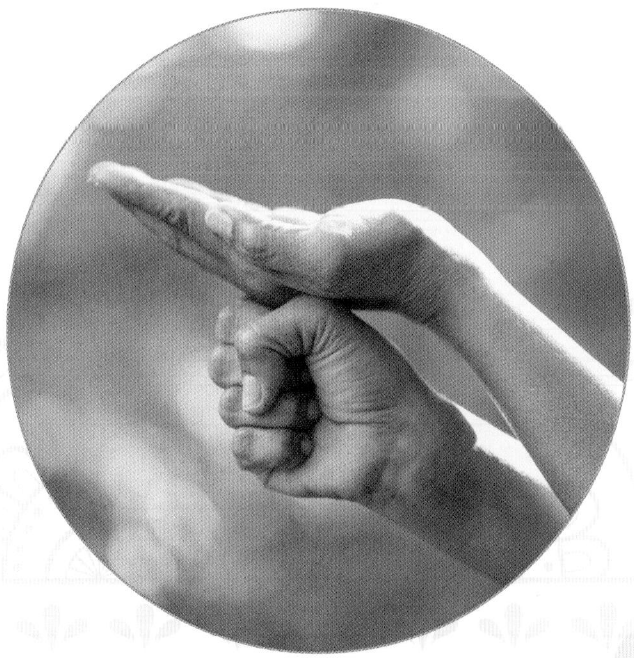

Ritual 4

Vayu, das Element Luft

Vayutkatasana mit *Kapittha-Mudra*

Mudra

Das Kapittha-Mudra in diesem Ritual steht symbolisch für das Halten von Räucherstäbchen. Legen Sie die Spitzen Ihres Daumens und Zeigefingers so zusammen, als würden Sie ein Räucherstäbchen halten. Während Ihrer Puja können Sie mit der Hand wedeln und auf diese Weise den Rauch durch die Luft schweben lassen.

Asana

Dies ist die Haltung der Macht des Windes. Stellen Sie sich gerade hin, die Füße leicht auseinander, und beugen Sie die Knie, bis Sie auf den Fersen sitzen. Behalten Sie das Gleichgewicht und halten Sie Ihre Knie nach vorne gerichtet, sodass die Fersen die Beckenbodenknochen unterstützen. Diese Position erfordert Übung, um das Gleichgewicht halten zu können.

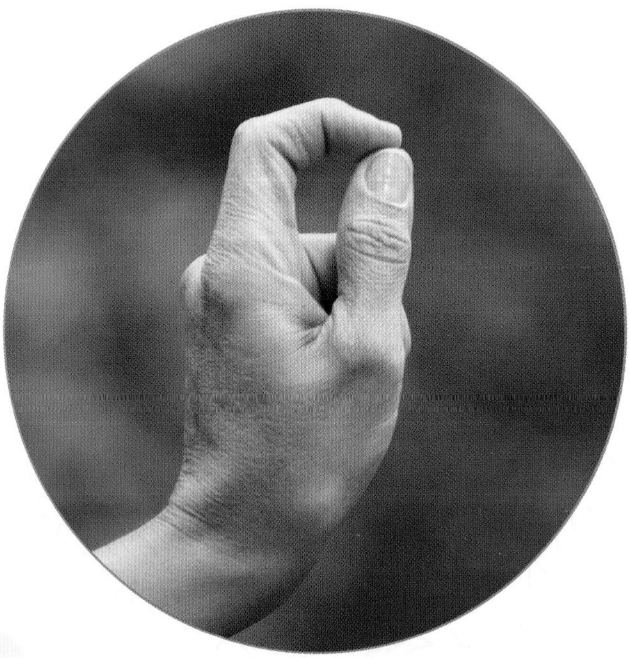

Ritual

Grüße an das Element Luft und Grüße an *sie*, die der Atem der Luft ist:

> *»Mit Dankbarkeit in meinem Herzen den Geist und die Lebenskraft durch mich fließen zu fühlen, nehme ich Zuflucht in deinem luftigen Schoß, oh Mutter, und ich bitte dich, mich mit der Weisheit deiner Liebe zu segnen.«*

Dem Element Luft bringe ich Räucherwerk (*dhupa*) als Gabe dar.

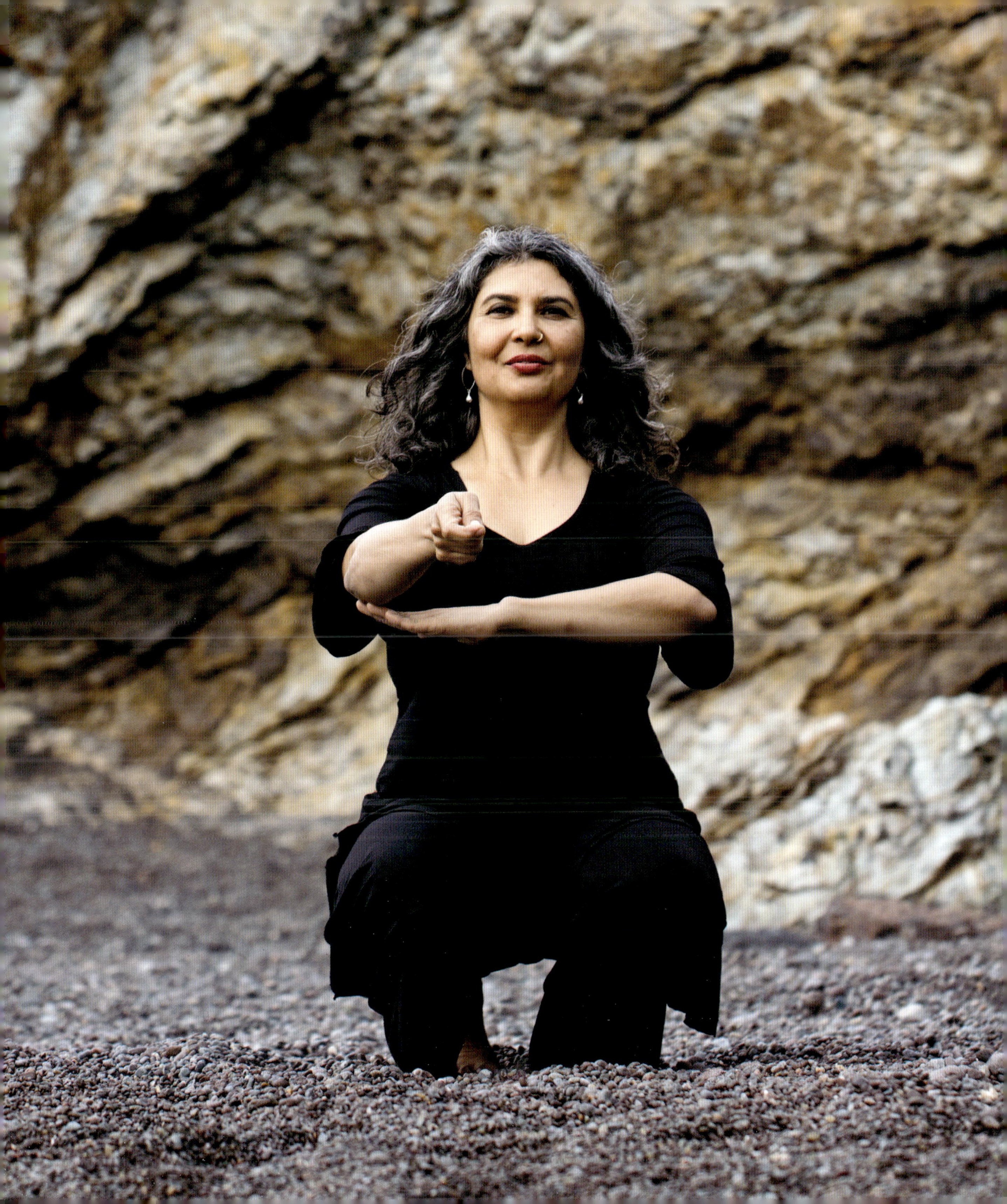

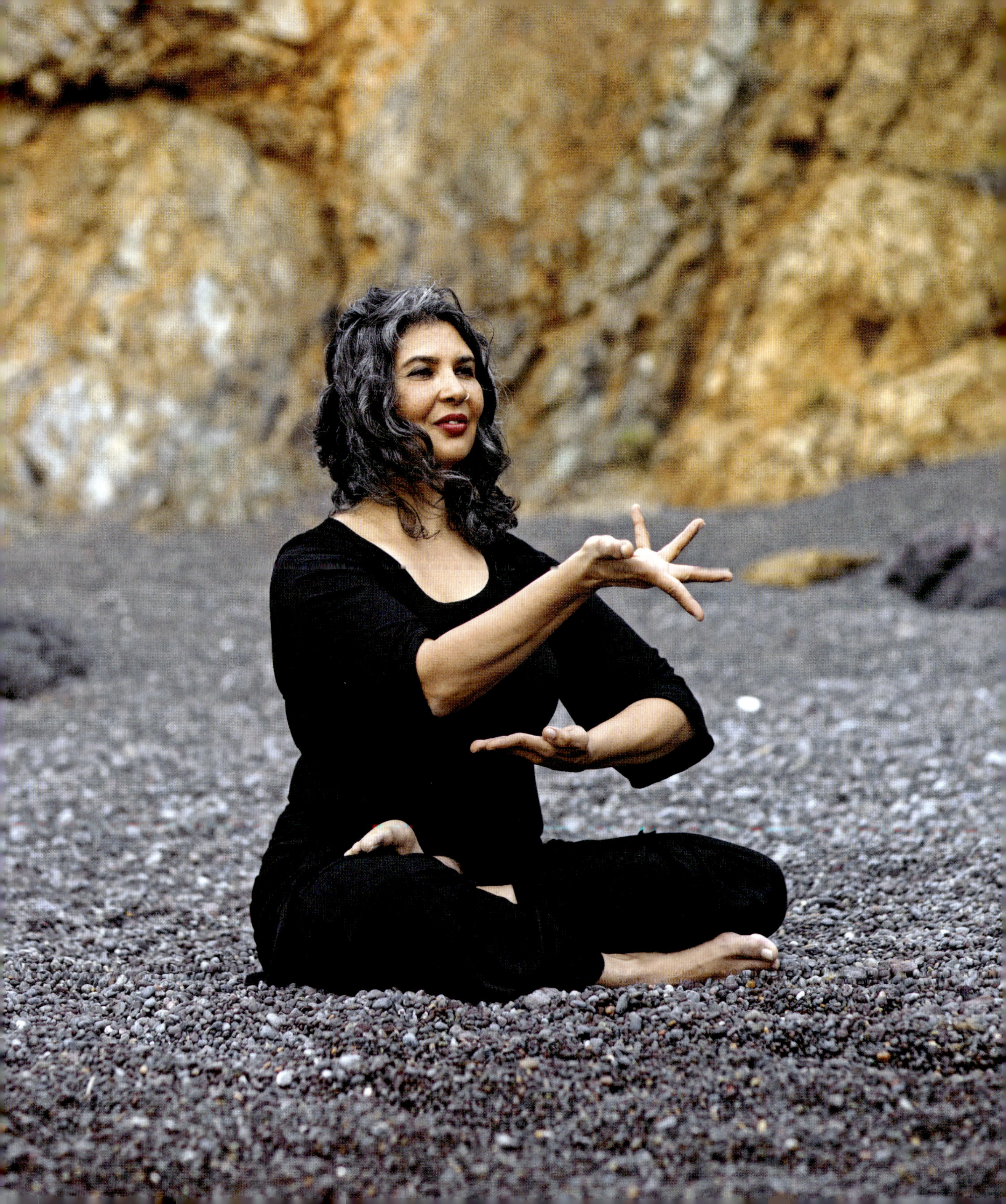

Ritual 5

Akasha, das Element Äther

Ardha Padmanasana mit *Alapadma-Mudra*

Mudra

In dieser Haltung repräsentiert Alapadma eine Lotusblume, die dargebracht wird. Öffnen Sie die Finger Ihrer Hand wie die Blütenblätter, indem die Finger nebeneinanderliegen, wobei die Finger leicht gebeugt sind, um eine runde Form zu bilden.

Asana

Setzen Sie sich entweder auf den Boden oder mit Ihren Hüften leicht erhöht auf eine Decke. Kreuzen Sie das rechte Bein vor Ihrer Hüfte, während Sie die Oberseite des linken Fußes auf Ihren rechten Oberschenkel legen. Ich würde Ihnen empfehlen, den rechten Fuß unter das linke Knie zu legen und beim nächsten Mal die Seiten zu wechseln, wobei einmal der rechte Fuß auf dem linken Oberschenkel liegt und das nächste Mal der linke auf dem rechten Oberschenkel.

Ritual

Grüße an das Element Äther und Grüße an *sie*, die die Leere des Raumes und die Stimme der Welt ist:

> *»Mit Dankbarkeit in meinem Herzen für den Segen entstehen und wieder zurückkehren zu können, nehme ich Zuflucht in deinem ätherischen Schoß, oh Mutter, und ich bitte dich, mir deine Botschaften zuzuflüstern und mir die Erlaubnis zu geben vorherzusehen, was ich deinem Wunsch gemäß tun soll.«*

Dem Element Äther bringe ich eine Blume (*poola*) als Gabe dar.

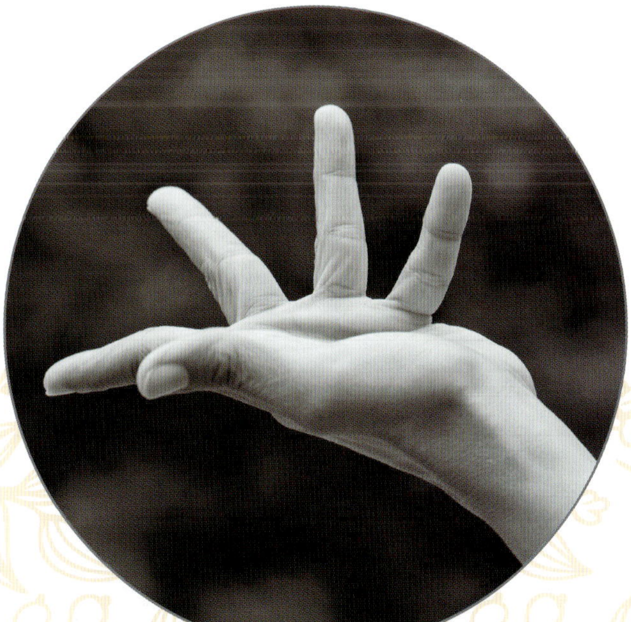

Meditatives Yoga

Unser inneres Leben ehren

In diesem Übungsteil werden wir meditieren und unser Asana mit seiner entsprechenden Mudra für einen längeren Zeitraum halten – mindestens fünf bis zwanzig Minuten. Wenn Sie bereits Erfahrung mit dem Meditieren haben, können Sie diese Position auch länger halten; falls es neu für Sie ist, dehnen Sie den Zeitraum allmählich aus, und wenn nötig stützen Sie dabei Ihren physischen Körper mit Hilfsmitteln wie einer Decke oder einem Yogablock ab.

Schwerpunkt dieser Serie von zehn Haltungen ist es, unsere Beziehung mit jeder dargebotenen Mudra zu vertiefen und sich von ihrer einzigartigen Quelle inspirieren zu lassen – um Eins zu werden mit der Symbolik der Mudra. Obgleich ich also für jede Handhaltung eine andere Sitzposition vorschlage, können Sie ohne Bedenken diese Positionen untereinander austauschen oder, falls es Ihnen lieber ist, auch auf einem Stuhl Platz nehmen.

Dharana bedeutet »Konzentration« und ist die Brücke zu Dhyana (Meditation). Es ist eine Yogatechnik, die Ihnen erlauben wird, sich mit der Tiefe und dem Mysterium jedes gegebenen Symbols zu verbinden. Wenn Sie sich lange genug auf ein Symbol konzentrieren, wird dieses Siegel Ihnen seine Macht offenbaren. Mysterien können uns durch diese heiligen Embleme und durch das Erwachen der Intuition und Weisheit enthüllt werden. Um die Welt der Symbole als ein Tor der Offenbarung zu verstehen, müssen wir in der Lage sein, jenseits unseres Verstandes wahrzunehmen. Wir müssen auf die Methoden vertrauen, die von Weisen und Sehern an uns weitergegeben wurden, und diese Reise in das Unbekannte mit einem klaren Geist antreten, derweil wir unsere inneren Augen und Ohren weit geöffnet halten. Die Mudras werden das Objekt unserer Meditation sein und der Schlüssel, um einen meditativen Zustand zu erreichen.

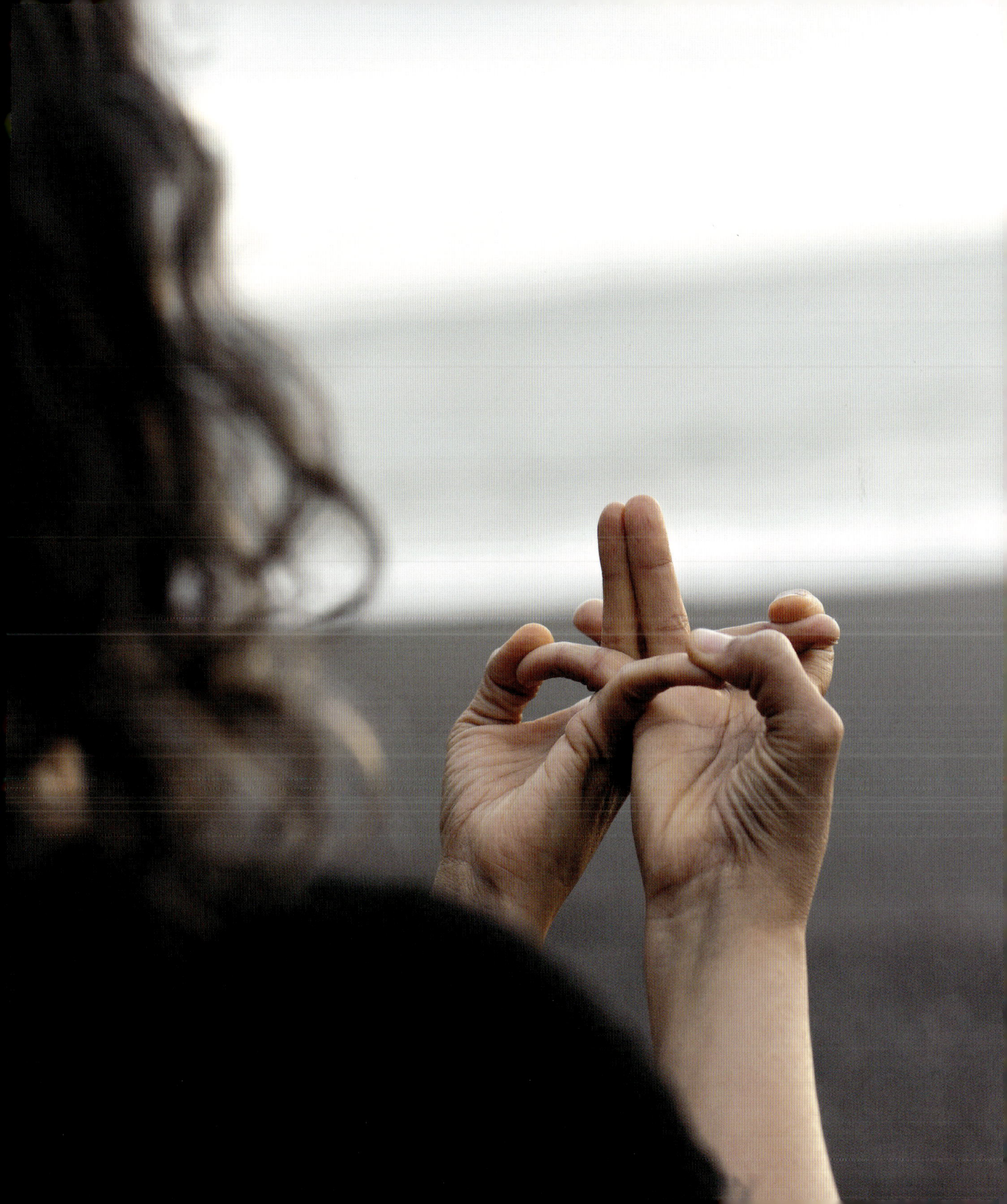

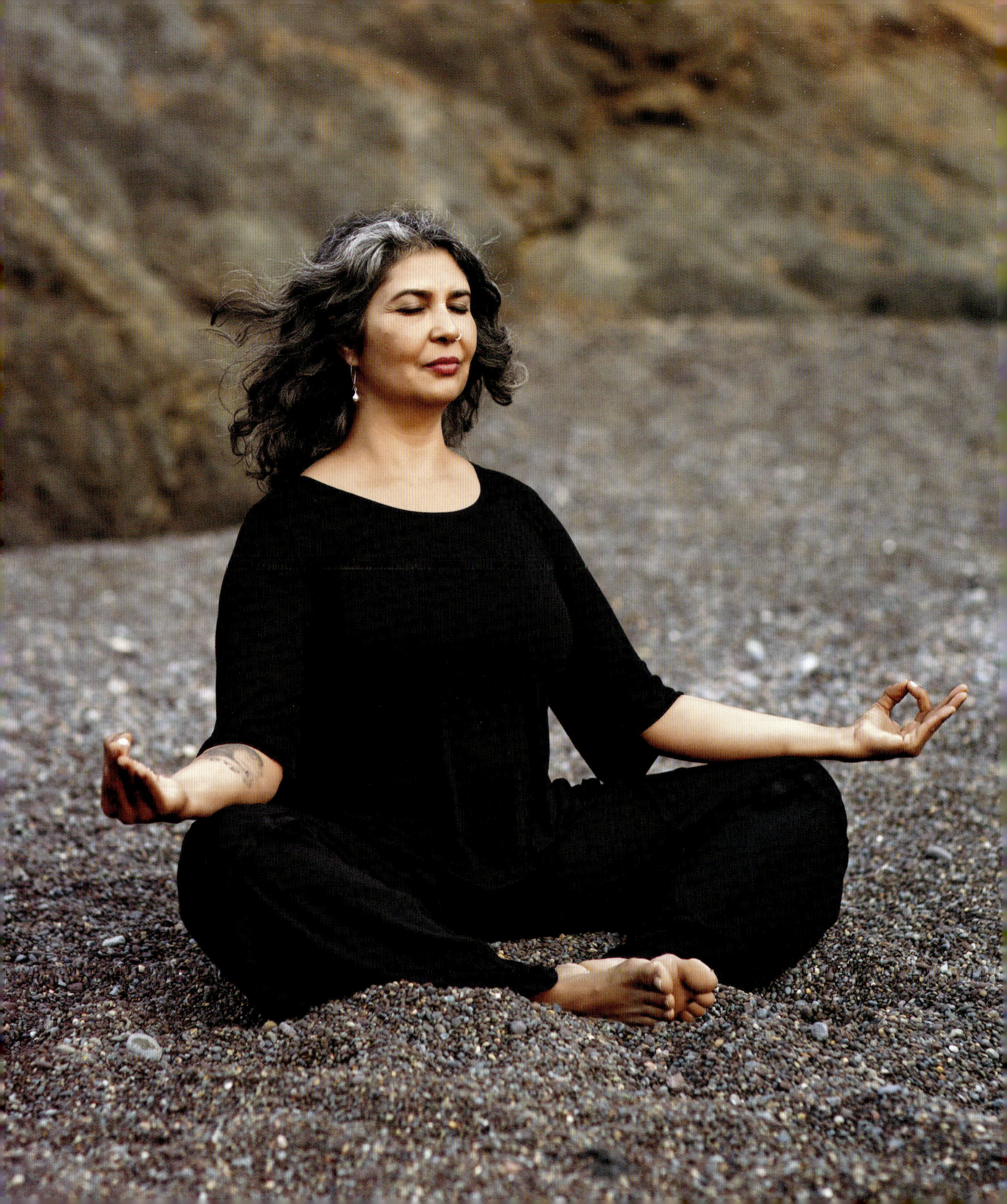

Meditation 1

Bhadrasana (Schmetterling) mit *Jnana-Mudra* (Weisheits-Handhaltung)

Mudra

Berühren Sie mit der Daumenspitze die Spitze Ihres Zeigefingers und richten Sie Ihre Aufmerksamkeit auf die Energie, die zwischen den beiden verbundenen Fingern zirkuliert. Dieser durch Daumen und Zeigefinger gebildete Kreis kann als das Ätherelement-Yantra gesehen werden: die heilige Geometrie der Sonne und des Vollmondes. Die Mudra unterstützt uns dabei, unseren Geist emporzurichten, um unser höchstes Potenzial zu erreichen. Diese Weisheits-Geste legt es in unsere Hände, ganz und vollkommen zu werden.

Asana

Setzen Sie sich bequem hin, die Fersen nebeneinander, und bewegen Sie Ihre Füße circa 25 bis 30 Zentimeter weg von Ihren Hüften. Drücken Sie die Innenseiten der Fersen und den Fersenballen des großen Zehs zusammen, bis Sie fühlen, dass Ihre Beine stabil sind. Richten Sie sich so weit auf, dass Ihre Schultern eine gerade Linie mit den Beckenbodenknochen bilden, und entspannen Sie die Schultern. Bringen Sie Ihren Hinterkopf und Kreuzbein in eine Linie. Nehmen Sie Ihre Schultern zurück, wobei Sie Ihre Hände im Jnana-Mudra auf Ihre Knie legen. Indem Sie die Weisheit Ihres Herzens anrufen, um sich der Gunst der höchsten Wesen zu öffnen, richten Sie Ihren Fokus auf die unendliche Weite Ihres Herzzentrums, während Sie visualisieren, wie Sie mit Ihren Händen die Strahlen der Sonne in das Zentrum Ihrer Brust ziehen. Lassen Sie Ihren Atem frei fließen und konzentrieren Sie sich auf Ihre innere Weisheit und Liebe.

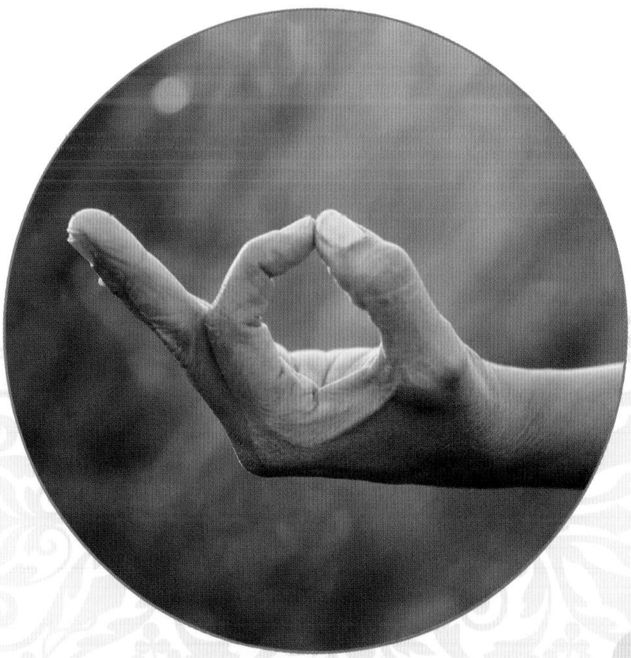

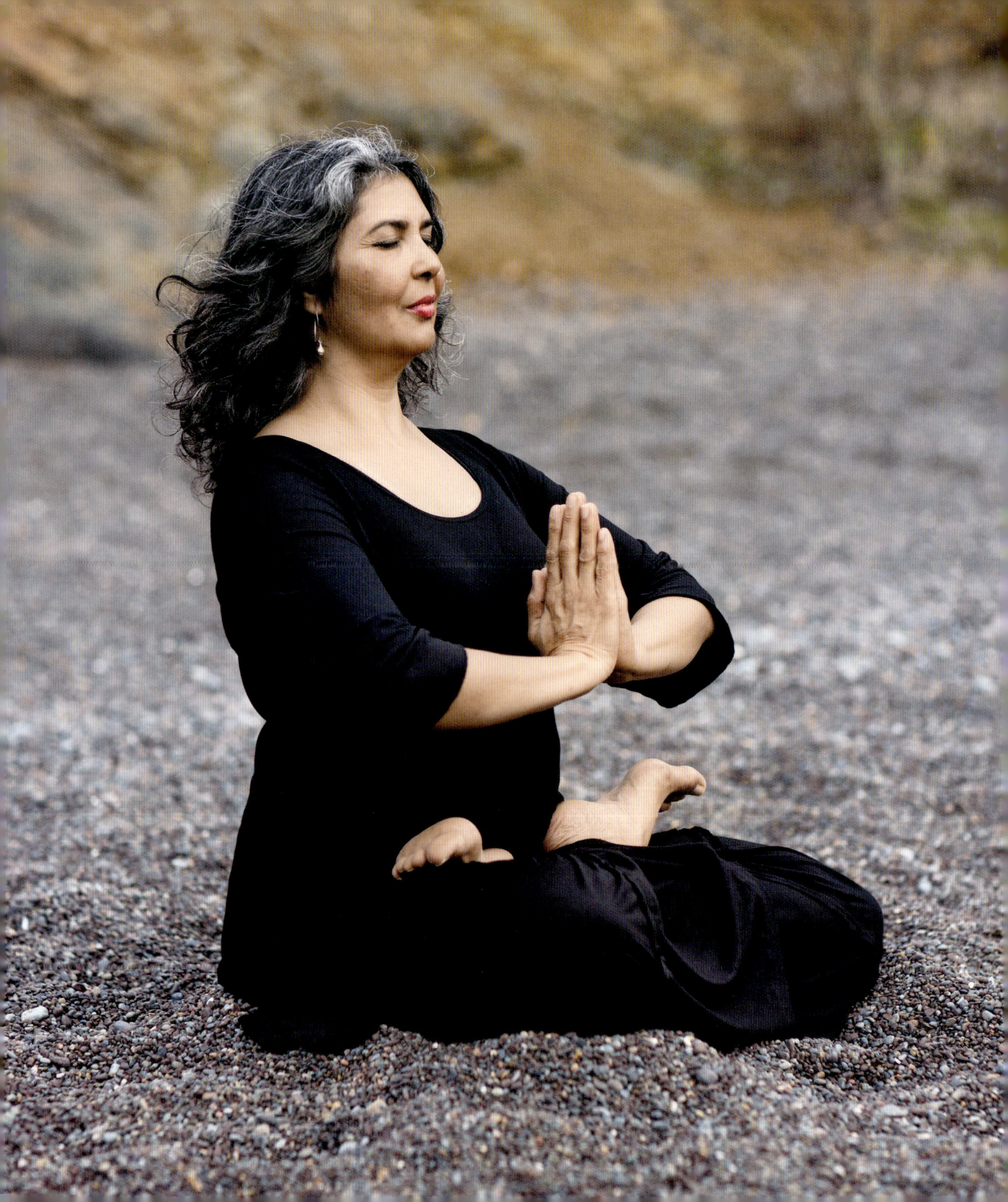

Meditation 2

Padmasana (Lotussitz) mit *Anjali-Mudra* (Gebets-Handhaltung)

Mudra

Anjali-Mudra ist Teil vieler verschiedener Traditionen und weckt die Eigenschaften von Frieden, Selbstwahrnehmung, Respekt und Bescheidenheit in einem selbst und anderen. Wenn Sie Ihre Handflächen vor dem Herzen zusammenlegen, werden Sie merken, dass es zwei unterschiedliche Varianten für die Ausführung der Handgeste gibt: Halten Sie die Hände mit den Fingerspitzen nach oben und verbinden Sie sich mit Ihrem inneren Guru oder Gott. Die zweite Möglichkeit besteht darin, Ihre Hände mit den Fingern ausgestreckt nach vorne zu halten, während Sie Ihre Gebete dem Raum und den fühlenden Wesen um Sie herum widmen. Diese beiden Varianten der Gebets-Handhaltung dienen als Möglichkeit, sich respektvoll mit dem Göttlichen oder mit der eigenen individuellen Umgebung zu verbinden.

Asana

Setzen Sie sich auf den Boden und bringen Sie langsam den äußeren Rand Ihres rechten Fußes zu Ihrem Oberschenkel. Dann legen Sie die Oberseite des linken Fußes auf Ihren rechten Oberschenkel. Beim Lotussitz zeigen die Sohlen der Füße gen Himmel. Diese Position kann durch Sukhasana, den einfach und leicht durchzuführenden Schneidersitz, ersetzt werden. Mit den Händen in der Gebetshaltung laden Sie alle widerstreitenden Kräfte in Ihrem Herzen – und alles, was getrennt zu sein scheint – ein, zusammenzukommen, um Ihren Geist in Gebet und Hingabe emporsteigen zu lassen.

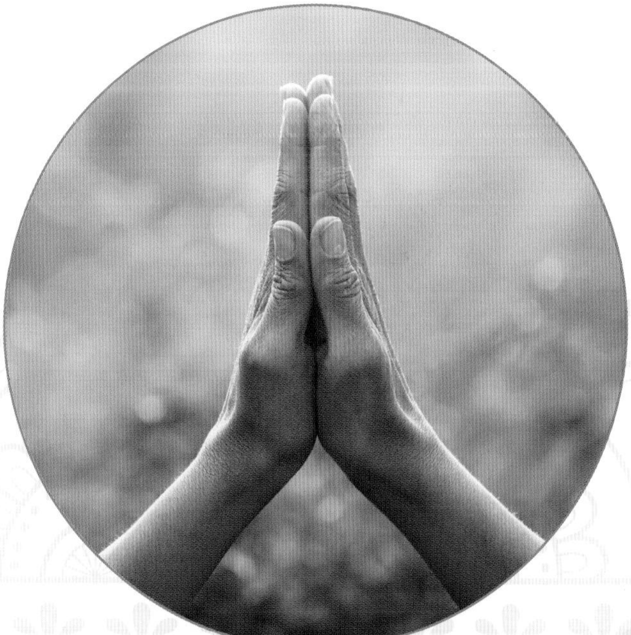

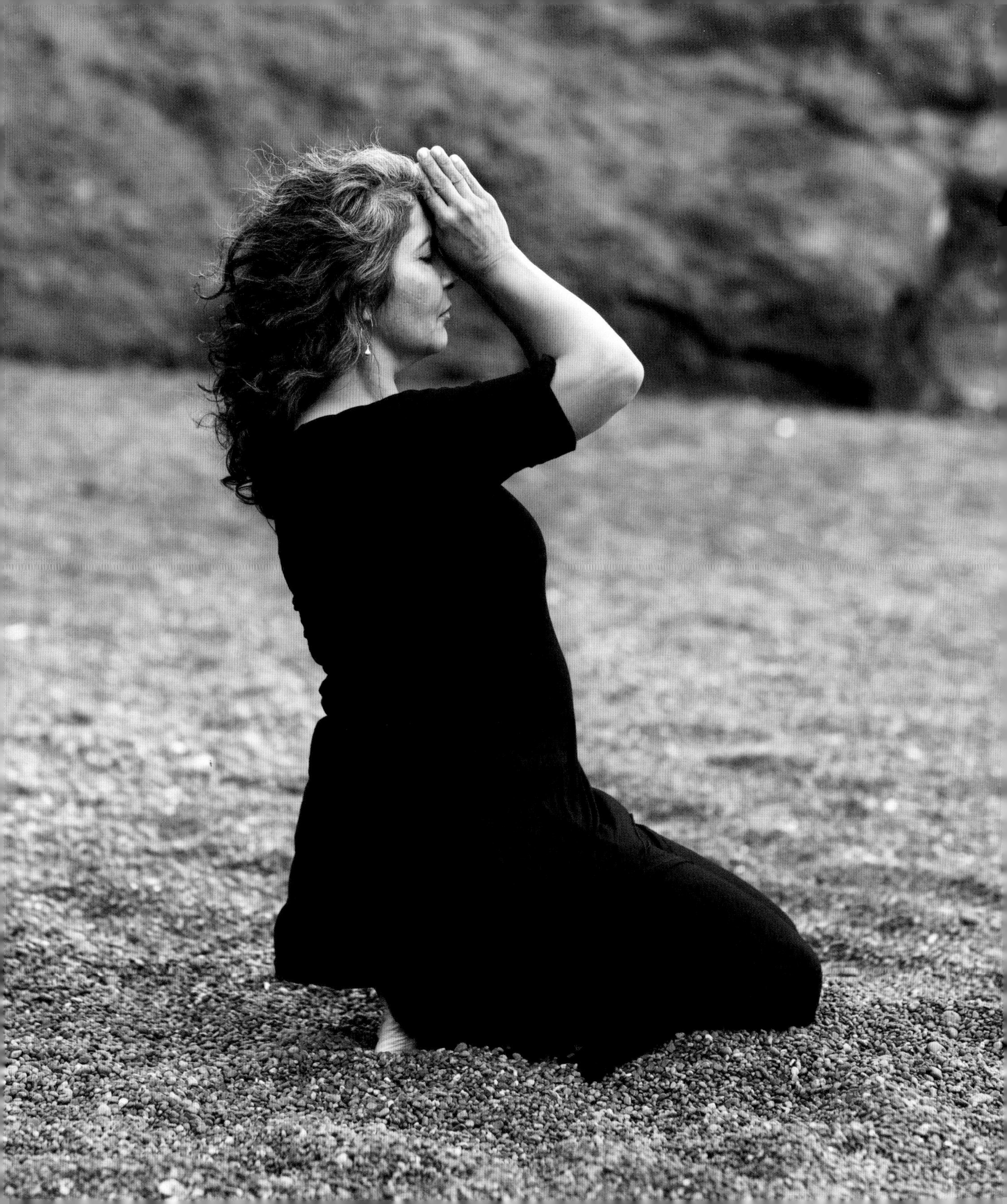

Meditation 3

Prajapasana (Gebetshaltung) mit *Kapota-Mudra*

Mudra

Wir können diese Mudra mit unseren Händen in Gebetshaltung beginnen. Dann, indem Sie Ihre Fingerspitzen und die Handflächen zusammenlegen, spreizen Sie Ihre Hände ein wenig und bilden eine Höhle in Ihren Handflächen. Indem Sie mit Ihren Händen die Form eines Diamanten bilden und sie auf Ihre Stirn legen, können Sie vor Ihrem geistigen Auge alle Möglichkeiten erkennen, die Ihnen offenstehen. Sie können Ihre Hände im Kapota-Mudra zu Ihrem Herzzentrum herunterführen und für göttliches Licht bitten, um Ihr Herz zu öffnen und Ihre Handlungen zu läutern. *Kapota* im *Abhinayadarpanam*-Text gilt als Begrüßung und als Form, sich respektvoll an ein anderes Wesen zu wenden.

Asana

Prajapa bedeutet »beten«. Sie gehen in die Knie und setzen sich auf Ihre Fersen. Bringen Sie die Beckenbodenknochen in eine gerade Linie mit den Fersen und richten Sie sich auf. Formen Sie mit Ihren Händen die Kapota-Mudra und platzieren Sie sie vor Ihr Drittes Auge, zwischen Ihren beiden Augenbrauen. Konzentrieren Sie sich auf das Ajna- oder Stirnchakra, das Zentrum von Intuition und Weisheit im Körper, und visualisieren Sie die Mudra, wie sie Ihren Geist mit einem speziellen, reinigenden Licht umhüllt. Wenn Sie wollen, können Sie neben Mudra und Asana noch ein paarmal das Bija Mantra OM erklingen lassen. Der Laut OM stimuliert das Stirnchakra.

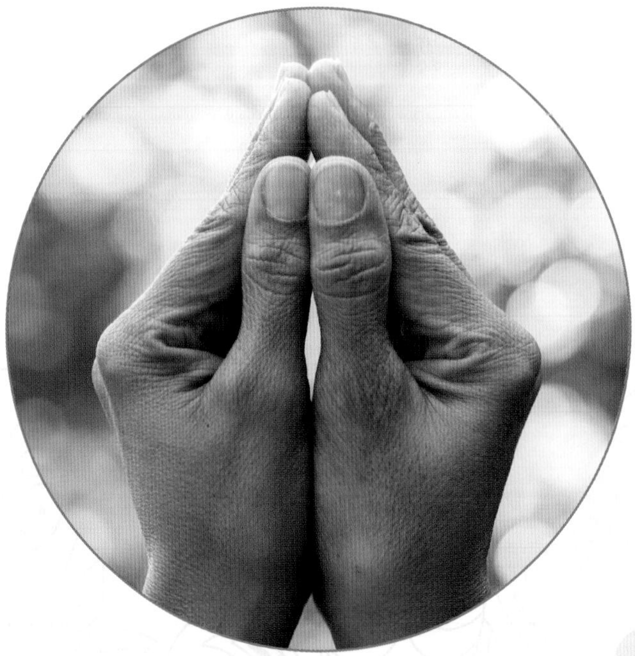

Meditation 4

Siddhasana (Sitzhaltung der Vollkommenen) mit *Bhairava-Mudra*

Mudra

Legen Sie Ihren rechten Handrücken auf die geöffnete linke Hand. Die Finger sollten entspannt zusammenliegen. Achten Sie darauf, dass die Daumen jeweils die Basis des Zeigefingers berühren. Bei uns allen repräsentiert die rechte Körperseite das männliche Prinzip, die Sonnenseite. Bei dieser meditativen Mudra haben wir die männliche Energie von Shiva als Führer. Sein Gegenpart Shakti ist darunter platziert.

Shiva ermutigt uns mit dieser Mudra, furchtlos zu sein, wobei er alleine die Macht hat, schlimme Eindrücke, die sich tief in unsere Psyche eingeprägt haben, wieder zu löschen. Er ist unser Beschützer. Während Sie über diese Mudra meditieren, können Sie das Mantra »OM namah Shivaya« (»Ich ergebe mich Shiva«) flüstern.

Asana

In dieser vereinfachten Version von Siddhasana platzieren Sie Ihre linke Ferse vor das Schambein und legen Ihren rechten Fuß in die Falte zwischen Ihrem linken Unter- und Oberschenkel. Setzen Sie sich gerade hin und halten Sie das Gleichgewicht. Mit den Händen in Bhairava-Mudra rufen Sie die energische Kraft Shivas herbei. Verharren Sie still in dieser Position und fokussieren Sie sich auf Ihre Hände. Visualisieren Sie ein bernsteinfarbenes Licht, das wie ein heiliges Feuer in Ihren Händen leuchtet. Beginnen Sie, Ihre Gedanken, Erinnerungen und Emotionen Shivas heiligem Feuer der Transformation und Läuterung darzubieten.

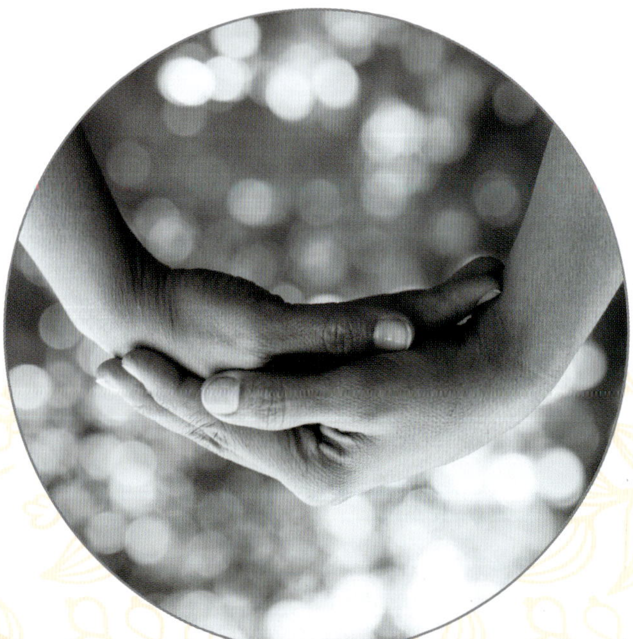

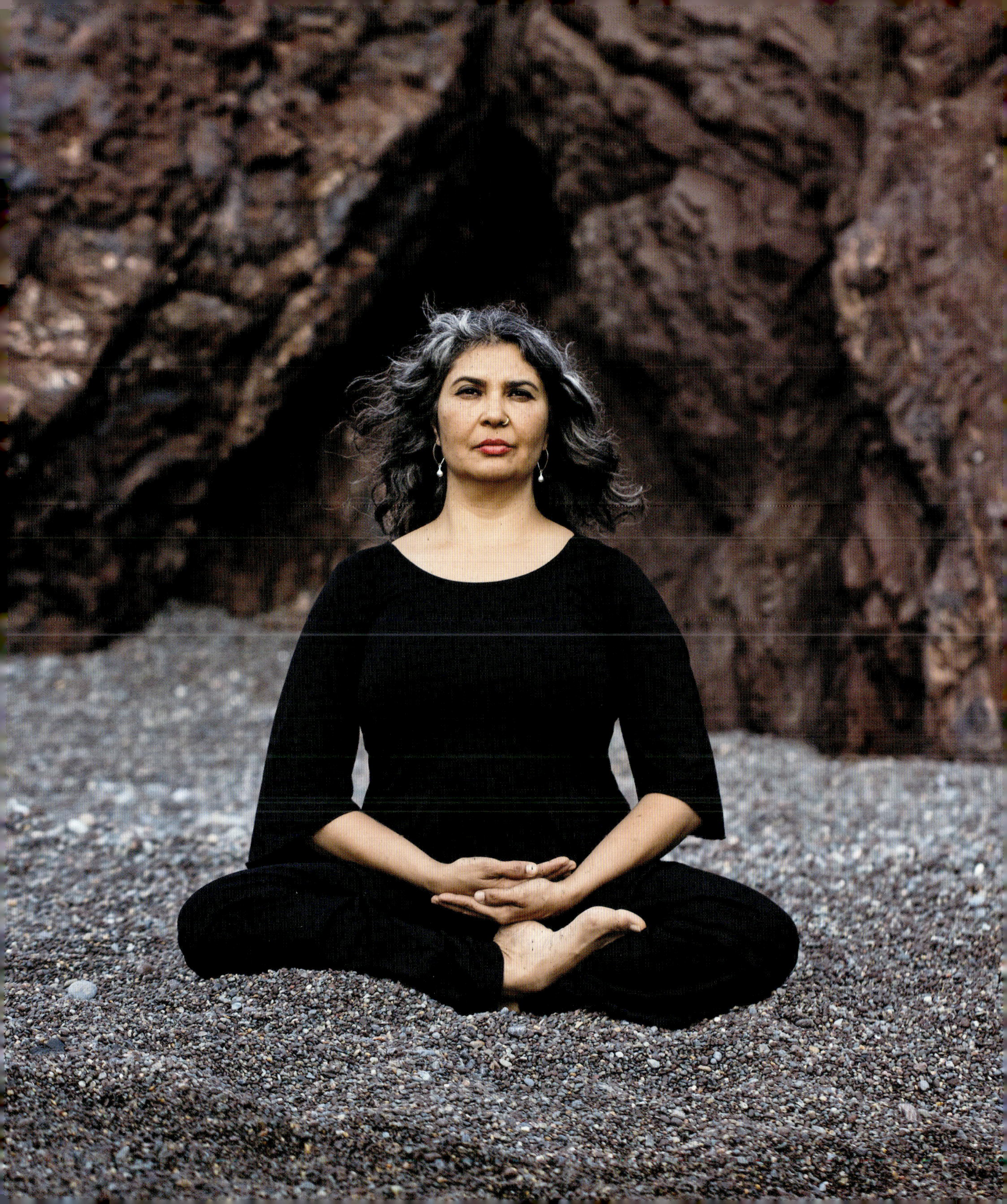

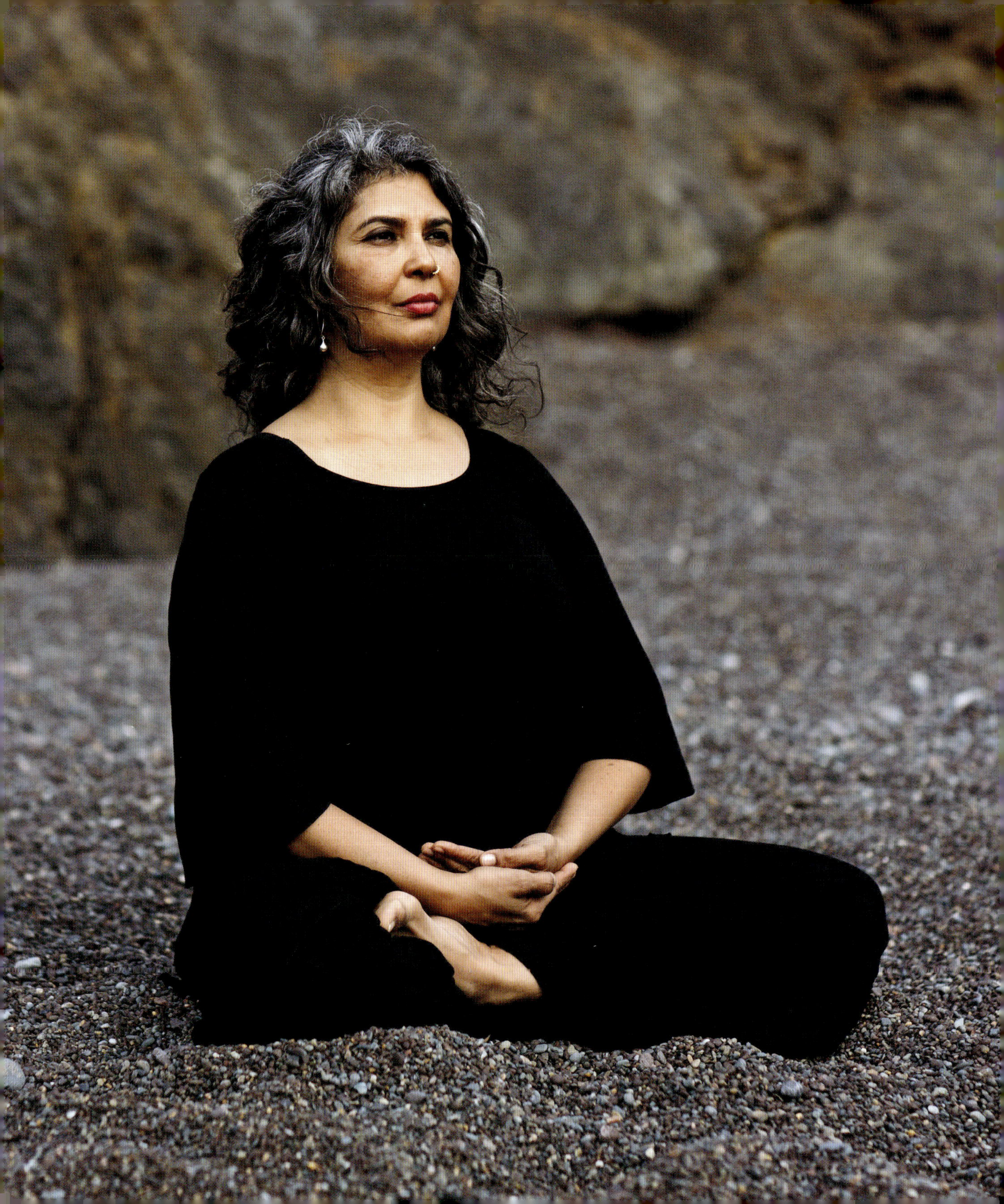

Meditation 5

Siddha Yoni Asana (vollkommene Haltung für Frauen) mit *Bhairavi-Mudra*

Mudra

Legen Sie Ihre linke Hand mit dem Handrücken auf Ihre rechte Handfläche. Die Daumen berühren dabei die Basis der Zeigefinger und Ihre Hände formen eine Art Schüssel. Die linke Seite des Körpers repräsentiert das weibliche Prinzip. Bei dieser meditativen Mudra ehren wir die weibliche Energie von Shakti, die uns führt und die Lebensenergie Prana kontrolliert. Shakti verkörpert die Lebenskraft, das aktivierende Element und Schutz.

Während Sie über diese Mudra meditieren, denken Sie über die lebenserhaltende Kraft in Ihrem Inneren nach. Wenn Sie möchten, stimmen Sie das einsilbige Mantra *Hrim* an.

Asana

Auf dem Boden sitzend, platzieren Sie Ihre rechte Ferse vor Ihr Schambein, kreuzen Ihr linkes Bein vor Ihrem Körper und legen die Außenseite des linken Fußes in die Falte zwischen Ihrem rechten Unter- und Oberschenkel. Auf diese Weise schaffen Sie ein Gleichgewicht und erden sich selbst durch die Hüften.

Halten Sie Ihre Hände in Bhairavi-Mudra und rufen Sie die Macht von Shakti in einer ihrer intensivsten und gütigsten Formen herbei. Während Sie sich auf Ihre Hände fokussieren, visualisieren Sie ein rotes, auf den Kopf gestelltes Dreieck, das in der Mitte Ihrer Handflächen schwebt. Dieses Dreieck enthält die Macht des Weiblichen. Konzentrieren Sie sich ganz auf dieses Symbol und beten Sie dafür, Shaktis Energie zu empfangen.

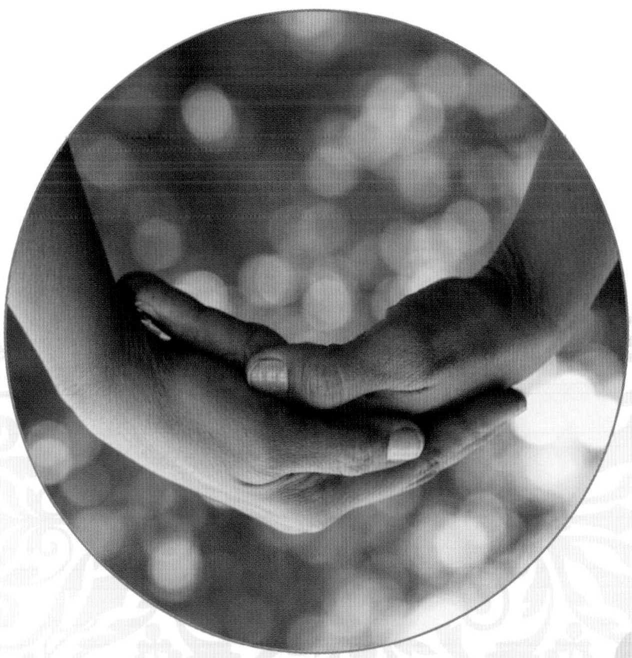

Meditation 6

Vajrasana (Diamantsitz) mit *Hridaya-Mudra*

Mudra

Hridaya-Mudra bedeutet »Herz-Geste«. Öffnen Sie Ihre Handflächen und Finger. Beginnen Sie, indem Sie die Spitzen Ihrer Zeigefinger an die Basis der Daumen legen und auf diese Weise mit Ihren Zeigefingern eine spiralähnliche Form bilden. Dann verbinden Sie die Mittel- und Ringfinger mit den Daumen, und strecken den kleinen Finger weg von den anderen Fingern. Meditieren Sie über diese Mudra, öffnen Sie Ihr Herz und betreten Sie das innere Heiligtum Ihrer Seele.

Asana

Aus der Kniehaltung heraus setzen Sie sich auf Ihre Fersen, wobei die Spitzen Ihrer Füße den Boden berühren. Falls erforderlich, legen Sie eine Decke unter Ihre Füße oder Hüften. Setzen Sie sich gerade hin und bewegen Sie Ihre Brust nach oben, sodass sie weiter herausragt als Ihr Kopf. Bilden Sie mit Ihren Händen die Mudra, entweder vor Ihrer Brust oder mit den Handrücken auf Ihrem Schoß liegend. Diese Mudra lädt Sie ein, in der Weite Ihres Herzzentrums präsent zu sein.

Mit der klaren Absicht, die liebevollen Eigenschaften des Herzens zu wecken, konzentrieren Sie sich auf die unvermeidlichen Veränderungen des Lebens; auf die natürlichen Zyklen von Wachsen und Schrumpfen; und auf die spirituelle Kraft, die in uns allen wohnt. Dadurch können Empfindungen, Gefühle und Erinnerungen geweckt werden, und Sie können die Gelegenheit nutzen, Shakti jede einzelne davon bereitwillig darzubieten. Den Spiegel des Herzens zu reinigen erfordert wie jede andere spirituelle Übung Mühe und Hingabe.

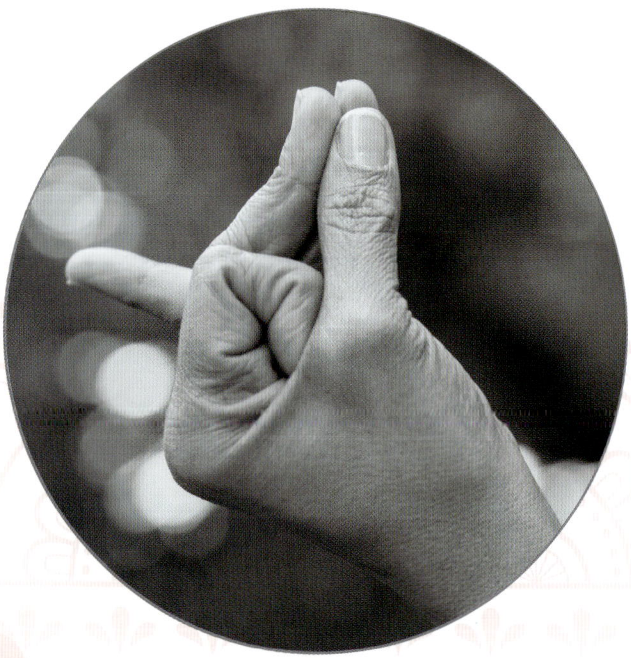

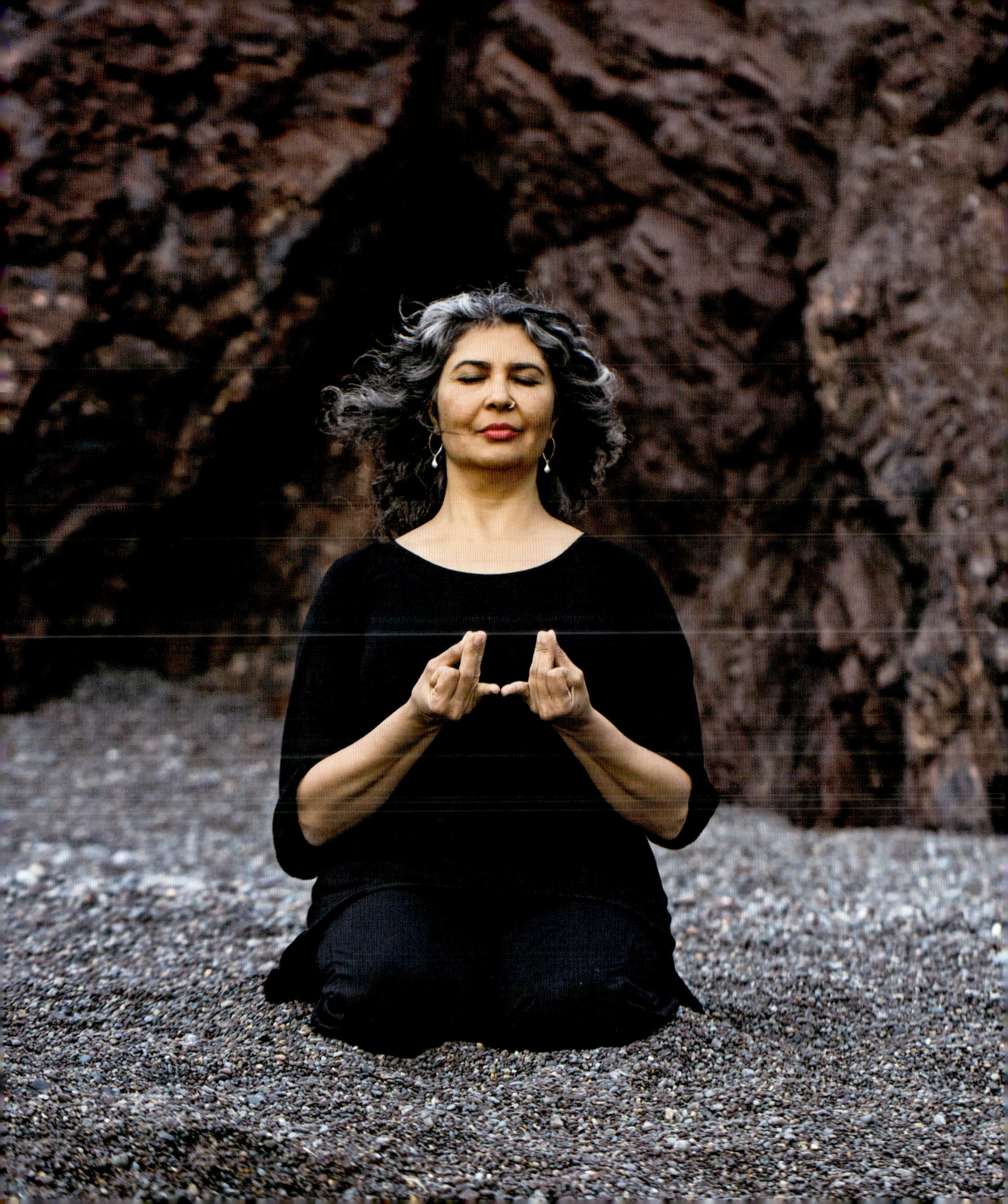

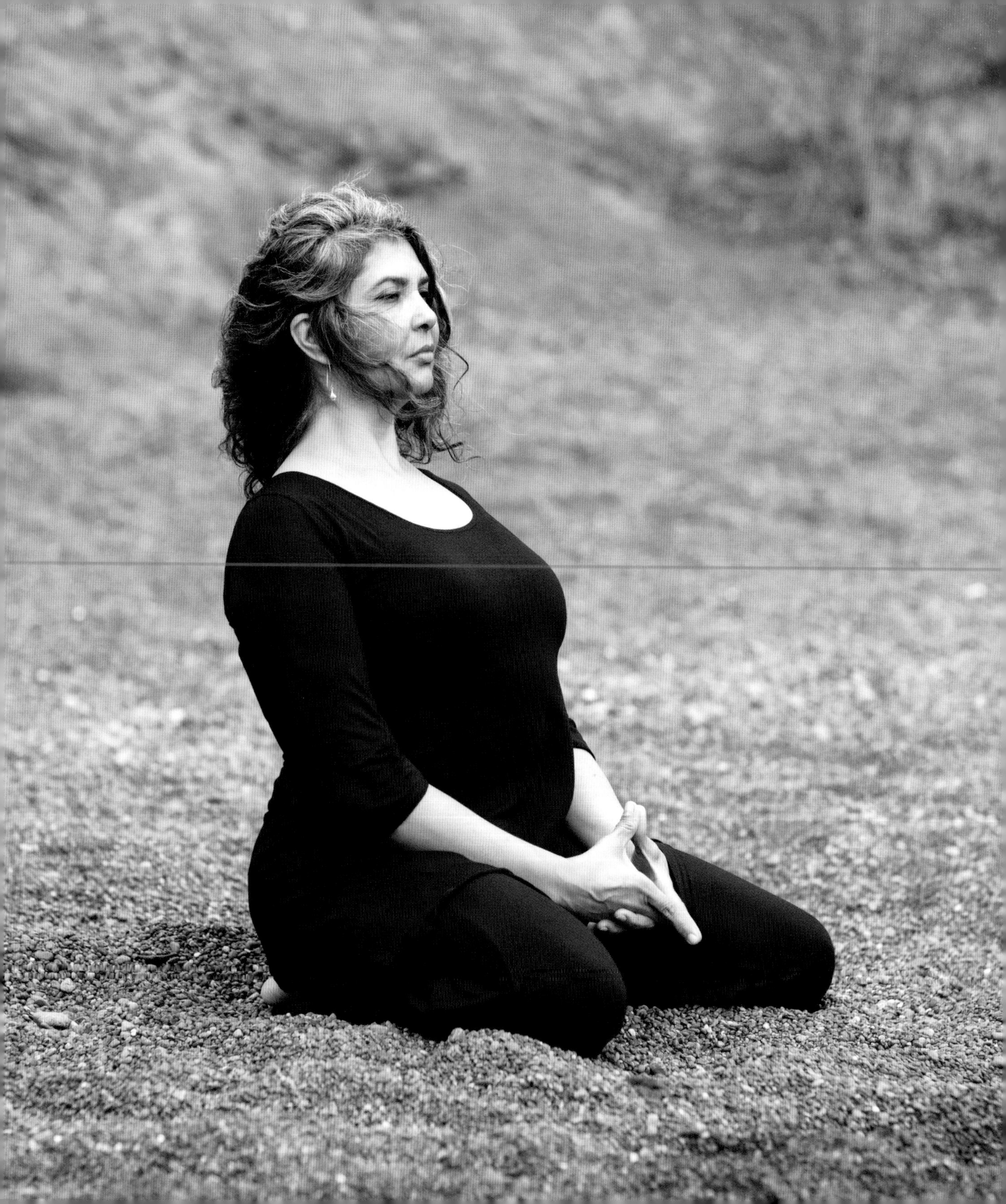

Meditation 7

Ghantasana (Glockensitz) mit *Yoni-Mudra*

Mudra

Verschränken Sie die Finger und strecken Sie die sich berührenden Zeigefinger nach vorne. Ziehen Sie die sich berührenden Daumen in Richtung Ihres Herzens und bilden Sie auf diese Weise mit Ihren Händen die Form eines Wassertropfens.

Yoni beschreibt in der Regel das weibliche Fortpflanzungsorgan und symbolisiert die Energie der Schöpfung. Doch das Wort kann auch »Herkunft«, »Quelle«, »Gebärmutter« oder »Wasser« bedeuten.

Zeigen Sie mit den Zeigefingern nach unten und mit den Daumen nach oben und atmen Sie dabei ruhig. Beim Einatmen leiten Sie durch Ihre Mudra die Kraft der Erde hoch in Ihr Herz. Während Sie ausatmen, stellen Sie sich einen Strom reinigenden, wasserähnlichen Lichts vor, der von Ihrem Herzen hinunter in Ihre Hände und in den Schoß der Erde fließt. Nehmen Sie beim Einatmen die Beständigkeit der Erde in sich auf und reinigen Sie sich beim Ausatmen von allen Unreinheiten.

Asana

Beginnen Sie im Vierfüßlerstand und bringen Sie Ihre großen Zehen zusammen, während Sie Ihre Knie mehr als hüftbreit öffnen. Lehnen Sie sich zurück auf Ihre Fersen und halten Sie die Knie offen wie eine Glocke. Durch diese Position stellt sich ein Gefühl des Loslassens hinunter zur Erde ein. Heben Sie langsam Ihre Brust und entspannen Sie Ihre Schultern. Nehmen Sie mit Ihren Händen die Yoni-Mudra ein, die Mudra der weiblichen Quelle, und lassen Sie Ihre Arme ruhen, während Sie die Hände zwischen Ihre Oberschenkel legen. Konzentrieren Sie sich auf Ihre Hände und auf die Energie, die durch das Bilden dieses Symbols entsteht, während Sie die Qualitäten des Weiblichen anrufen, die Sie in sich aufnehmen wollen.

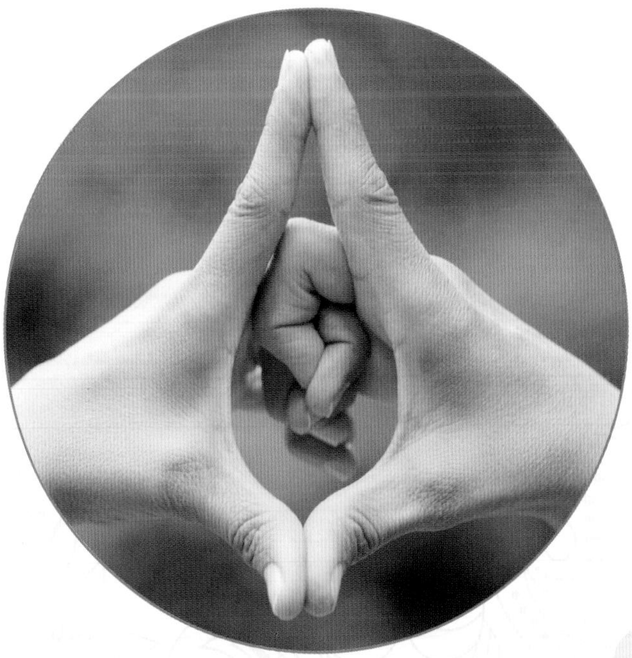

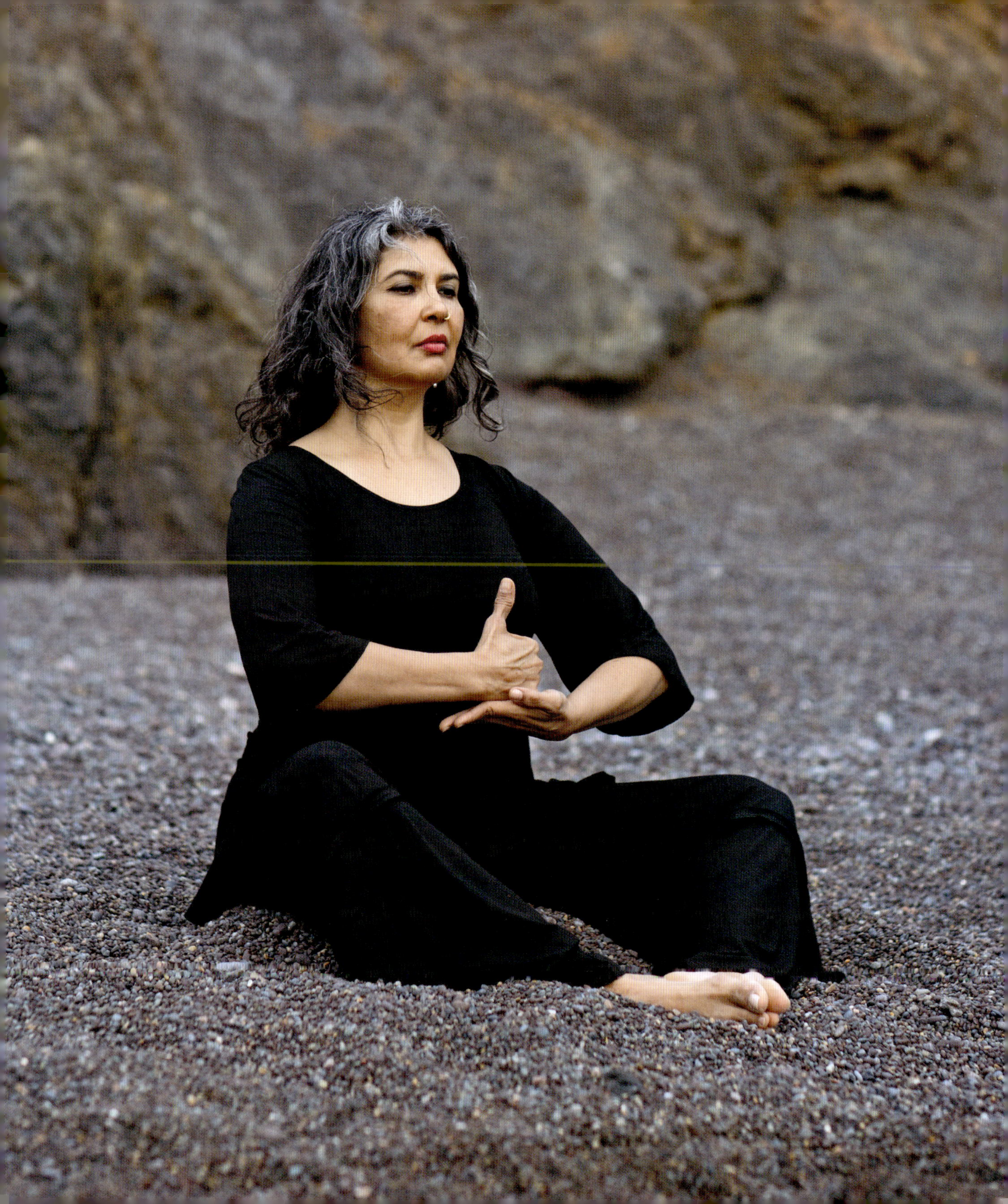

Meditation 8

Baddha Konasana mit *Yoni-Lingam-Mudra*

Mudra

Formen Sie mit Ihrer rechten Hand die Sikhara-Mudra, indem Sie den rechten Daumen ausstrecken und die anderen Finger eine Faust bilden. Legen Sie Ihre rechte Hand auf die linke, welche die Pataka-Mudra – ausgestreckte Handfläche, die Finger zusammen – bildet. Gemeinsam formen die Hände nun die Yoni-Lingam-Mudra.

Bleiben Sie aufrecht sitzen, entspannt und in tiefer Konzentration mit einem sanften Blick und achten Sie auf Ihre spontane Ausatmung. Mit jedem Ausatmen können Sie, wenn Sie möchten, das Mantra *Svaha* (»Ich gebe mich hin«) sagen. Indem Sie alte Gedanken und Gefühle loslassen und sich öffnen, um Raum für Neues zu schaffen, verlagern Sie Ihren sanften Blick auf die Mudra und beginnen, die schöpferische Energie in Ihrer eigenen Seele zu erforschen. Achten Sie darauf, was Sie daran hindern könnte, das zu erkennen, was Sie erkennen müssen, das zu tun, was Sie tun müssen, und das zu verwirklichen, was Sie im Leben verwirklichen sollen. Konzentrieren Sie sich auf Ihr Ziel und bitten Sie um Führung für die notwendigen Schritte, um den Wandel herbeizuführen.

Asana

In dieser Version von Baddha Konasana sitzen Sie auf dem Boden, bringen die Sohlen Ihrer Füße zusammen und bewegen Ihre Füße ungefähr einen halben Meter weg von Ihren Hüften, wodurch Sie eine stabilere Sitzposition einnehmen.

Die Yoni-Lingam-Mudra symbolisiert die heilige Vereinigung von Shiva und Shakti und leitet uns an, die Gegensätze in uns selbst zu vereinen. Meditieren Sie über die Macht der Schöpfung, die durch die Vereinigung der individuellen Seele mit der universalen Seele entsteht. Vielleicht möchten Sie dabei das Mantra »OM Shiva, OM Shakti, namah Shiva, namah Shakti« flüstern.

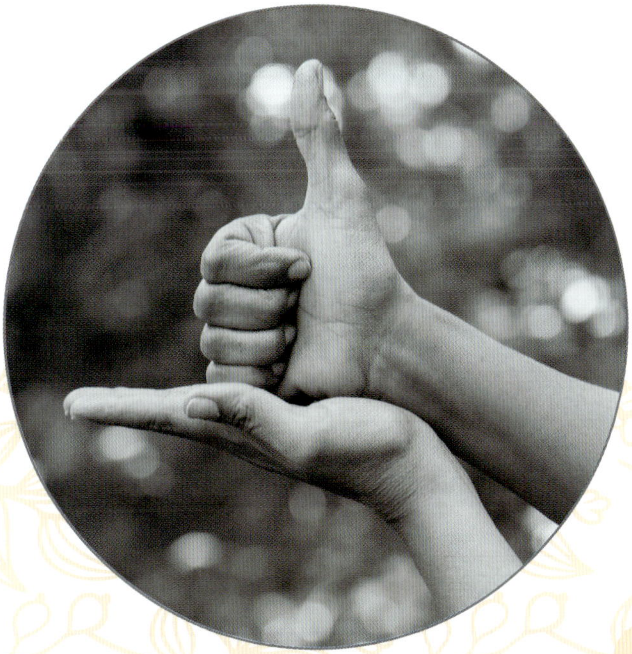

Meditation 9

Sukhasana (Schneidersitz) mit *Mandala-Mudra* (darbietende Handhaltung)

Mudra

Öffnen Sie Ihre Hände mit den Handflächen nach oben und verschränken Sie die vier Finger beider Hände, vom kleinen bis zum Zeigefinger. Berühren Sie mit den Daumen den oberen Teil der kleinen Finger und mit Ihren Zeigefingern den oberen Teil der Mittelfinger der jeweils anderen Hand. Schließlich strecken Sie die Ringfinger aus und bringen sie zusammen, wobei die Spitzen der Ringfinger nach oben zeigen.

Die Mandala-Handhaltung ist eine mikrokosmische Darstellung des makrokosmischen Universums. Der nach oben ausgestreckte Ringfinger stellt den mystischen Berg Meru dar, und die anderen vier Punkte stehen für die vier Himmelsrichtungen sowie Sonne und Mond. Symbolisch bezieht der Berg Meru sich auf die Wirbelsäule in unserem Körper; die vier Himmelsrichtungen sind unsere vier Extremitäten; und Sonne und Mond sind unsere Augen. Diese Mudra stammt aus der Tradition des tibetischen Buddhismus, daher bieten Sie Ihre Gebete all den Buddhas dar, auf dass sie die Welt läutern mögen.

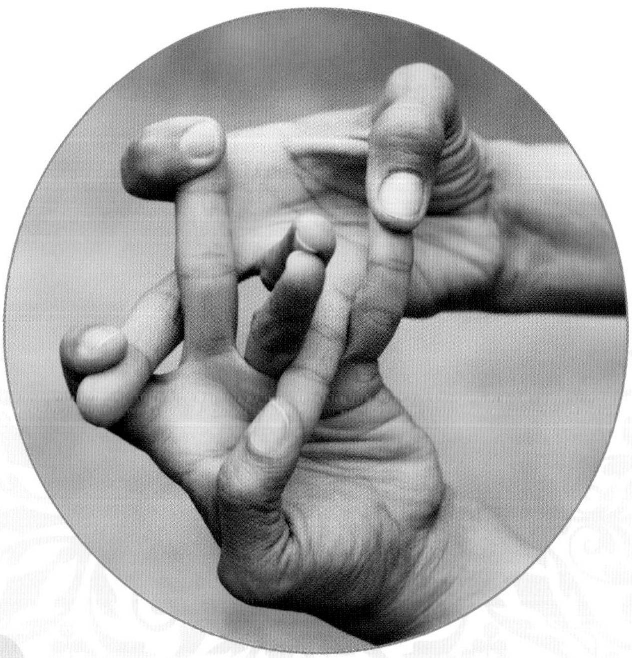

Asana

Beginnen Sie, indem Sie sich setzen, die Hüften mithilfe einer Decke leicht erhöht, und kreuzen Sie Ihr linkes Bein vor das rechte. Legen Sie Ihre Fersen unter das Schienbein des jeweils anderen Beines und machen Sie es Ihren Knien leichter, indem Sie sie vom Boden abheben. Der Name dieser Haltung (*sukh* = »glücklich machen«) deutet darauf hin, welche Stimmung wir erreichen wollen, nämlich einen Zustand der Leichtigkeit und inneren Ruhe.

Während wir die Mandala-Mudra halten, wollen wir ein Mantra für den universalen Frieden singen, als Segen für alle fühlenden Wesen: »OM bishwa shanti ananda.« Es bedeutet: »Mögen universaler Frieden und Glückseligkeit für immer herrschen.« Dieses Gebet stammt von T.Y.S. Lama Gangchen.

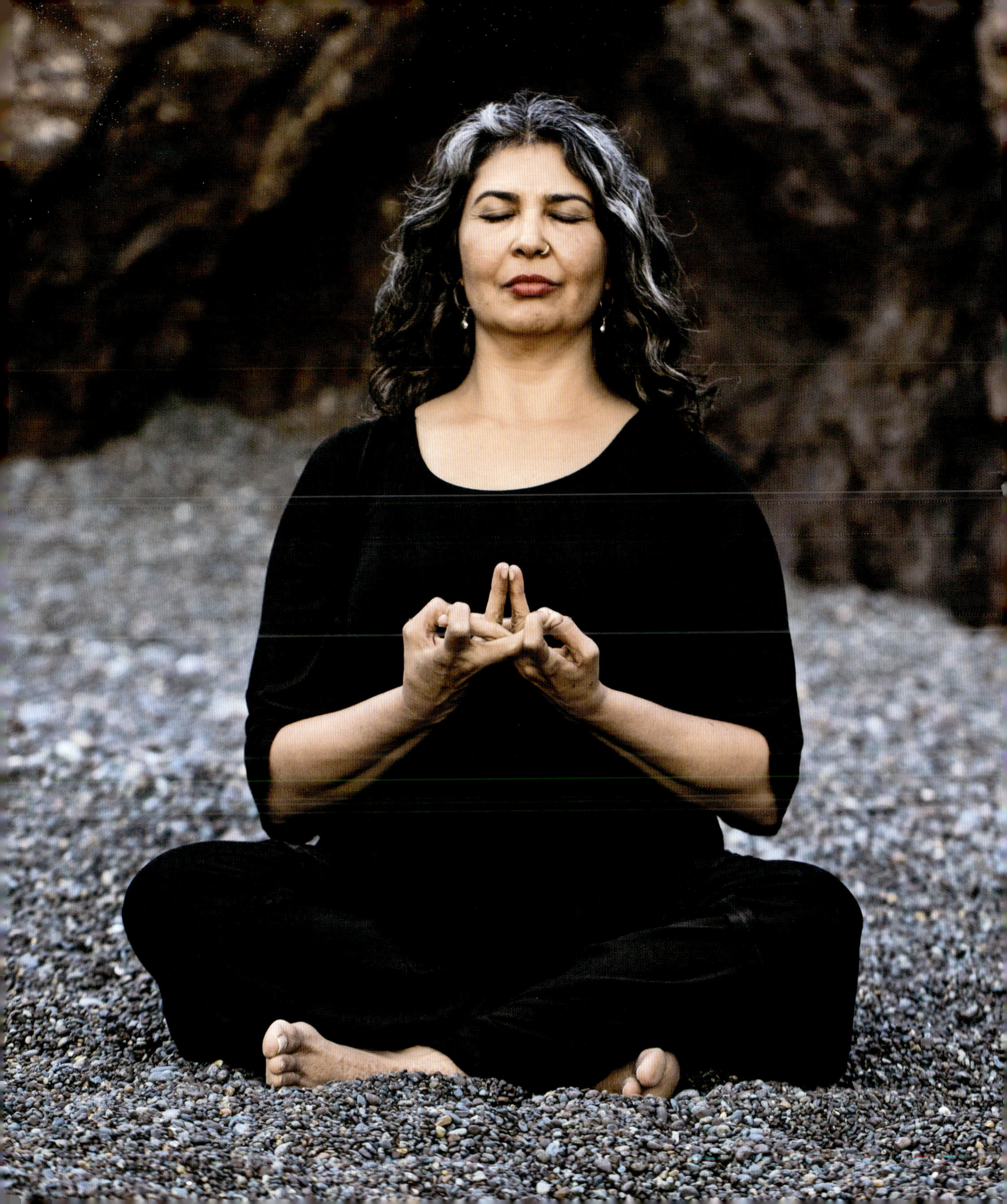

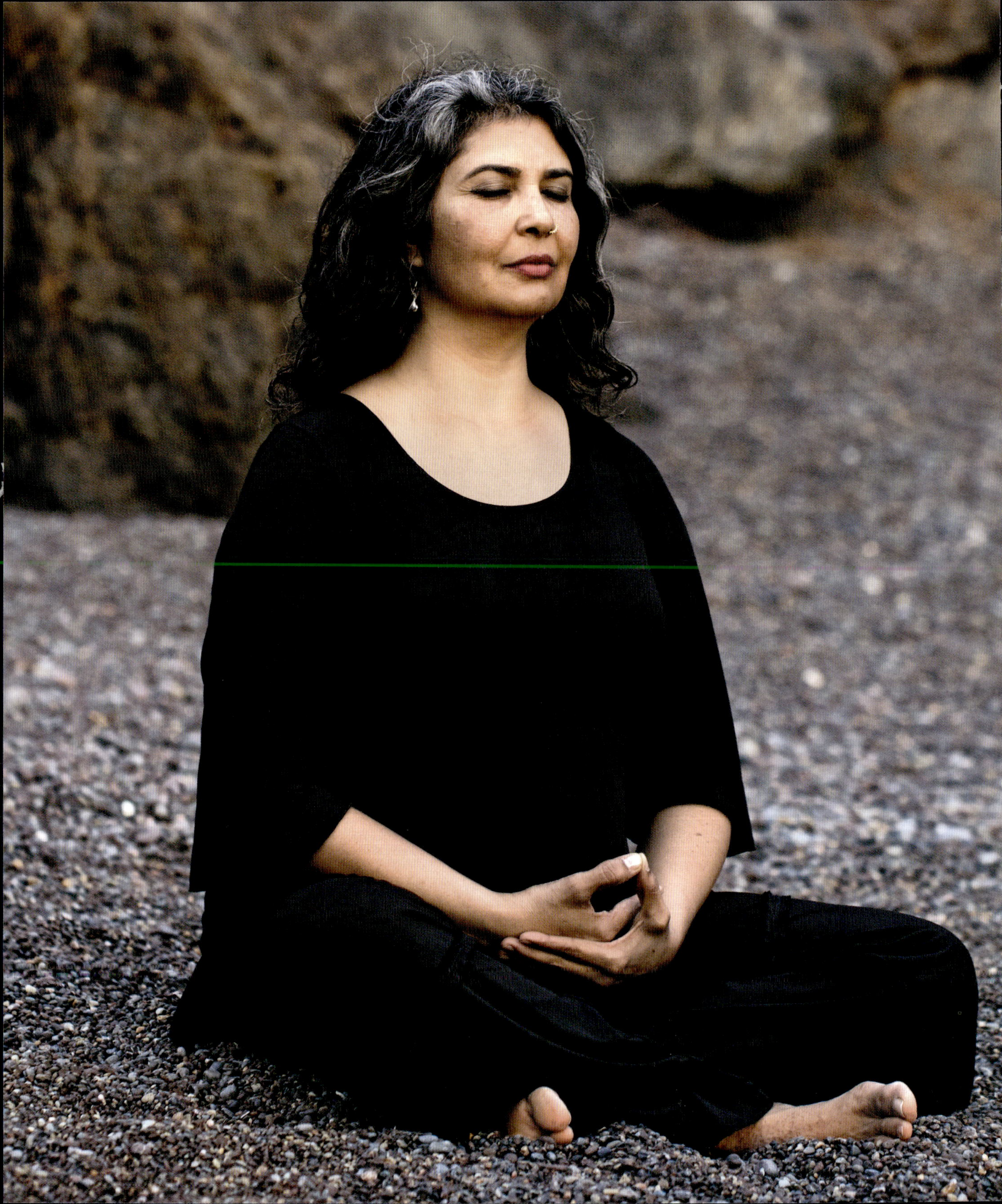

Meditation 10

Sukhasana (Schneidersitz) mit *Dhyana-Mudra* (Meditations-Handhaltung)

Mudra

Legen Sie den rechten Handrücken auf die linke Handfläche und bilden Sie auf diese Weise mit Ihren Händen die Form einer Schüssel. Jetzt bringen Sie die Daumen zusammen und bilden einen Kreis zwischen Ihren Daumen und Zeigefingern. Dabei sollten wir uns bei der eingenommenen Dhyana-Mudra auf die Buddha-Shakyamuni-Mudra fokussieren. Während die Handhaltung dieselbe ist, rufen wir aus tiefstem Herzen die Gegenwart von Buddha herbei und richten unseren Fokus auf die Möglichkeit, in diesem Leben Erleuchtung zu erlangen. Der Kreis, den Sie mit Ihren Daumen bilden, repräsentiert den ewigen Kreislauf von Dharma und Samsara. Um in der Lage zu sein, auf der materiellen Ebene diesen Ozean des Leidens zu durchqueren, bitten wir um die Führung von Guru Buddha Shakyamuni, während wir »OM muni muni maha muni Shakyamuni soha« singen, was so viel heißt wie: »Oh weiser, großer weiser Shakyamuni, ich biete mich dir dar.«

Asana

Beginnen Sie, indem Sie sich setzen, die Hüften mithilfe einer Decke leicht erhöht. Kreuzen Sie Ihr rechtes Bein vor dem linken und platzieren Sie Ihre Fersen unter dem jeweils gegenüberliegenden Schienbein, was die Position sowohl stabilisiert als auch lockert.

Bilden Sie mit Ihren Händen die Meditations-Handgeste, und während Sie die rechten und linken Daumen zusammenbringen, aktivieren Sie bewusst den auf der Wirbelsäule verlaufenden Energiekanal (*sushumna nadi*) und legen innerlich das Versprechen ab, sich wieder ganz der Lebensaufgabe Ihrer Seele zu widmen.

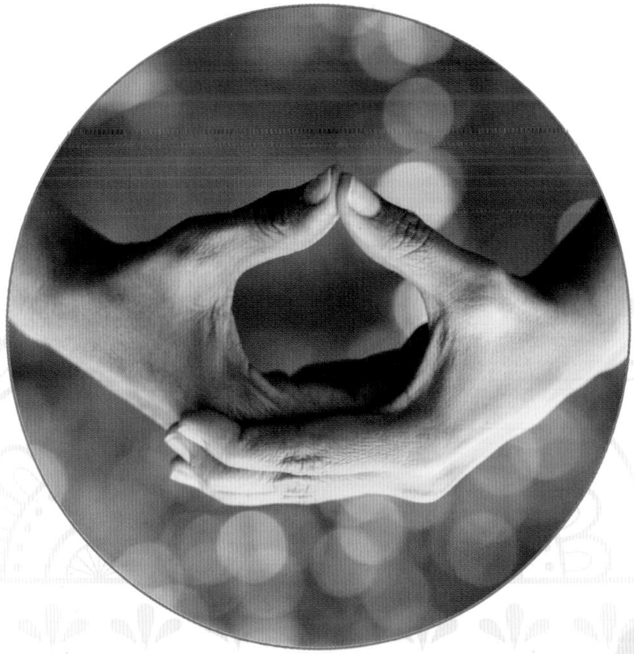

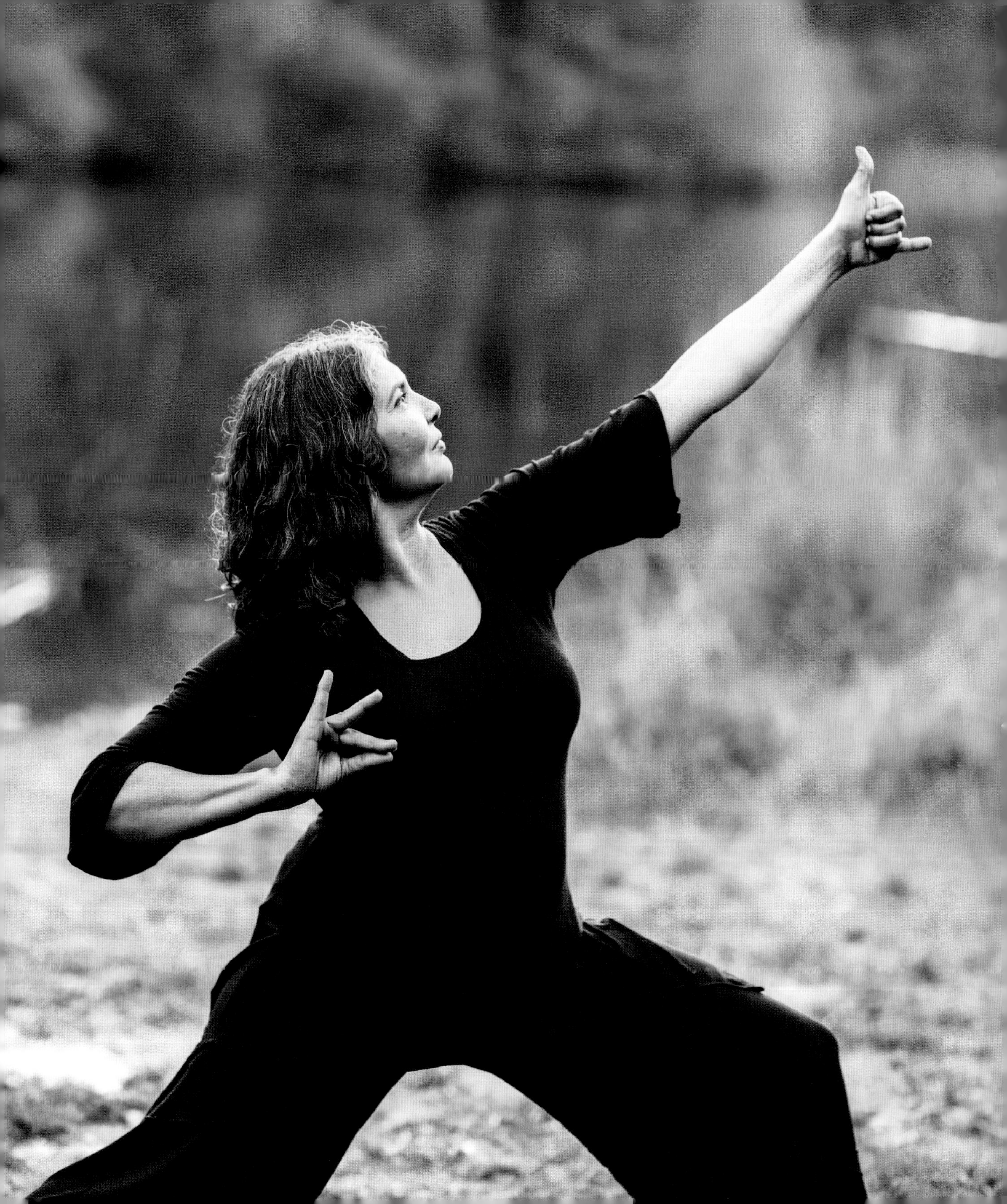

Yoga Bijasanas und Mudrasanas

Sich selbst, die Schöpfung und die Gottheiten ehren

In diesem umfangreicheren Teil des Buches werden wir mit Stellungen und Handhaltungen experimentieren, die unserer Praxis der Hingabe eine Form geben und unsere Bemühung unterstützen, unsere Bhakti (Hingabe) zu verkörpern. Dieses Sadhana wird dazu beitragen, die Resilienz und Ausgeglichenheit zu verbessern, während gleichzeitig durch Yoga die Macht und Anmut der Natur und des Göttlichen angerufen wird. Achten Sie darauf, dass die meisten Haltungen eine innere Balance benötigen, also üben Sie diese Kombinationen abwechselnd auf beiden Seiten des Körpers.

Achten Sie beim Halten der Positionen auf Ihre Atmung. Sie können entweder einfach das natürliche Fließen des Atems beobachten oder sich ganz auf die Fülle des Einatmens und die Vollständigkeit des Ausatmens fokussieren. Der Körper wird von Prana bewegt, und diese vitale Lebenskraft kommt aus der geistigen Welt, auf die wir während dieser Übungen eingestimmt sind.

Wir werden die Positionen in diesem Teil jeweils für fünf bis zehn Atemzyklen beziehungsweise zwei bis drei Minuten lang halten. Der Fokus auf die Atmung weckt unsere Dankbarkeit dafür, am Leben zu sein, und unterstützt unsere Gebete und Absichten, während wir die jeweilige Kombination aus Asana und Mudra halten.

Vergessen Sie nicht, die Bijasanas enthalten die Keim-Kraft der Gottheiten und die Mudrasanas bieten die Schlüssel zu den Elementen, die Sie anrufen.

Haltung 1

Kalpavrikshasana (wunscherfüllende Baumstellung) mit *Sarva-Mangala-Mudra*

Mudra

Diese Mudra ist, wie die Varada-Mudra, eine Handgeste, um einen Segen zu gewähren. *Sarva* bedeutet »Universum«, und *mangala* bedeutet »Wohlstand«: *sarva mangala* bedeutet folglich, jedem und allem Glück zu wünschen. Halten Sie die Hände über Ihren Kopf und bilden Sie mit ihnen eine flache schüsselähnliche Form. Führen Sie sie eng zueinander, wobei die Handflächen nach vorne zeigen.

Asana

Beginnen Sie, indem Sie Ihre Füße fest auf den Boden drücken und sich durch die vier Außenpunkte Ihrer Füße – die innere und äußere Ferse und die Hügel Ihrer großen und kleinen Zehen – verwurzeln. Breiten Sie diese Wurzeln unter Ihrem linken Fuß noch weiter aus und heben Sie den rechten Fuß, um ihn entweder an das linke Schienbein oder die Innenseite des linken Oberschenkels zu legen. Öffnen Sie Ihre Arme nach beiden Seiten, während Sie alle Segnungen und Geschenke einatmen, die Sie in Ihren Händen halten, und formen Sie mit Ihren Händen die Sarva-Mangala-Mudra. Formulieren Sie ein segnendes Gebet für das Glück anderer. Fühlen Sie in Ihrem Herzen, dass Ihr Gebet sinnvoll ist und etwas bewirkt, indem es Ihr Licht in die Welt bringt.

Kalpavriksha ist ein wunscherfüllender Baum und ein großzügiger Geber von Geschenken. Bestimmte Bäume in Indien haben diesen Namen aufgrund der kostbaren Gaben erhalten, die sie teilen, und der einzigartigen spirituellen Nahrung, die sie bieten. Setzen Sie ein Zeichen und üben Sie sich in Großzügigkeit.

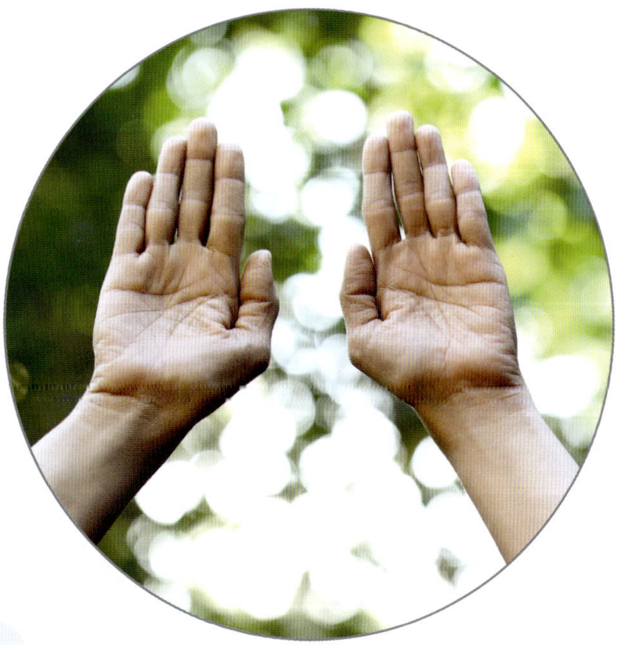

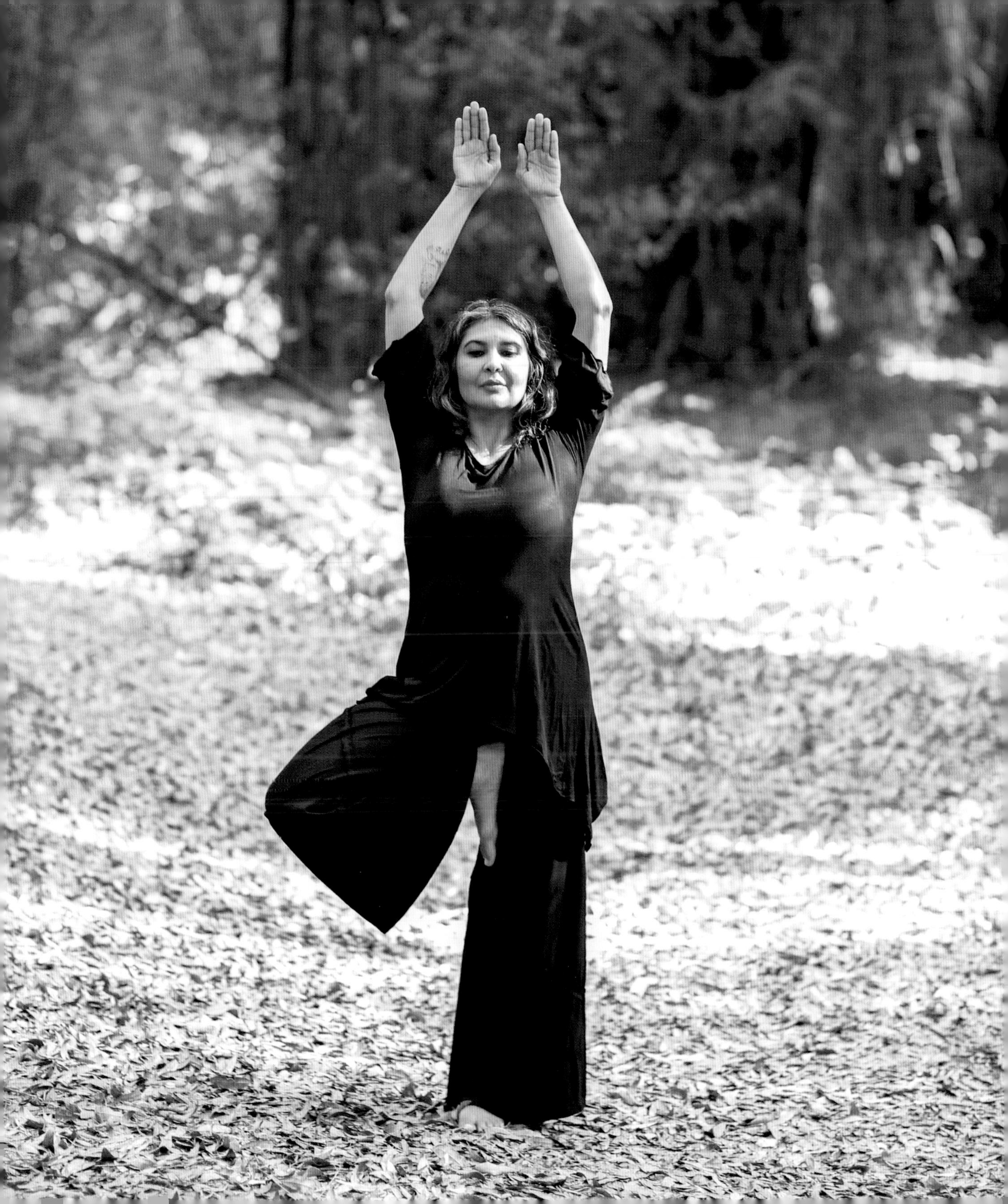

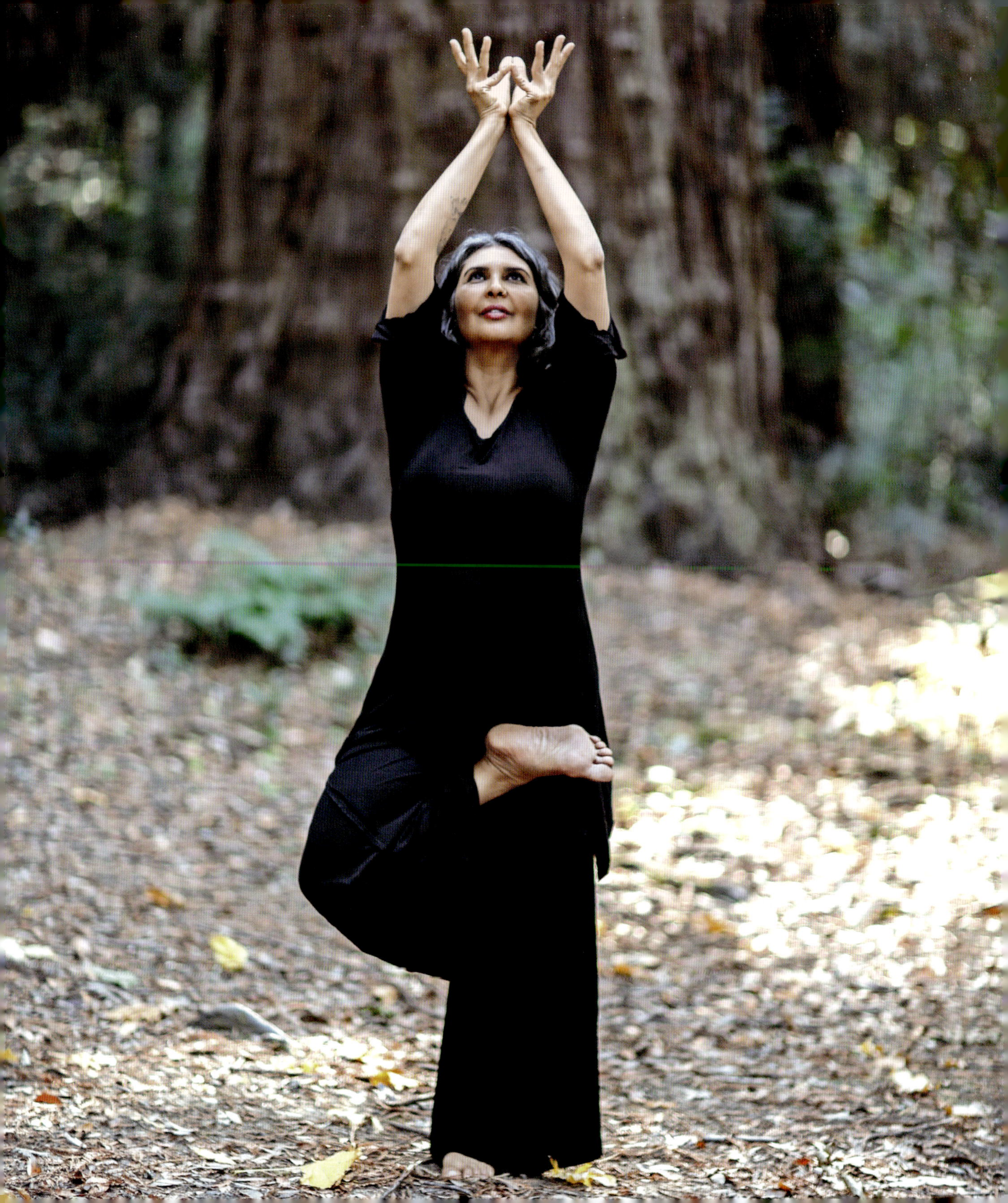

Haltung 2

Ardha Padma Vrikshasana mit *Padma-Mudra*

Mudra

Falten Sie Ihre Hände im Gebet (Anjali-Mudra) vor Ihrem Herzen und blicken Sie auf Ihre Hände. Halten Sie die Handgelenke, Daumen und kleinen Finger zusammen, während Sie die Zeige-, Mittel- und Ringfinger spreizen, sie von der Handfläche wegbewegen und wie eine Blüte öffnen. Während Sie einatmen, beginnen Sie, Ihre Hände nach oben zu bewegen und sie langsam über Ihrem Kopf in einer Lotus-Handgeste (Padma-Mudra) zu öffnen. Sie können dabei geradeaus schauen oder den Blick nach oben richten, falls Sie dabei im Gleichgewicht und durch Ihre Füße mit der Erde verbunden bleiben können. Reflektieren Sie über die Reinheit Ihres Herzens und äußern Sie innerlich den Wunsch, dass Ihre Gebete voll erblühen mögen.

Indem Sie mit einem Fuß auf dem Boden bleiben und den anderen gen Himmel weisen, rufen Sie sich Ihre beiden Aufgaben ins Gedächtnis – die spirituelle und die menschliche –, während Sie Ihre Aufmerksamkeit und den Blick auf Ihre betenden Hände gerichtet halten. Mögen Ihre Träume wahr werden.

Āsana

Stehen Sie im Gleichgewicht auf beiden Beinen in amasthiti (beidseitiges Stehen). Verlagern Sie das Gewicht auf den linken Fuß und bringen Sie den rechten Fuß hoch zu Ihrer linken Hüfte. Während Sie das rechte Knie nach unten und die Spitze des rechten Fußes gegen den linken Oberschenkel drücken, finden Sie Ihre Balance, indem Sie sich auf die Mittellinie Ihres Körpers, entlang Ihrer Wirbelsäule konzentrieren.

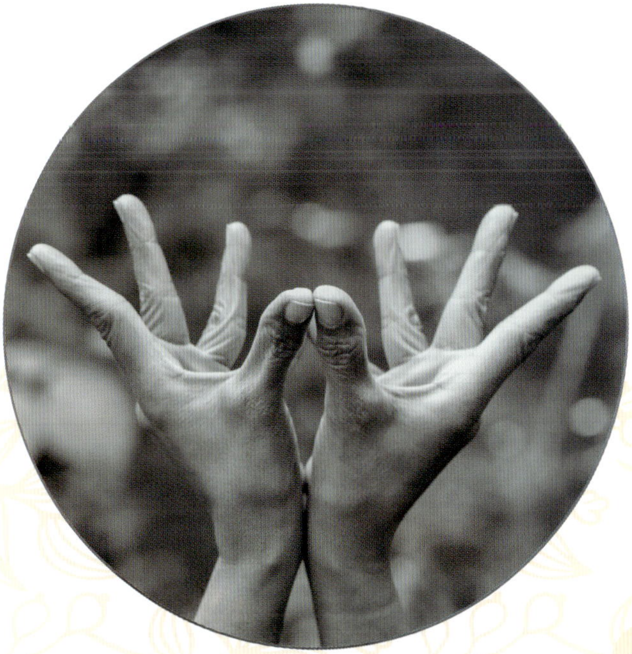

Haltung 3

Ganesha Bijasana, Mandala Pada Asana mit beiden Händen in *Kapittha-Mudra*

Mudra

Richten Sie Ihre Daumen auf und lassen Sie die Spitze Ihrer Zeigefinger auf der Spitze der Daumen ruhen. Halten Sie die Hände auf sanfte Weise aktiv. Kapittha hat verschiedene Bedeutungen und kann auf vielseitige Weise angewandt werden.

Die Kapittha-Mudra ist nicht die spezifische Ganesha-Mudra, obgleich sie eines von Ganeshas Attributen zeigt: sein Seil der Gnade.

Asana

Stellen Sie sich aufrecht hin, die Füße mindestens einen halben Meter auseinander. Drehen Sie Ihre Zehen und Knie nach außen, während Sie die Knie beugen. Erden Sie sich selbst durch die Mitte der Fersen, zeigen Sie mit Ihren Knien in Richtung Ihrer Fersen und bringen Sie Ihren Hinterkopf in eine Linie mit dem Kreuzbein, sodass der Körper gegen eine imaginäre Wand gelehnt ist. Halten Sie Ihre Schultern entspannt, während Sie die Ellenbogen beugen, um mit Ihren Händen in der Nähe Ihrer Hüften die Kappitha-Mudra zu formen, mit den Daumen nach oben zeigend.

Der breitbeinige Stand im Mandala Pada Asana repräsentiert Ganeshas großen Körper (*maha kaya*). Die Hände in Kappitha-Mudra zeigen das Lasso-ähnliche Seil (*pasha*), das Ganesha benutzt, um seine Anhänger zurück auf den Pfad der Gnade und des Dharma zu ziehen. Halten Sie die Stellung längere Zeit und fühlen Sie den Segen und die Gegenwart von Ganesha.

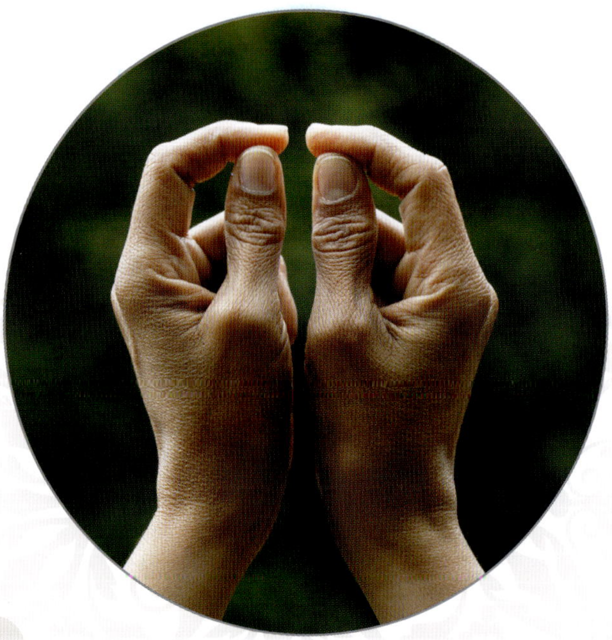

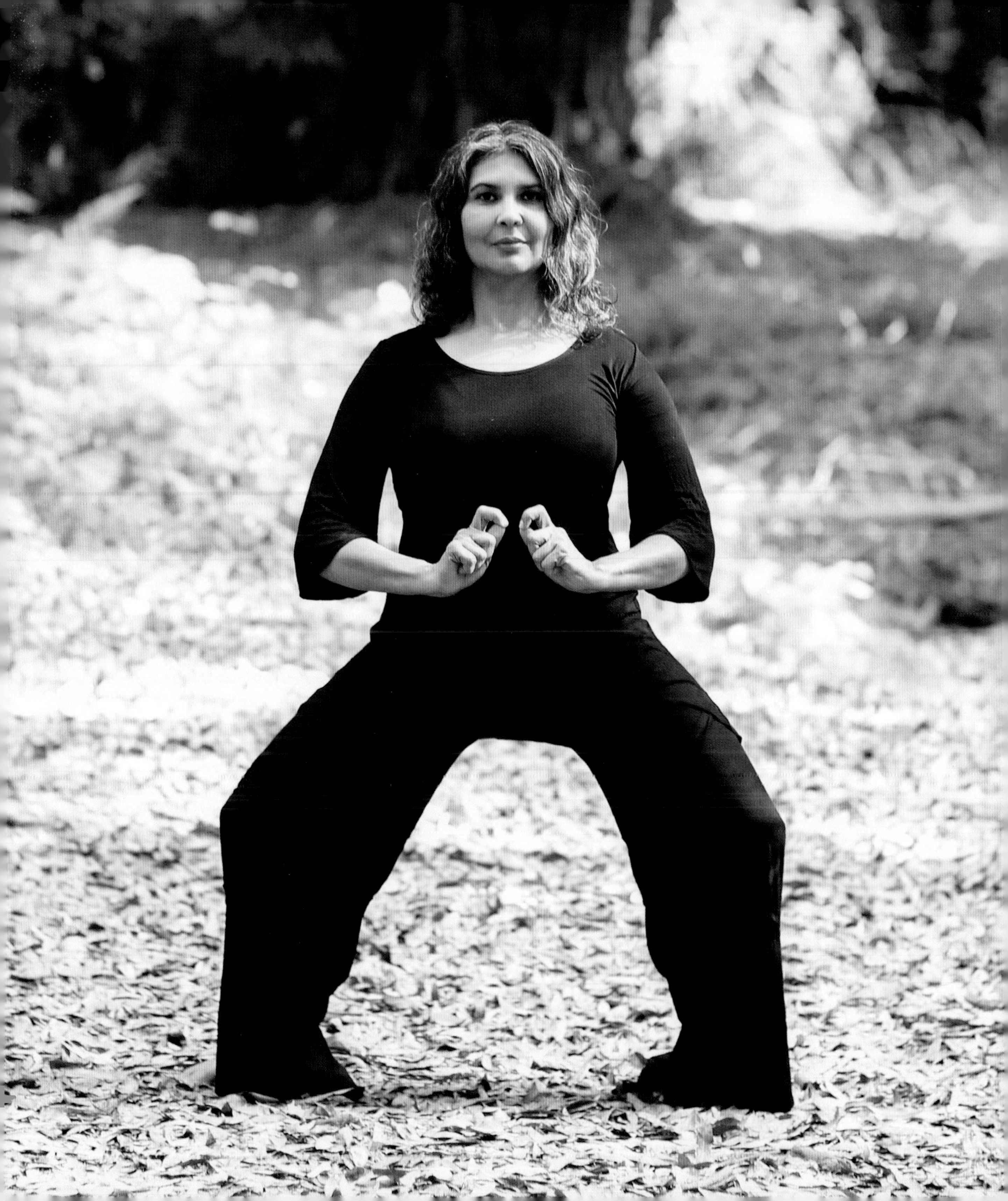

Haltung 4

Nritya Ganesha (tanzender Ganesha), *Nupura Pada Asana* mit beiden Händen in *Pataka-Mudra*

Mudra

Pataka Hasta, oder offene Handflächen, repräsentiert das Trommelspiel. Mit ausgestreckten flachen Händen beugen Sie Ihr Handgelenk nach innen, während die Fingerspitzen nach außen zeigen, was einen spitzen Winkel an den Handgelenken erzeugt. Entspannen Sie Ihre Schultern und öffnen Sie Ihre Ellenbogen seitwärts, um dieser Haltung die Schönheit des Odissi-Tanzes zu verleihen.

Asana

Dies ist ein geschichtenerzählendes Asana. Wie sein Vater Shiva, wird auch Ganesha als Tänzer und Musiker dargestellt. Ganesha spielt seine Trommel, die Dolak, und in Verzückung zelebriert er mit seinen Anhängern das Leben. Weil Ganesha in das Reich des Todes gereist ist, nachdem sein Vater Shiva ihn in die Mysterien des Sterbens eingeweiht hatte, weiß Ganesha, wie kostbar das Leben ist, und benutzt jede sich ihm bietende Gelegenheit, das Leben zu feiern.

Nehmen Sie eine aufrechte Stellung ein, die Füße nebeneinander, wie in der Bergstellung. Öffnen Sie Ihre Füße nach außen und beugen Sie dabei langsam Ihre Knie. Jetzt übertragen Sie das Gewicht Ihres Körpers auf Ihren linken Fuß, während Sie den rechten Fuß nach vorne bringen, Ihr rechtes Knie nach außen öffnen und mit Ihrem rechten Fuß auf den Boden zeigen. Würden Sie diese Stellung von der Seite betrachten, könnten Sie sehen, dass das rechte Bein eine dreidimensionale Fläche bildet, um die Trommel auf Ihrem Schoß zu halten. Halten Sie diese Position und genießen Sie dieses Asana.

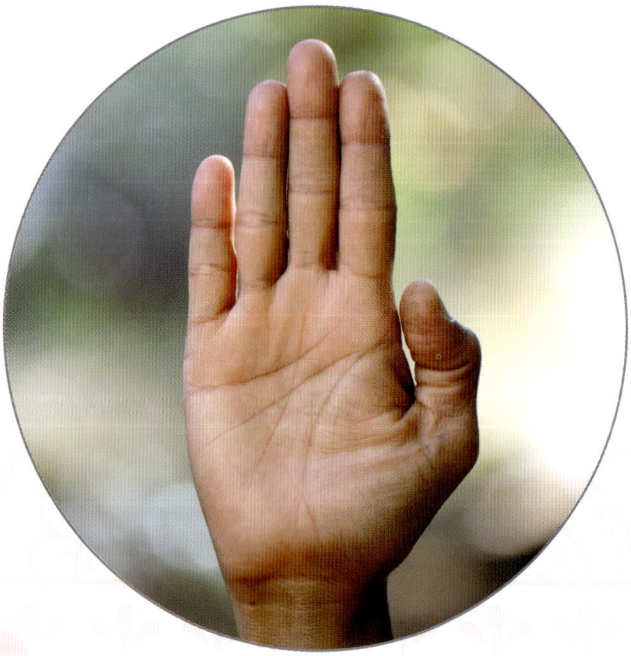

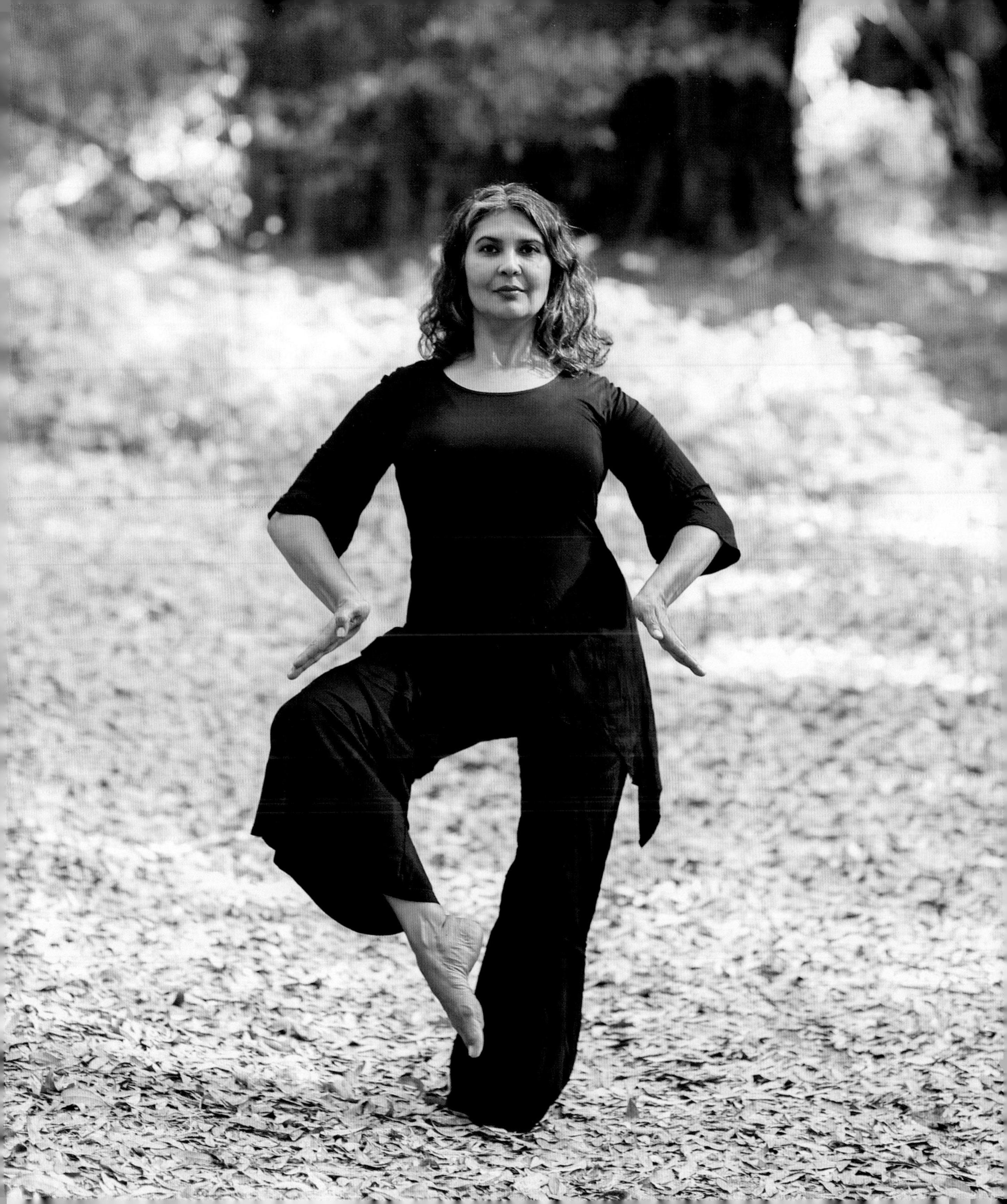

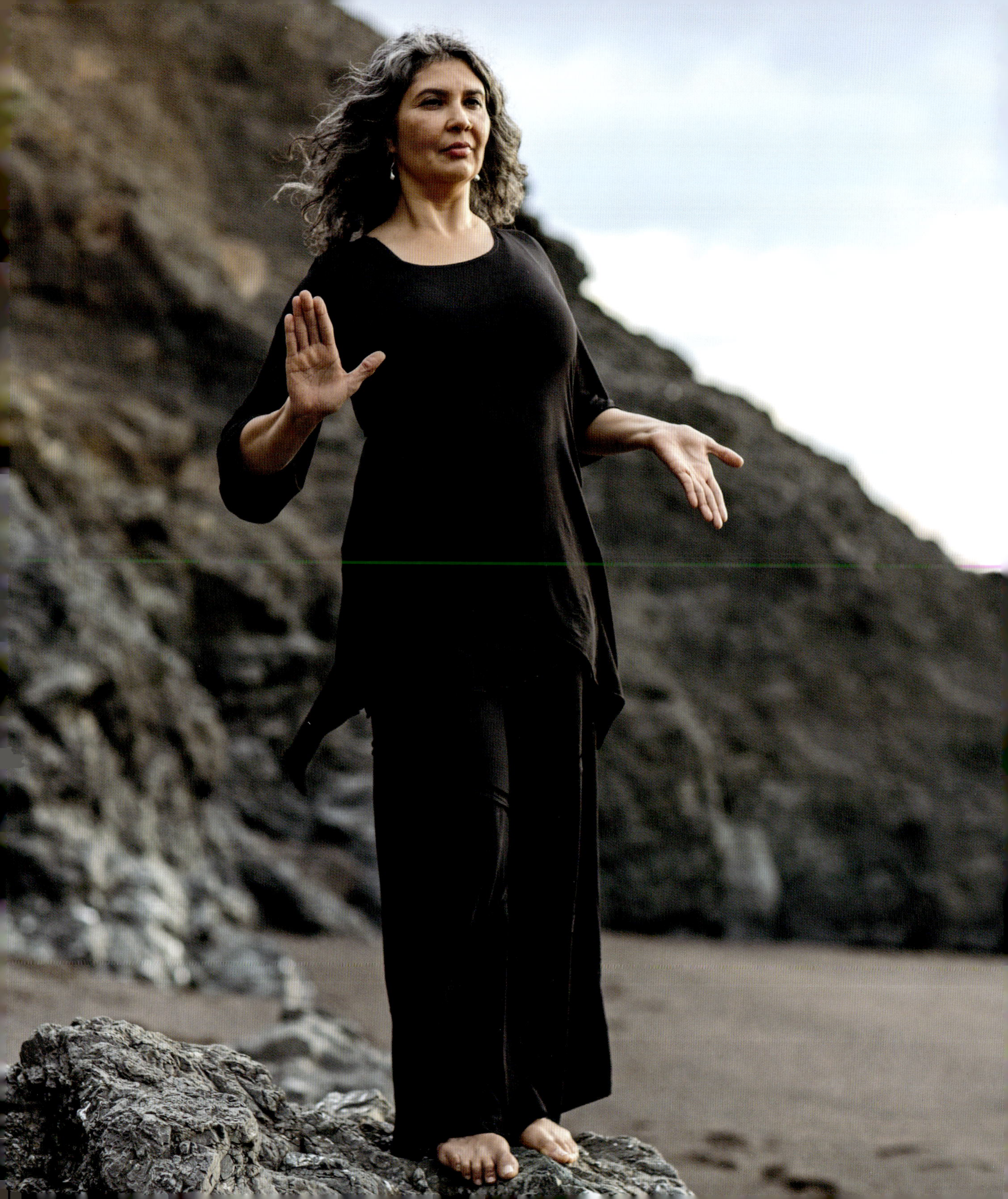

Haltung 5

Parvati Bijasana, Abhanga Asana mit der rechten Hand in *Abhaya-Mudra* und der linken Hand in *Varada-Mudra*

Mudra

Abhaya, oder »ohne Furcht«, wird eine Mudra genannt, die Schutz und Führung bietet. Halten Sie einfach die rechte Hand vor Ihren Körper, wobei die Handfläche nach vorne zeigt und die Finger zum Himmel weisen. Der Ballen Ihrer rechten Hand wird sich nach vorne bewegen, um eine Linie mit den nach oben weisenden Fingern zu bilden. Behaupten Sie sich und Ihre Grenzen.

Varada, oder »Segen«, ist eine Mudra, die Großzügigkeit und Fülle repräsentiert. Öffnen Sie Ihre linke Handfläche und lassen Sie sie nach vorne zeigen, wobei Ihre Finger nach unten gerichtet sind. Bringen Sie den Ballen Ihrer linken Hand nach vorne, um eine Linie mit den Fingerspitzen zu bilden, und erlauben Sie den Schätzen Ihres Herzens, nach unten zu Ihren Handflächen zu fließen.

Diese beiden Handgesten können separat oder in Kombination eingesetzt werden, und sie werden von vielen Gottheiten geteilt.

In der Tradition des Odissi werden sowohl Abhaya-Mudra als auch Varada-Mudra gezeigt, mit den Daumen offen in Ardhachandra-Mudra, der Halbmond-Handhaltung.

Asana

Stehen Sie aufrecht, die Füße parallel und eng zusammen. Beugen Sie Ihr rechtes Knie, ohne Ihre rechte Ferse zu heben, wobei sich Ihre Hüften automatisch nach links verlagern. Formen Sie mit der rechten Hand die Abhaya-Mudra und mit der linken die Varada-Mudra. Öffnen Sie sich, um Parvati Devis Präsenz zu spüren.

Parvati ist die Tochter des Bergs und ihr haftet der Geruch der Erde an. Als geliebte Frau von Shiva, Mutter von Ganesha und Skanda und eine vollendete Yogini, gewährt Sie ihren Kindern und Anhängern den Segen der Beständigkeit und die Fähigkeit, Dinge umzusetzen.

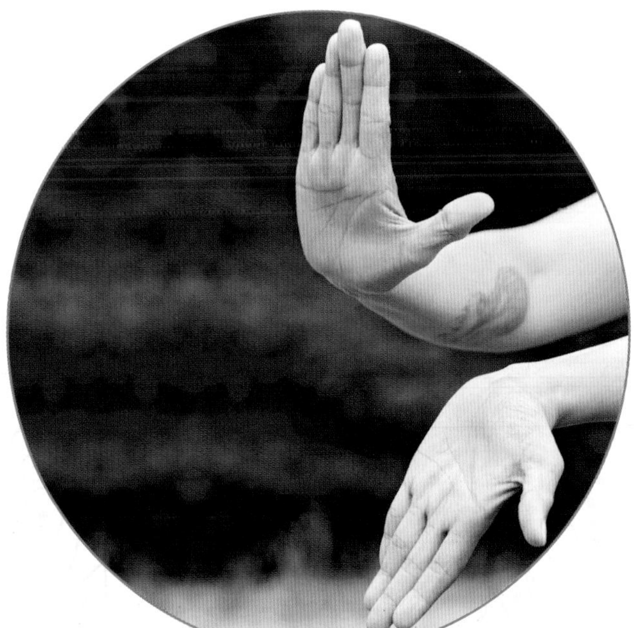

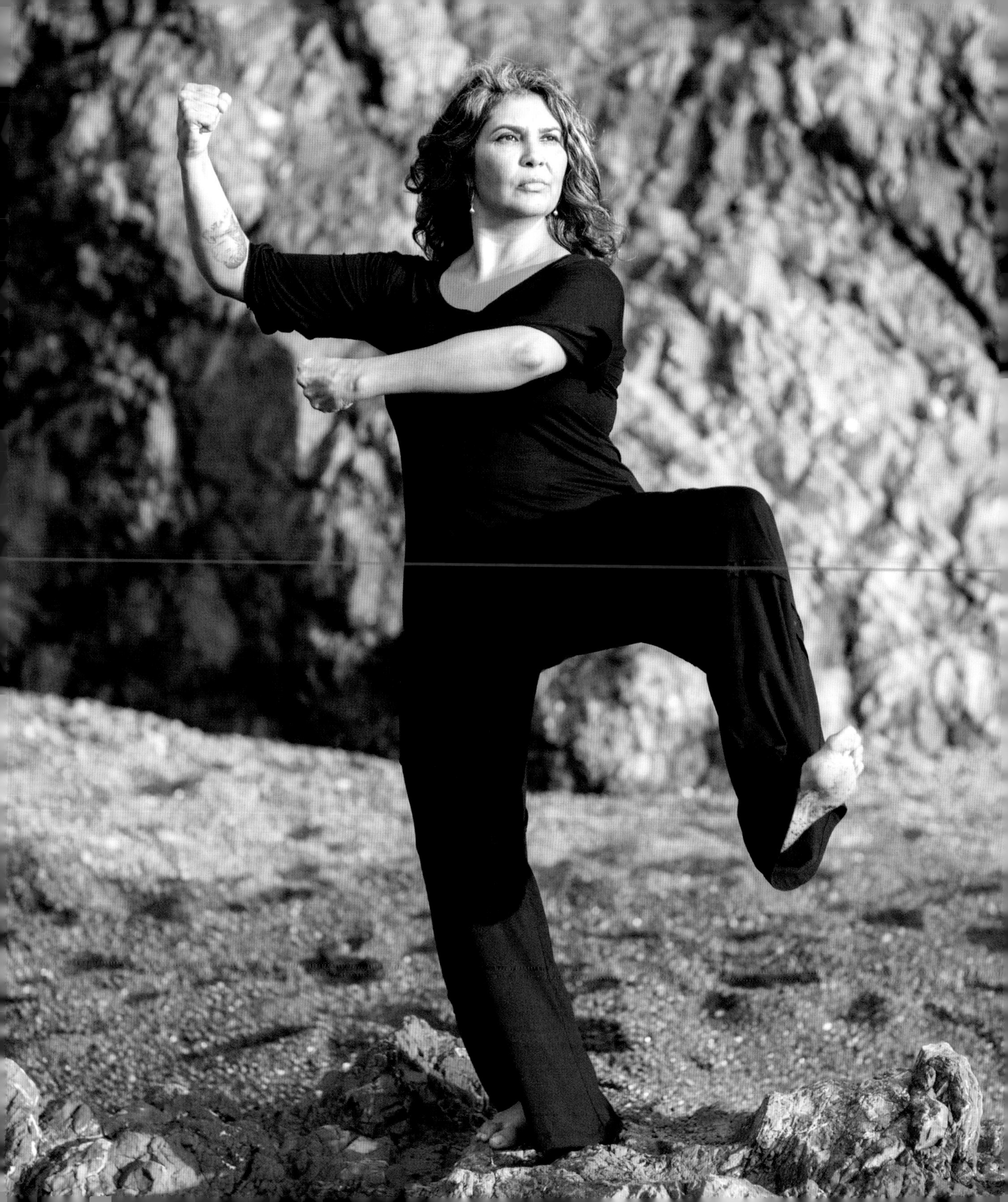

Haltung 6

Shakti Bijasana, Uttolita Pada Asana mit *Mushti-Mudra*

Mudra

Mushti bedeutet wörtlich »Faust«. Schließen Sie einfach Ihre Finger und bilden Sie eine Faust mit Ihrer Hand – sie symbolisiert Macht und Stärke.

Asana

Shakti ist das weibliche Machtprinzip. Mit ihrer Glorie und Anmut zeigt sie uns das Potenzial, das in uns steckt, da sie selbst als mächtige Energie – Kundalini Shakti genannt – in unserem Körper lebt.

Bei dieser Handhaltung ist Shakti aufgerüttelt und willens zu kämpfen, um ihre Kinder zu beschützen. Sie hält den Trisula, oder Dreizack, und ist bereit, das Böse in Form von Ignoranz zu durchstechen und zu zerstören. Ihre Kraft und ihr Schutz halten uns die wichtige Aufgabe vor Augen, aufeinander aufzupassen sowie Moral und Güte hochzuhalten. Jai Ma!

Beginnen Sie, indem Sie sich aufrecht hinstellen, die Füße hüftbreit auseinander. Drehen Sie Ihre Zehen und Knie nach außen und beugen Sie langsam Ihre Knie bis zu einem Grad, der für Sie angenehm ist. Formen Sie mit Ihren Händen die Mushti-Mudra und halten Sie sie vor Ihr Herz.

Verlagern Sie das Gewicht auf Ihren rechten Fuß und beginnen Sie auf ihm zu balancieren, während Sie Ihren linken Fuß auf Kniehöhe anheben. Bewegen Sie Ihre Hände nach rechts, damit der rechte Ellbogen eine Linie mit der rechten Schulter bildet und die rechte Hand höher ist als der Ellbogen. Bewegen Sie Ihre linke Hand und Ihren linken Arm nach rechts, bis sie etwas unterhalb des Herzens liegen. Wenden Sie Ihren Blick nach links und seien Sie bereit, für den Fall, dass es nötig ist.

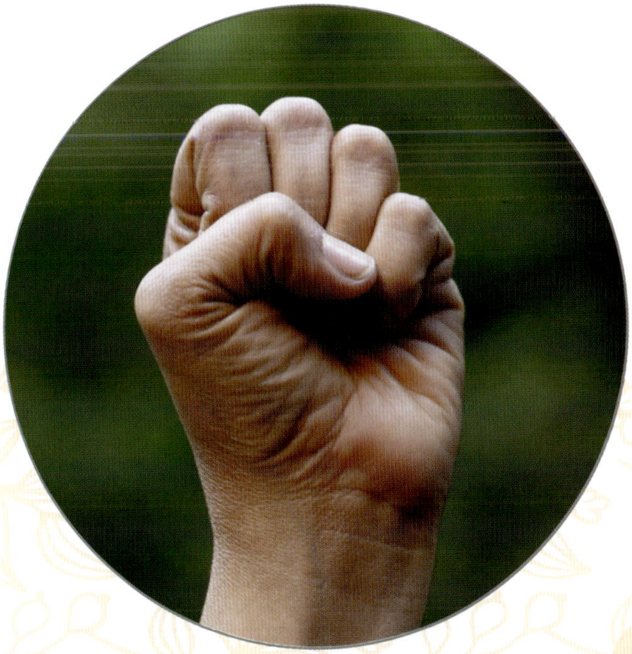

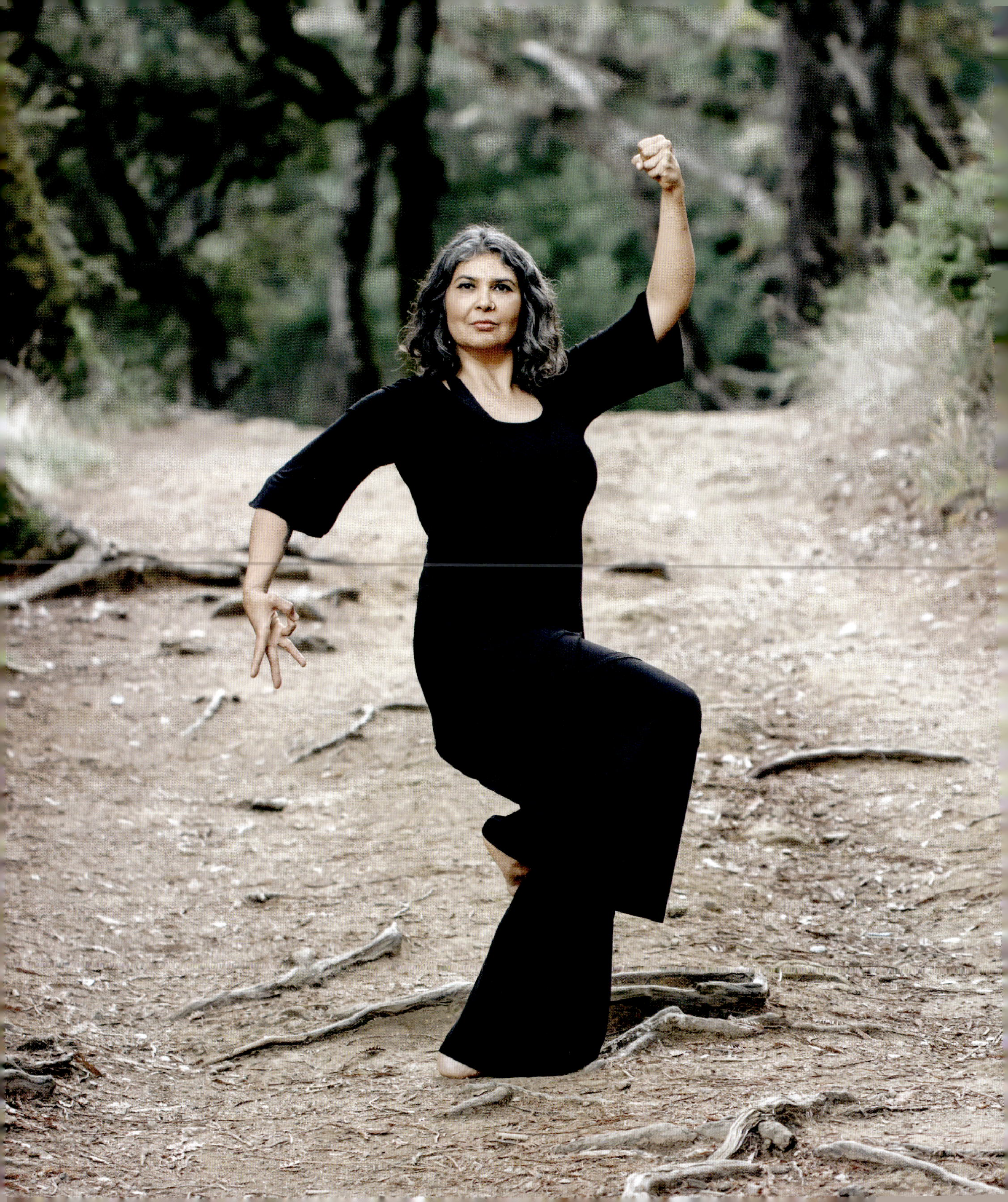

Haltung 7

Durga Bijasana, Bandhani Pada Asana mit *Mushti-* und *Trisula-Mudra*

Mudras

Für die Dreizack-Handgeste verbinden Sie einfach den Daumen mit dem kleinen Finger und spreizen die drei mittleren Finger Ihrer Hand. Der Dreizack ist eine machtvolle Waffe, ein Geschenk an Parvati von Shiva höchstpersönlich. Indem er die Qualitäten der Natur – Perfektion (*sattva guna*) in der Mitte, Trägheit (*tamas guna*) auf der rechten und Bewegung (*rajas guna*) auf der linken Seite – darstellt, repräsentiert der Dreizack das Gleichgewicht, das zu Perfektion führt.

Bei der Mushti-Handhaltung ballen Sie die Hand zur Faust, während Sie Ihre innere Kraft in Ihren Händen sammeln und sie fest im Griff halten.

Asana

In dieser Haltung erzählen wir die spezielle Geschichte von Durga Devi, wie sie in der zweiten Schlacht, beschrieben im Werk *Devi Mahatmyam* des Weisen Markandeya, den Dämon Mahisasura siegreich geschlagen hat. In dieser Stellung sehen wir die Devi, wie sie über die Schulter des stierähnlichen Dämons steigt und ihn mit ihrem Dreizack durchbohrt.

Stehen Sie mit Ihren Füßen parallel. Indem Sie die Knie beugen, bringen Sie den rechten Fußrücken hinter das linke Knie. Gehen Sie weiter in die Knie, beide Knie nach vorne gerichtet. Halten Sie Ihre Hüften gerade, während Sie mit Ihrem Oberkörper eine sanfte Drehung nach rechts vornehmen. Jetzt fügen Sie die Mudras hinzu, bei denen Ihre rechte Hand zum Dreizack wird und Ihre linke den Stab des Dreizacks hält. Durchstechen Sie allen Stolz, Ichbezogenheit und Gier (in Ihnen und um Sie herum).

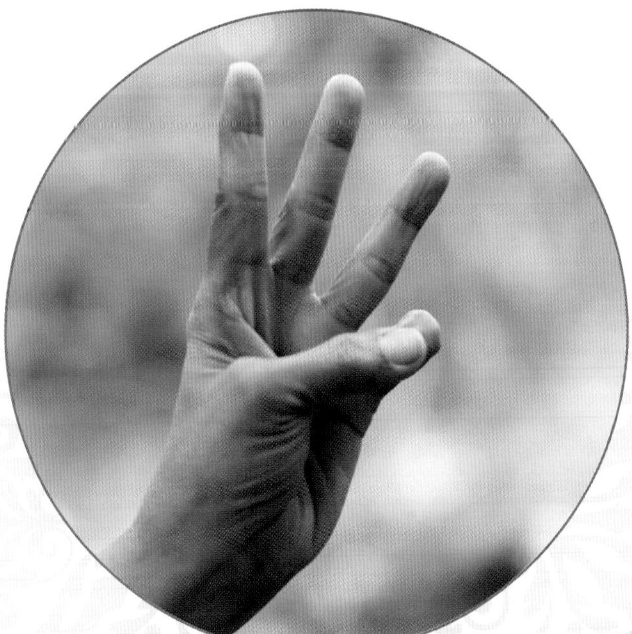

Haltung 8

Svastikasana mit *Svastika-Mudra*

Mudra

Das Svastika-Symbol repräsentiert Glück und bietet die Kraft der Balance. Um diese Mudra zu bilden, bringen Sie Ihre Hände vor Ihrer Brust mit den offenen Handflächen nach außen. Kreuzen Sie Ihre Unterarme. Drücken Sie Ihre Handballen nach außen und bewegen Sie die Hände weg von der Brust, was einen Energiewirbel vor dem Herzen erzeugt.

In dieser Geste repräsentiert die Svastika Stabilität und Gedeihen im Herzen.

Asana

Setzen Sie sich auf den Boden und kreuzen Sie Ihre Beine so, dass die Füße angewinkelt unter Ihren Knien liegen und auf diese Weise die Form der Svastika bilden. Das Svastika-Symbol steht sowohl mit dem ersten Chakra (Wurzekchakra) als auch mit Ganesha in Verbindung, der alle Hindernisse aus dem Weg räumt. Während Sie geerdet in dieser Position sitzen, meditieren Sie über segensreichen Schutz und die Beseitigung spiritueller Blockaden.

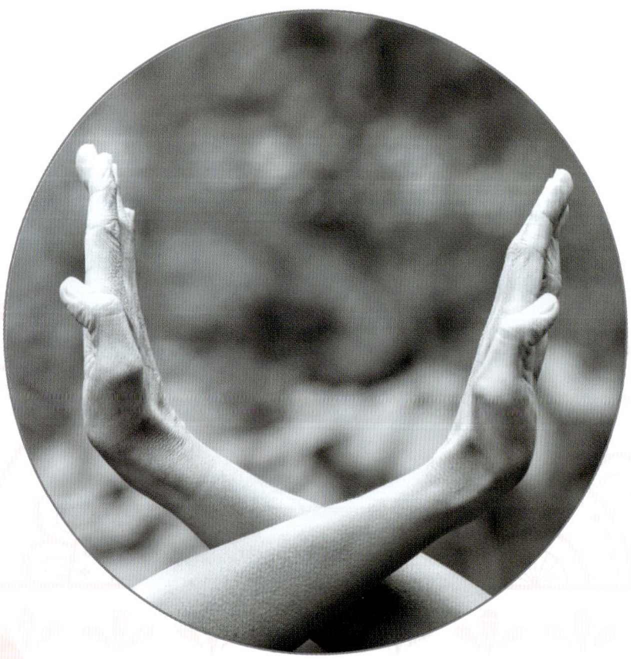

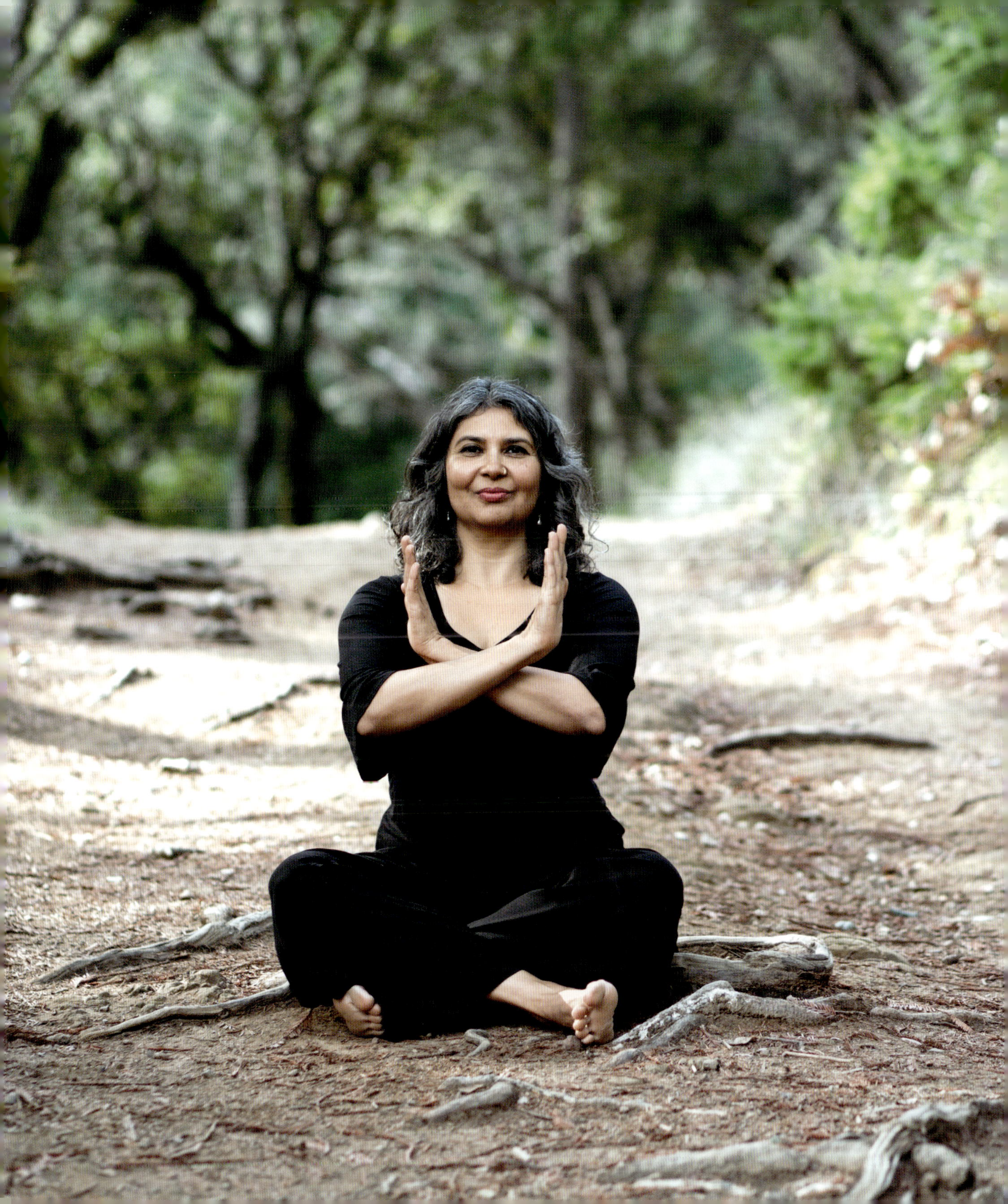

Haltung 9

Dola-Hasta-Mudra und der Devi-Text

Mit der Dola-Hasta-Mudra erwacht das Bewusstsein des Weiblichen. Wenn Sie diese Mudra sehen, werden Sie sich entweder als Devi (eine Göttin) oder als Nata (eine Tänzerin) identifizieren. Richten Sie Ihre Aufmerksamkeit auf Ihre Hände und mit den Handrücken nach oben beugen Sie die Handgelenke und lassen die Finger nach unten fallen. Die Finger sollten eng zusammen sein und die Hände dennoch entspannt und fest.

Devi, oder die Mutter-Göttin

»Ya devi sarva bhuteshu matru rupena sansthita namatasyai namastasyai namastasyai namo namaha.«

»Ich verneige mich wieder und wieder in Ehrfurcht vor der Göttin, die in mir als Mutter gegenwärtig ist.«

Die allmächtige Göttin ist unter vielen Namen bekannt, und indem sie die gesamte manifestierte Schöpfung gebiert, wird sie zur Mutter von allem und lebt in allem, was ist. In uns allen wohnt ihre Kraft, ihre Weisheit, ihre Liebe. Wir alle besitzen in unserer Seele die Kraft, zu transformieren, zu erschaffen und zu erhalten. Alles durchdringend, hält die Mutter-Göttin den Rhythmus des Universums mit dem Schlagen ihres wohlwollenden Herzens im Gleichklang und treibt uns an, in unserem Herzen die Liebe für alle Dinge und alle Wesen zu entdecken. Durch die Verbindung mit dieser Kraft des Weiblichen, oder Shakti, zeigt sie uns, dass Maya ein Weg ist, Zutritt zu ihrem Bereich zu finden und verborgene Fähigkeiten zu entdecken, die für die Heilung und Erweckung angewandt werden können.

Wenn wir uns die Mutter als ein Wesen vorstellen, das drei unterschiedliche Eigenschaften besitzt, gelangen wir zum Konzept von Trimurti:

- Sarasvati Devi: die Energie der Schöpfung
- Lakshmi Devi: die Energie des Erhaltens
- Shakti Devi: die Energie der Transformation

Diese drei Hauptaspekte der Devi sind der Ausgangspunkt, um ihre tausendfältigen Formen und ihre unendliche Güte zu verstehen.

Sarasvatis männliches Gegenstück ist Brahma; bei Lakshmi ist es Vishnu, und bei Shakti ist es Shiva. Es ist sehr wichtig, die jeweiligen Paare bei Ihrer Verehrung gemeinsam zu berücksichtigen.

Sarasvati und Brahma sind miteinander verbunden. Die beiden Gottheiten werden jedoch getrennt verehrt. Andere Namen für Sarasvati sind Savitri, was so viel bedeutet wie »Strahlen des Lichts«; Vag Devi, oder die Göttin der Sprache; Svaratmika, oder die Göttin, die als Klang existiert; Sarada, oder die Göttin des Herbstes; und Brahmi, was so viel bedeutet wie »die Macht von Brahma«.

»Möge Sarasvati Devi auf einer Lotusblüte in der Tiefe meines Herzens verweilen und mich mit ihren reinen Quellwassern inspirieren. Möge sie in einer Lotusblüte auf der Spitze meines Kopfes sitzen und meinen Geist mit ihren wasserfallartigen Segnungen läutern. Möge sie in ihrer Lotusblüte auf der Spitze meiner Zunge sitzen und meine Worte mit ihren weisen Flusswassern veredeln.«

Lakshmi und Vishnu werden hauptsächlich als Sri Radha und Krishna verehrt, die in dieser Welt erschienen sind, um die ekstatische Liebe und Hingabe zu enthüllen, die sie füreinander empfinden. Sita und Rama andererseits sind in dieser Welt erschienen, um das Dharma zu erneuern und ihre Bereitschaft zu Liebe und Hingabe zu zeigen.

> *»Möge Lakshmi Devis Segen sich in reichem Maße über alle Wesen verteilen und unserer irdischen Liebe die Qualität ekstatisch andächtiger Liebe verleihen und unseren Geist auf die Ebene der Transzendenz heben.«*

Shakti und Shiva ergänzen sich und werden sowohl getrennt als auch gemeinsam in ihrem kosmischen Tanz der Schöpfung und Befreiung verehrt. Shiva ist in dieser manifestierten Wirklichkeit ohne seine Shakti ein *shava,* ein lebloser Körper, und gleichzeitig durchdringt er die gesamte kosmische Schöpfung. Shakti als Gefährtin von Shiva wird Sati genannt, die Göttin der reinen Wahrheit, Parvati als Mutter von Ganesha, Skanda und die Tochter des Berges; sie ist Durga als Bollwerk und schützende Macht; und sie ist Kali als die Urkraft und Herrscherin über die Zeit.

Shiva in seinen vielen Formen wird Mahadeva genannt, der große Gott; Rudra, der Furchtbare; Nataraja, der kosmische Tänzer; Shambu, der Glückverleihende; und Pinakin, jemand, der einen Bogen in der Hand hält.

Als Yogini fühle ich die Macht und die Segnungen dieses göttlichen Paares vor allem bei meinen täglichen Übungen. Indem sie die Energie der Transformation hervorbringen, enthalten diese beiden Archetypen – oder Gottheiten – viel Symbolik, heilige Weisheit und Lehren und bieten ihren Anhängern spirituelle Nahrung und Schutz.

> *»Möge die Mutter des Universums, Jagadambe, Sie mit ihrer Macht der Schöpfung segnen, um die Lebenskraft zu stärken und die Liebe zu erwecken. Möge der große Gott, Mahadeva, Sie mit der Fähigkeit zu unterscheiden segnen, um die Ignoranz zu zerstören und die Weisheit zu erwecken.«*

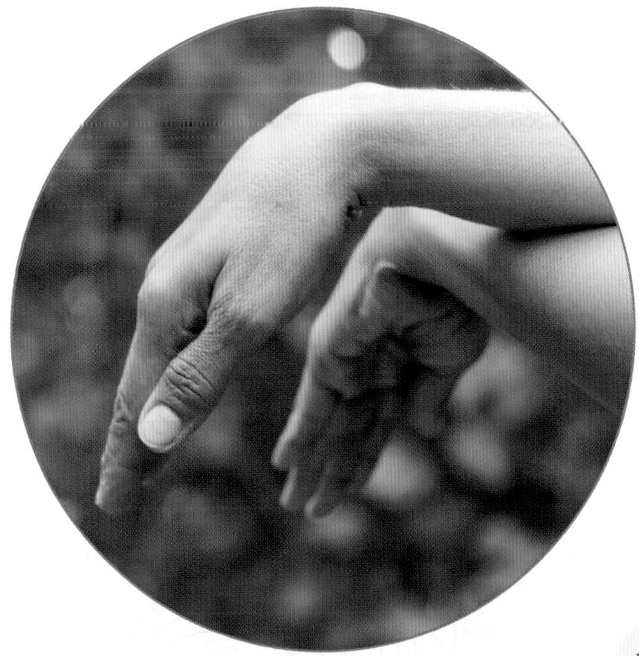

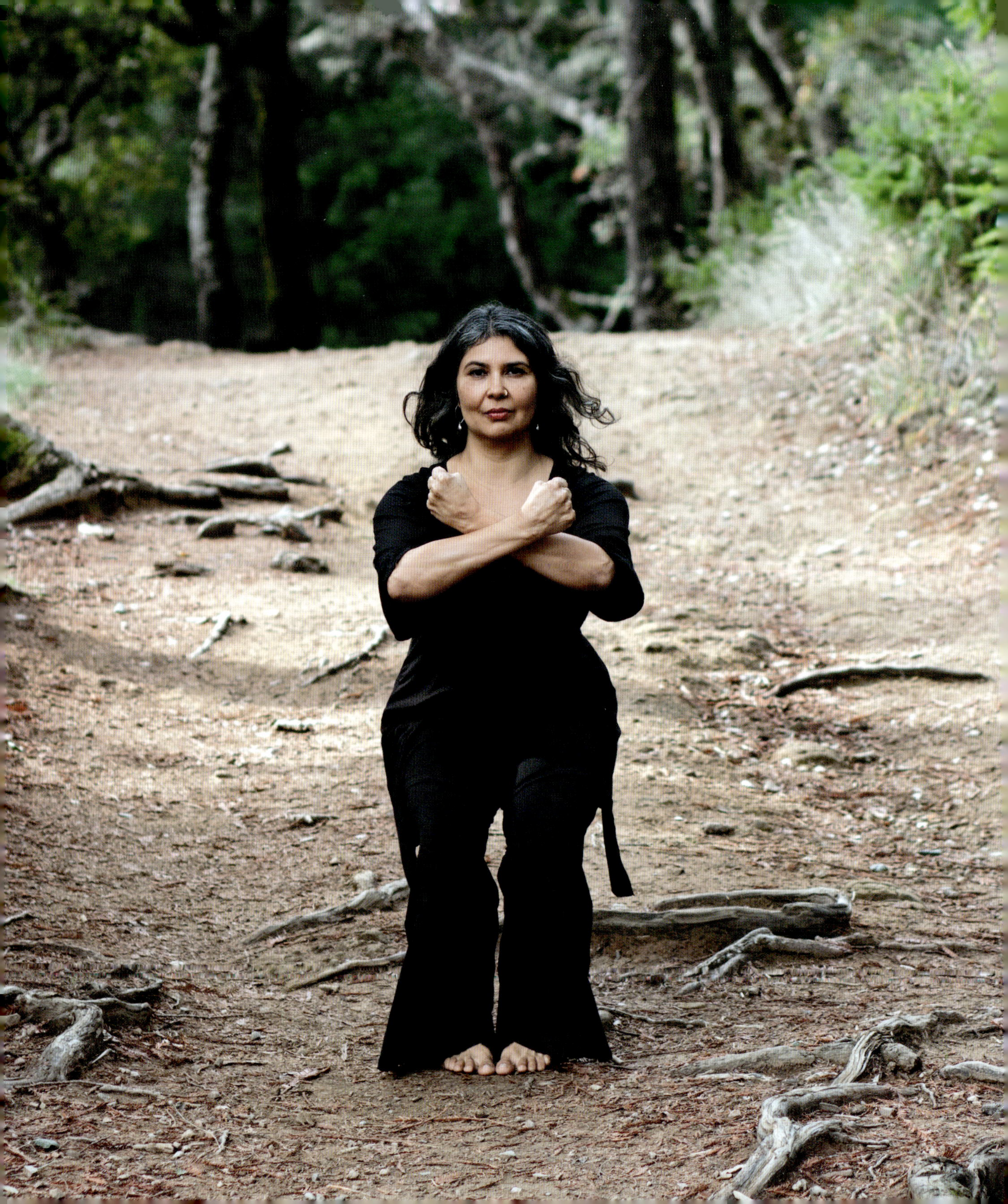

Haltung 10

Utkatasana mit *Mushti-Kavaca-Mudra*

Mudra

Mushti bedeutet »Stärke, Kraft«, und *kavaca* »Schutzschild«. Atmen Sie von Ihrem Unterleib hoch zu Ihren Lungen, während Sie Ihre Hände zu einer Faust ballen und die Willenskraft aus Ihrem Nabelbereich in den Bereich Ihres Herzens bringen. Kreuzen Sie Ihre Unterarme vor der Brust und formen Sie damit eine Handhaltung, die einem Schutzschild ähnelt; und fest entschlossen, zu schützen und geschützt zu werden, öffnen Sie Ihre Augen, um klar zu sehen, wer oder was Hilfe benötigt.

Asana

Bringen Sie Ihre Füße zusammen, und während Sie durch das Beugen Ihrer Knie eine Sitzhaltung einnehmen, bringen Sie Ihre Knie in eine gerade Linie zu der Mitte Ihrer Füße. Spüren Sie die Seiten Ihres Körpers und bewegen Sie Ihren Oberkörper leicht nach vorne, um den Unterkörper zu spüren. Setzen Sie sich tiefer und fühlen Sie diese intensive Haltung in Ihren Oberschenkeln arbeiten.

Utkatasana wird Stuhlhaltung, aber auch »die kämpferische Haltung« genannt. Indem Sie Kraft und Entschlossenheit wecken, bleiben Sie fest in Ihrem Körper verankert, während Sie diese Position halten. Bilden Sie mit Ihren Händen das Mushti-Schutzschild vor Ihrem Herzen und stellen Sie sich vor, von einem Kraftfeld wilder Liebe umgeben zu sein.

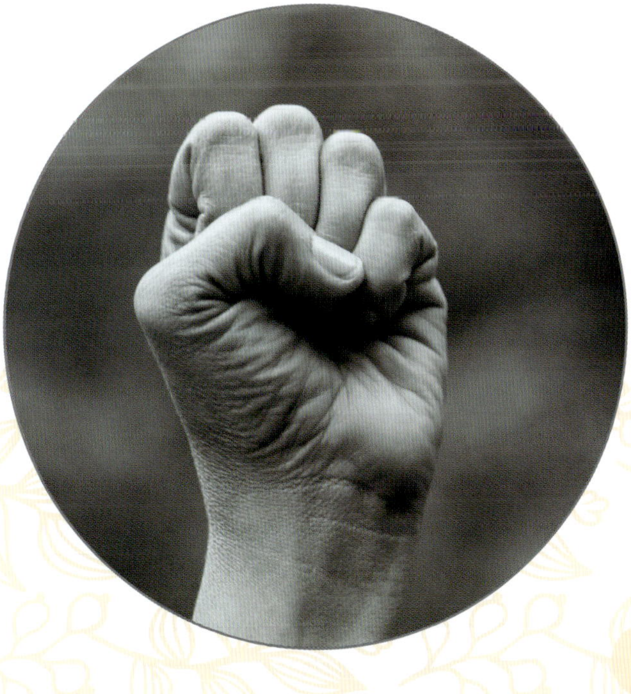

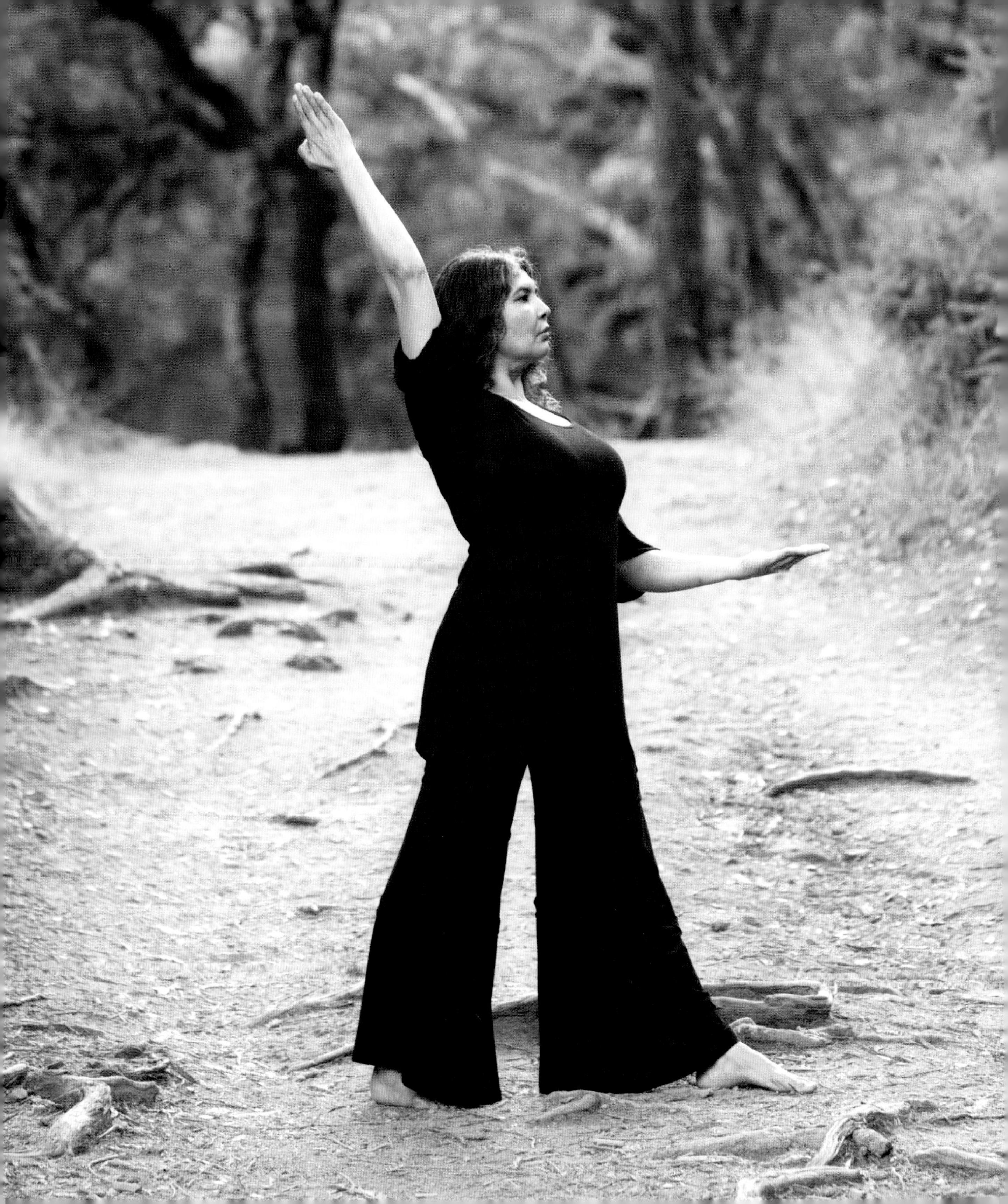

Haltung 11

Kali Bijasana, Rekha Pada mit *Pataka-Mudra*

»OM klim kalikayei namaha«

»Möge ich deinem mitfühlenden Schutz näherkommen, von deinen Händen der Läuterung gehalten, und die Fähigkeit erlangen, jenseits des Schleiers in das Ewige zu schauen.«

Mudra

In dieser Kombination zeigt die Pataka-Mudra über dem Kopf Kalis Schwert, und die Pataka-Mudra in Höhe der Hüfte symbolisiert Kalis Schüssel, gefüllt mit Blut. Die innere Einstellung bei dieser Mudra ist die von Sieg und Macht. Kali Ma bringt der Welt ihre starke Medizin der Rechtschaffenheit und Gerechtigkeit. Sie ist die grimmige Mutter, die dem Bösen nicht erlaubt, den Sieg davonzutragen.

Asana

In dieser Odissi-Stellung beginnen Sie mit den Füßen parallel auf dem Boden leicht auseinandergestellt. Treten Sie mit Ihrem rechten Fuß etwa einen halben Meter zurück und halten Sie dabei Ihre Hüften nach vorne gerichtet. Verteilen Sie Ihr Körpergewicht zwischen beiden Seiten und stehen Sie aufrecht und mit Stolz, indem Sie das Herzzentrum und das Kinn leicht nach oben heben. Das Gefühl, Furchtlosigkeit zu verkörpern, ist die Essenz dieser Haltung. Indem Sie aufrecht und unerschütterlich stehen, die Füße fest auf dem Boden, machen Sie sich bereit, wenn nötig Ihr Schwert der Gerechtigkeit zu benutzen.

Dies ist die Pose von Kali, wie sie auf dem Kopf von Shiva steht. In der Geschichte, die besagt, dass Kali dem Dritten Auge von Mutter Durga entsprungen ist, um den Dämon Raktabija zu zerstören, beginnt sie umgehend ihr unaufhaltsames Töten. Der einzige Weg, sie zurückzuhalten, ergab sich zufällig, als sie merkte, dass sie auf ihrem geliebten Shiva stand. Just in dem Moment, als sie den vernichtenden Schlag ausführen wollte, erstarrte sie und streckte vor lauter Überraschung ihre Zunge heraus.

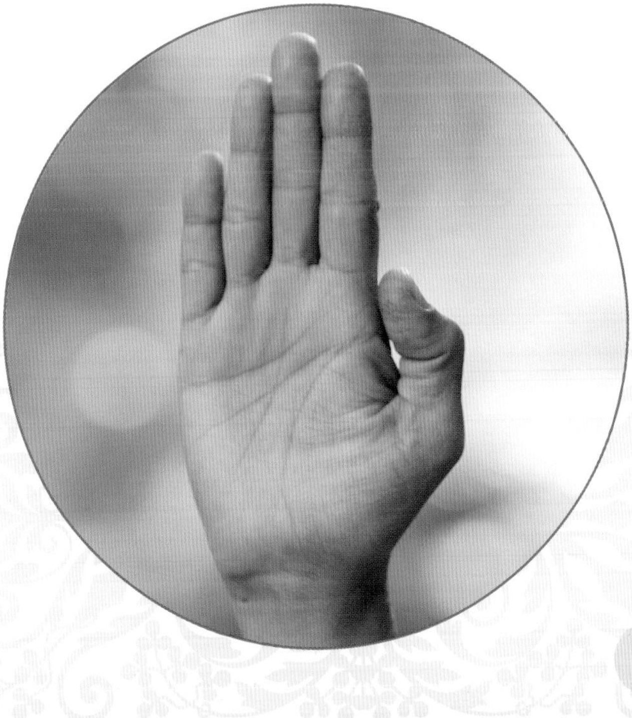

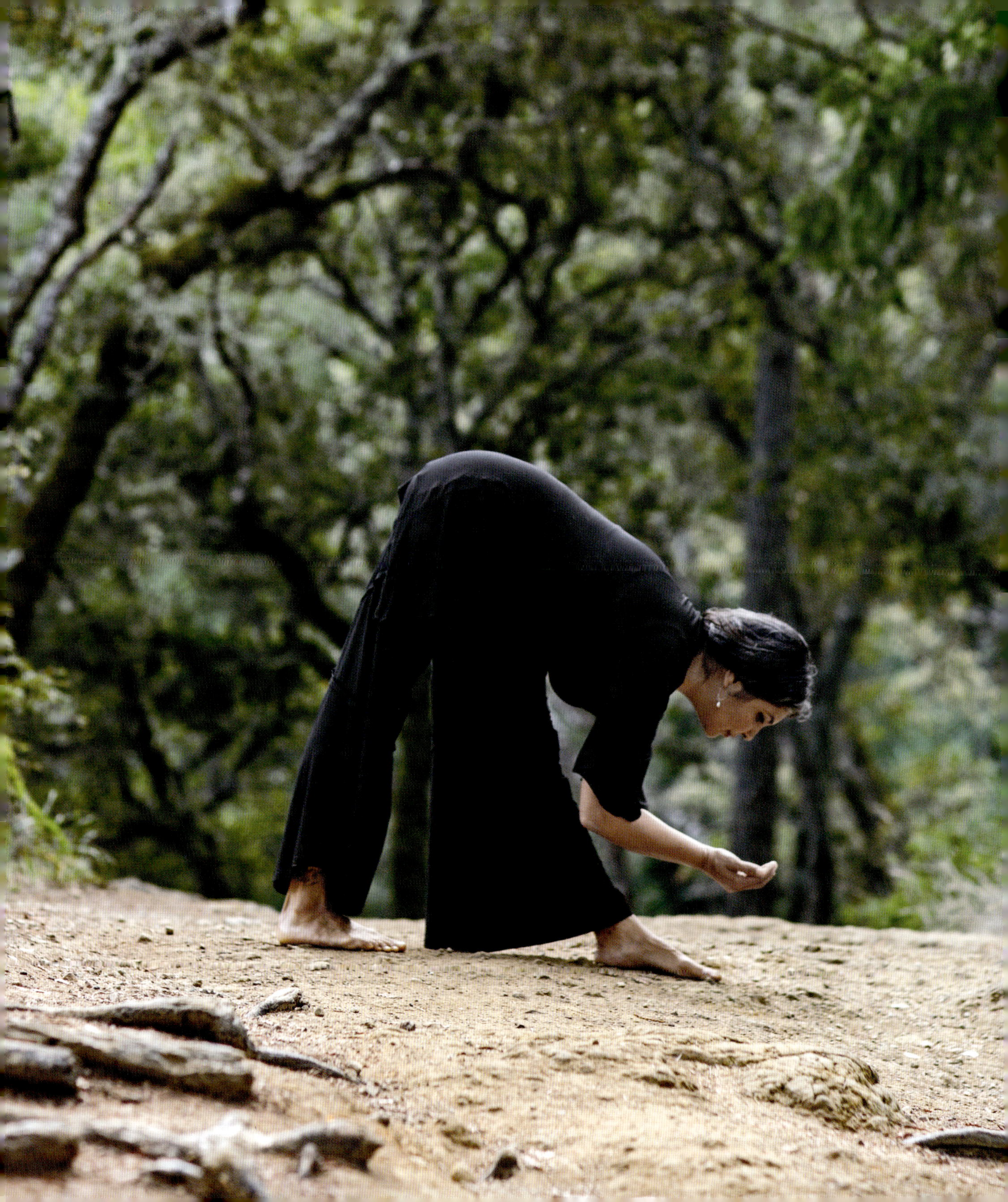

Haltung 12

Uttana Rekha Pada mit *Pushpaputa-Mudra*

Mudra

Die Pushpaputa-Handstellung repräsentiert eine Opfergabe, die zu Füßen von Mutter Kali dargebracht wird. Bringen Sie Ihre Hände in der Gebetshaltung zusammen und öffnen Sie Ihre Handflächen, wobei die Handkanten zusammenbleiben und die Finger leicht gekrümmt die Form einer Opferschale annehmen. Besinnen Sie sich auf die Schattenseiten Ihres Wesens, die Sie Kali darbringen wollen in dem Wissen, dass ihre Energie der Zerstörung Raum schafft für das Neue, und tun Sie es aus ganzem Herzen. Diese Mutter der Gnade ist fähig, mit den negativsten Mächten umzugehen. Aus Güte verbrennt sie diese Mächte in der Dunkelheit ihres Wesens, um Licht in die Welt zurückzubringen.

Asana

Beginnen Sie, indem Sie sich gerade hinstellen, die Füße parallel auf dem Boden, und mit Ihren Händen die Pushpaputa-Mudra formen. Beugen Sie die Knie und lehnen Sie sich nach vorne, um mit Ihrem rechten Fuß circa einen halben Meter zurückzutreten und ihn dabei in einer Linie mit der rechten Hüfte zu halten. Richten Sie die rechte äußere Ferse auf den kleinen Zeh aus und bücken Sie sich aus den Hüften heraus leicht nach vorne. Wenn es sich richtig anfühlt, strecken Sie das linke Bein, und sobald Sie die Balance gefunden haben, schauen Sie auf Ihre Hände und heben Ihr Kinn leicht an. Nehmen Sie sich Zeit, Ihr persönliches Opfer darzubringen, und kommunizieren Sie mit Mutter Kali. Wenn Sie so weit sind, beugen Sie Ihr vorderes Knie und richten sich auf.

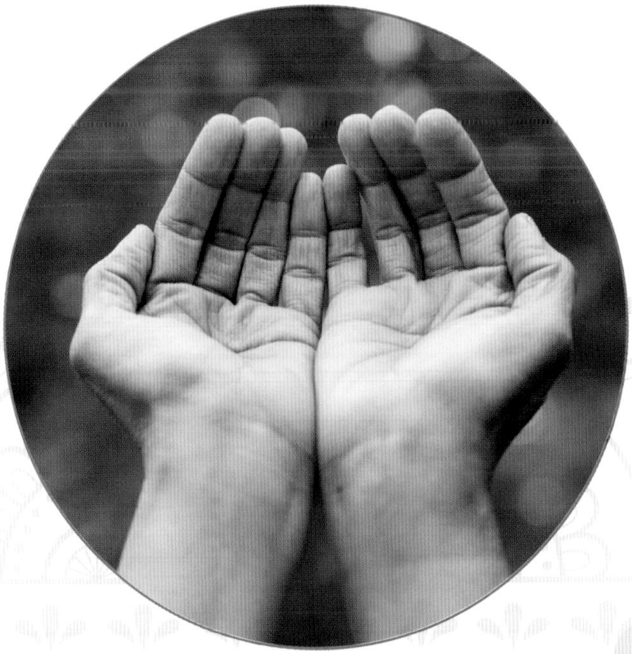

Haltung 13

Utkata Konasana mit den Händen in *Trikona-Mudra*

Mudra

Die Triangel-Mudra, oder Trikona, kann entweder so gehalten werden, dass die Basis des Dreiecks nach oben zeigt, als ein auf den Kopf gestelltes Dreieck, oder umgekehrt mit der Spitze nach unten. Der Unterschied bei der Symbolik besteht darin, dass das auf den Kopf gestellte Dreieck das Weibliche und das umgekehrte das Männliche repräsentiert.

Bei dieser Kombination werden wir das Dreieck mit der Spitze nach unten halten. Wir visualisieren dabei die Mudra in roter Farbe und erschaffen so das Symbol des Feuerelementes im Bereich des Unterleibs. Verbinden Sie die Spitzen der Daumen und Zeigefinger, während Sie die anderen Finger aneinander und die Handflächen flach halten. So bilden Sie mit Ihren Händen die Form eines gleichschenkligen Dreiecks.

Asana

Stehen Sie aufrecht und stellen Sie Ihre Füße ungefähr einen halben Meter auseinander. Drehen Sie Ihre Zehen nach außen, und während Sie Ihre Knie beugen, halten Sie Ihren Rücken gerade. Finden Sie eine Verbindung mit der Mittellinie entlang Ihrer Wirbelsäule und drücken Sie das Steißbein Richtung Erde, während Sie Ihren Scheitel gen Himmel richten. Entspannen Sie Ihre Schultern und führen Sie Ihre Hände in der Trikona-Mudra vor Ihren Nabelbereich. Rufen Sie die Macht der Erde und des Feuers an. Indem Sie Ihre Füße fest auf die Erde stellen, erwecken Sie das innere Feuer in Ihrem Bauch und in Ihrem Stirnchakra, dem Dritten Auge. Führen Sie sich eines Ihrer Ziele vor Augen und visualisieren Sie, dass Sie stark und fähig dazu sind, dieses Ziel dank Ihrer unerschütterlichen Hingabe zu erreichen.

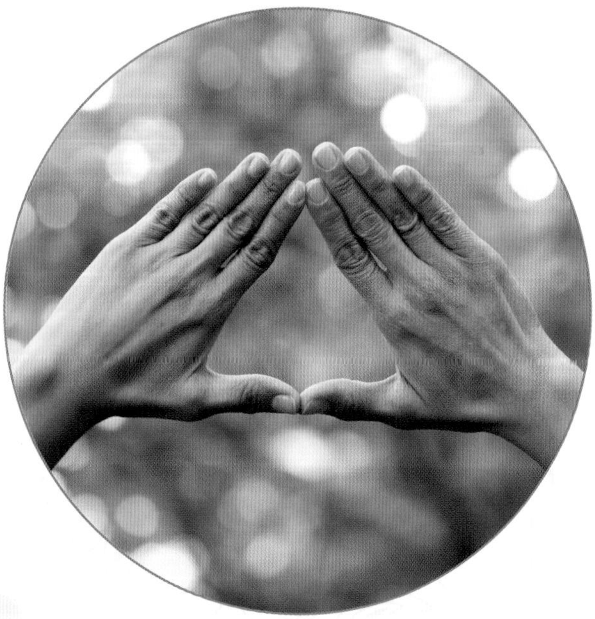

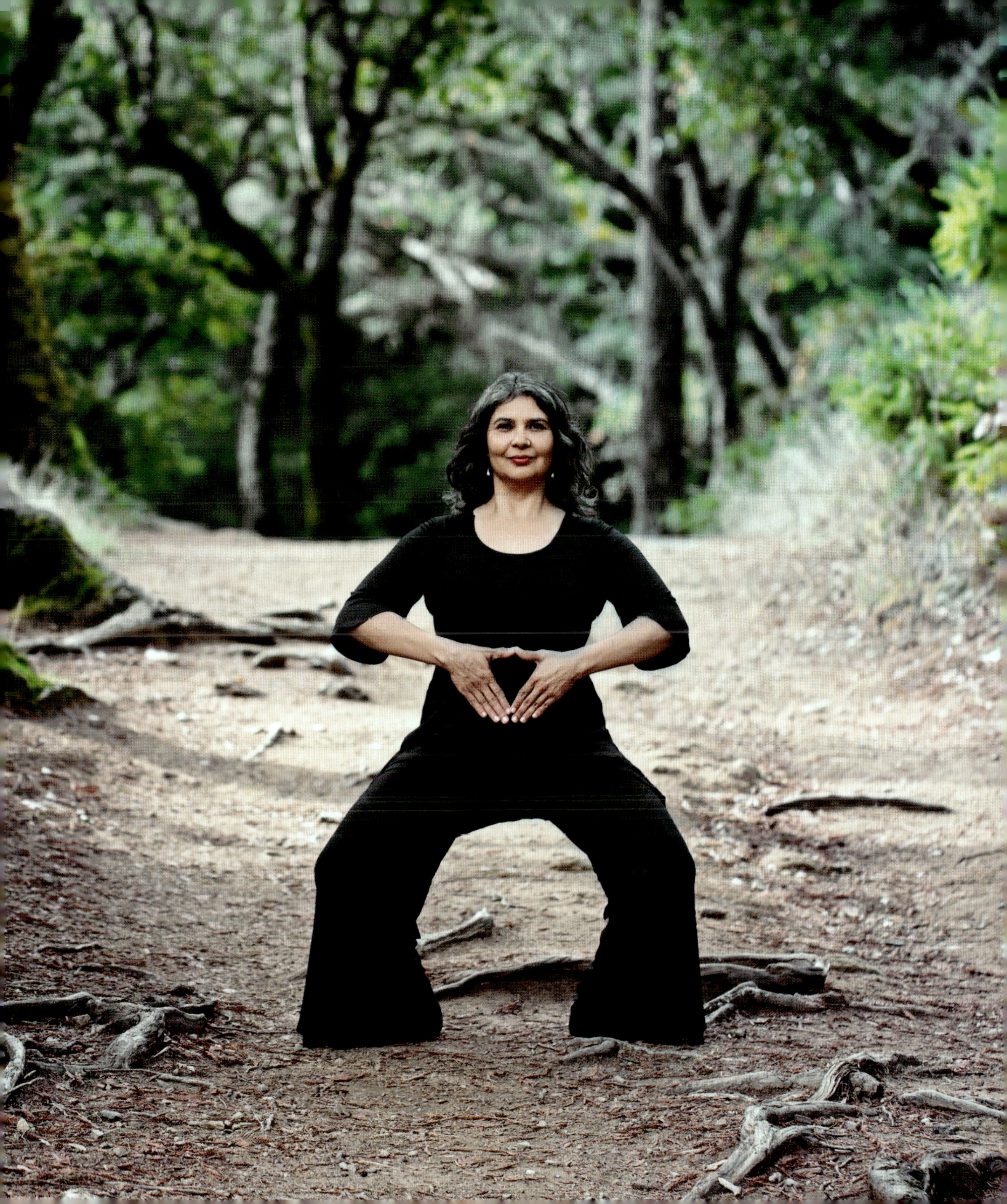

Haltung 14

Virabhadrasana I mit *Shanka-Mudra*

Mudra

Das Blasen der Muschel kündigt einen Neuanfang und Sieg an. Die Muschel ist eines der Attribute von Durga, die sie als Abwehrwaffe benutzt. Der Klang des Muschelhorns wird alles zerstören, was noch nicht Teil der manifestierten Welt ist. Es wird die niederen Schwingungen unreiner Gedanken zerstören.

Öffnen Sie Ihre linke Handfläche und strecken Sie Ihren linken Daumen aus, wobei die vier Finger Ihrer rechten Hand den linken Daumen umfassen. Berühren Sie mit dem rechten Daumen den linken Zeigefinger, während Sie die Seite des linken Zeigefingers auf die zweiten Glieder der vier Finger der rechten Hand legen. Nun legen Sie die restlichen vier Finger der linken Hand auf den rechten Handrücken, bis der linke kleine Finger die Knöchel der rechten Hand berührt.

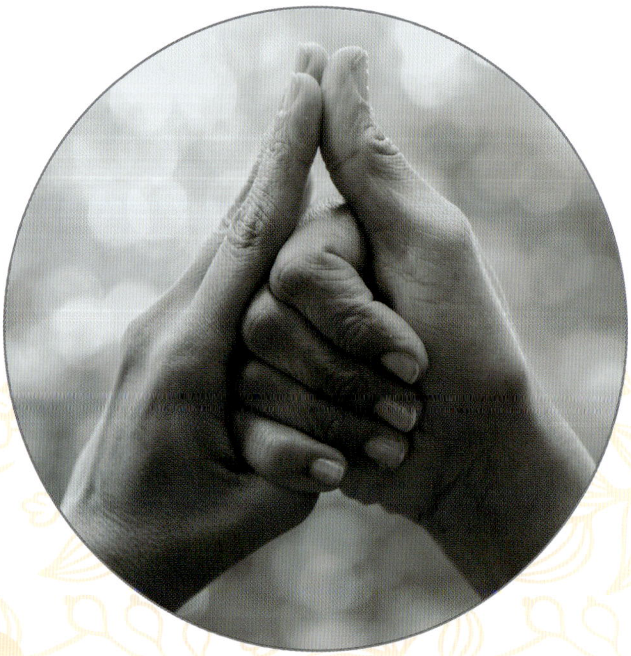

Asana

In dieser Stellung erzählen wir die Geschichte von Durga, wie sie ihre Waffe *shanka*, das Muschelhorn, benutzt, um das Böse auszumerzen, das ihre Welt durchdringt. In der Kriegerstellung 1 (Virabhadrasana) beginnen Sie mit Ihren Füßen nebeneinander und indem Sie mit Ihren Händen die Muschel formen. Treten Sie mit dem linken Fuß einen halben Meter zurück und bringen die Fersen beider Füße in eine Linie. Der vordere Fuß bleibt in seiner Position, während der hintere Fuß sich in einem 45-Grad-Winkel dreht und die Außenseite des linken Fußes auf den Boden drückt. Drehen Sie Ihren Oberkörper soweit es Ihnen möglich ist in Richtung Ihres rechten Beins. Strecken Sie die rechte Körperseite, während Sie Ihre Hände in der *Shanka-Mudra* zu Ihrem Mund führen, Ihre Schultern nach unten gerichtet halten und dabei Ihre Ellbogen von der Mittellinie weg nach außen spreizen.

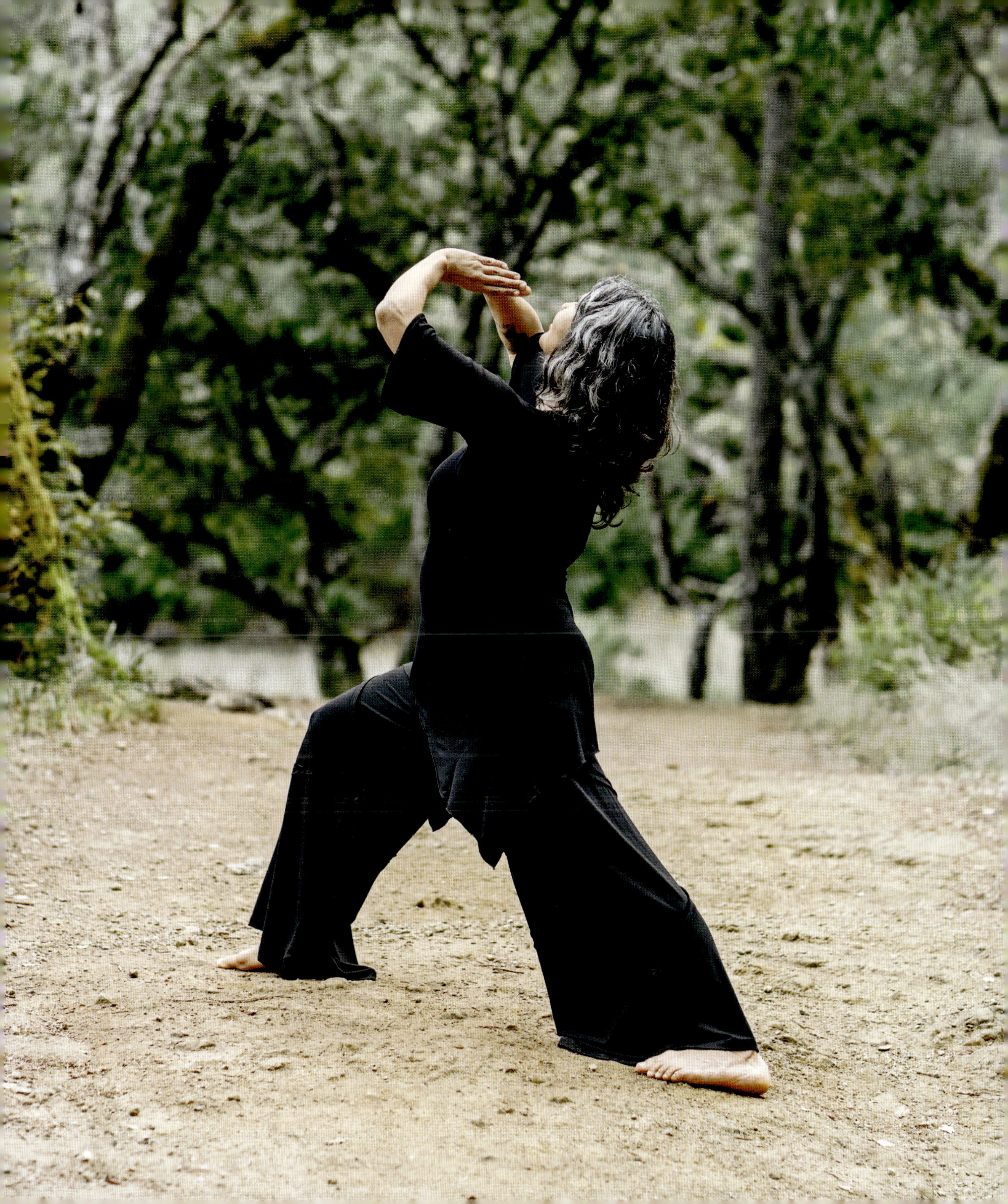

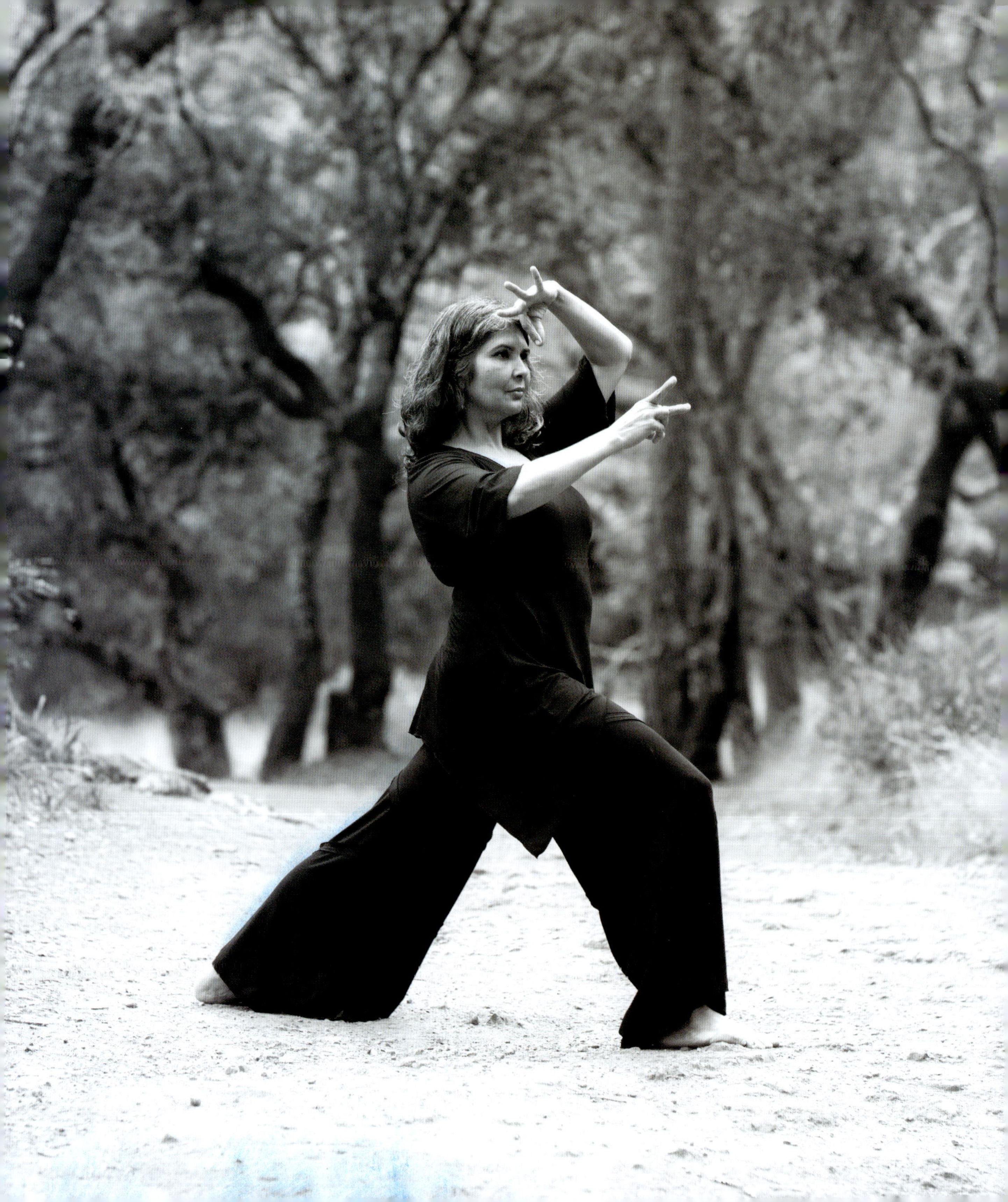

Haltung 15

Virabhadrasana I mit einer Hand in *Hamsasya-Mudra* und einer Hand in *Kartarimukha-Mudra*

Mudras

Bei der Hamsasya-Mudra berühren Sie mit dem linken Daumen den linken Zeigefinger und spreizen die anderen Finger. Legen Sie die linke Hand zwischen Ihre Augenbrauen; mit dem Zeigefinger und Daumen nach unten zeigend, bilden Sie die Form eines Auges, während die anderen Finger sich wie Augenwimpern auffächern.

Um die Kartarimukha-Mudra zu bilden, beginnen Sie mit dem Friedenszeichen, indem Sie den rechten Zeige- und Mittelfinger in die Höhe strecken und den Daumen mit dem Ringfinger und kleinen Finger verbinden. Während Sie Ihre rechte Hand von Ihrem Dritten Auge (*hamsasya*) weg nach vorne strecken, bilden Sie mit ihr die Kartarimukha-Mudra – vergleichbar mit dem Öffnen einer Schere, die zeigt, wie das Feuer des Dritten Auges herausschießt.

Asana

Beginnen Sie in der Kriegerstellung I, bei der das vordere rechte Knie auf den rechten Fuß und den nach vorne zeigenden Oberkörper deutet, während das hintere Bein festbleibt und der linke innere Oberschenkel sich nach hinten und oben bewegt. Sie können Atem und Bewegung kombinieren, indem Sie beim Einatmen das rechte Bein strecken und die Karatarimukha-Hand näher zu der Hamsasya-Hand bringen. Beim Ausatmen beugen Sie das vordere Bein und führen Ihre Feuerflamme vom Dritten Auge nach vorne und reinigen alles, was gereinigt werden muss, um den vor Ihnen liegenden Weg frei zu machen, während Sie über die Unterstützung meditieren, die Ihnen die göttlichen Mutter durch ihren klaren Blick gewährt.

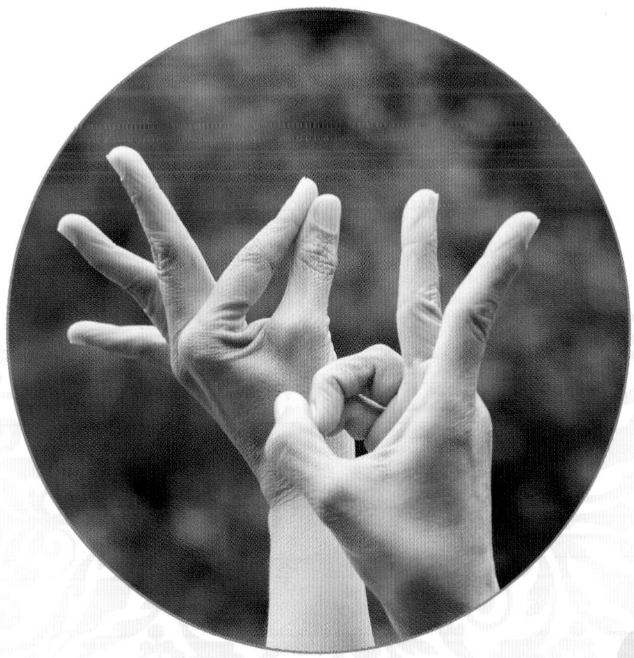

Haltung 16

Patadgraha-Mudra (Bettelschalen-Handgeste)

Normalerweise wende ich diese Mudra an, um für göttlichen Beistand in Form von Einsicht und Führung zu bitten. Hier habe ich diese Handgeste gewählt, um Annapurna Devi anzurufen, die – in ihrer segensreichen Rolle als Ernährerin aller Wesen – niemanden bevorzugt oder ablehnt. Ihre Nahrung wächst in ihrem irdischen Schoß, damit alle Lebewesen ihre reiche Fülle genießen können. Die Legende sagt, dass sogar Shiva, der Herr des Universums, dessen Geliebte Parvati selbst ist, mit seiner Bettelschale an Mutter Parvati in Gestalt von Annapurna herantritt mit dem Wunsch nach materieller und spiritueller Nahrung. *Anna* bedeutet »Nahrung« oder »Ernährung/Versorgung«, und *purna* »Fülle«. Annapurna ist daher einer der Aspekte der göttlichen Mutter, die uns bewusst macht, unseren physischen Körper (*anna-maya-kosha*) zu nähren und zu ehren.

Ganesha wird nur dann wirklich satt und zufrieden, wenn die Nahrung von seiner Mutter, Parvati (Annapurna), stammt. Ihre Gaben nähren Körper, Herz und Seele. Es gibt eine liebenswerte Geschichte, in der Ganesha von Kubera, dem Gott allen Reichtums, zu einem Mittagessen eingeladen wird, bei dem er Ganesha mit seinem Reichtum beeindrucken will. Ganesha beginnt, die ausgefallensten Leckereien aus Kuberas Küche zu probieren, doch er lässt vernehmen, dass er einfach nicht satt wird. Die Zeit vergeht und Kubera hat nichts Weiteres mehr anzubieten, also macht Ganesha sich daran, sämtliches Silberbesteck zu essen, die Teller, die Tische, und gerade als Ganesha dabei ist, den ganzen Palast zu konsumieren, ruft Kubera Ganeshas Mutter Parvati herbei und bittet sie, Ganesha irgendetwas anzubieten, was sie mit eigener Hand zubereitet hat. Eine einfache Schüssel Haferbrei wird gebracht, und nachdem Ganesha die Nahrung seiner Mutter gegessen hat, lässt er einen tiefen Seufzer wohliger Sättigung hören und verlässt zufrieden Kuberas Haus.

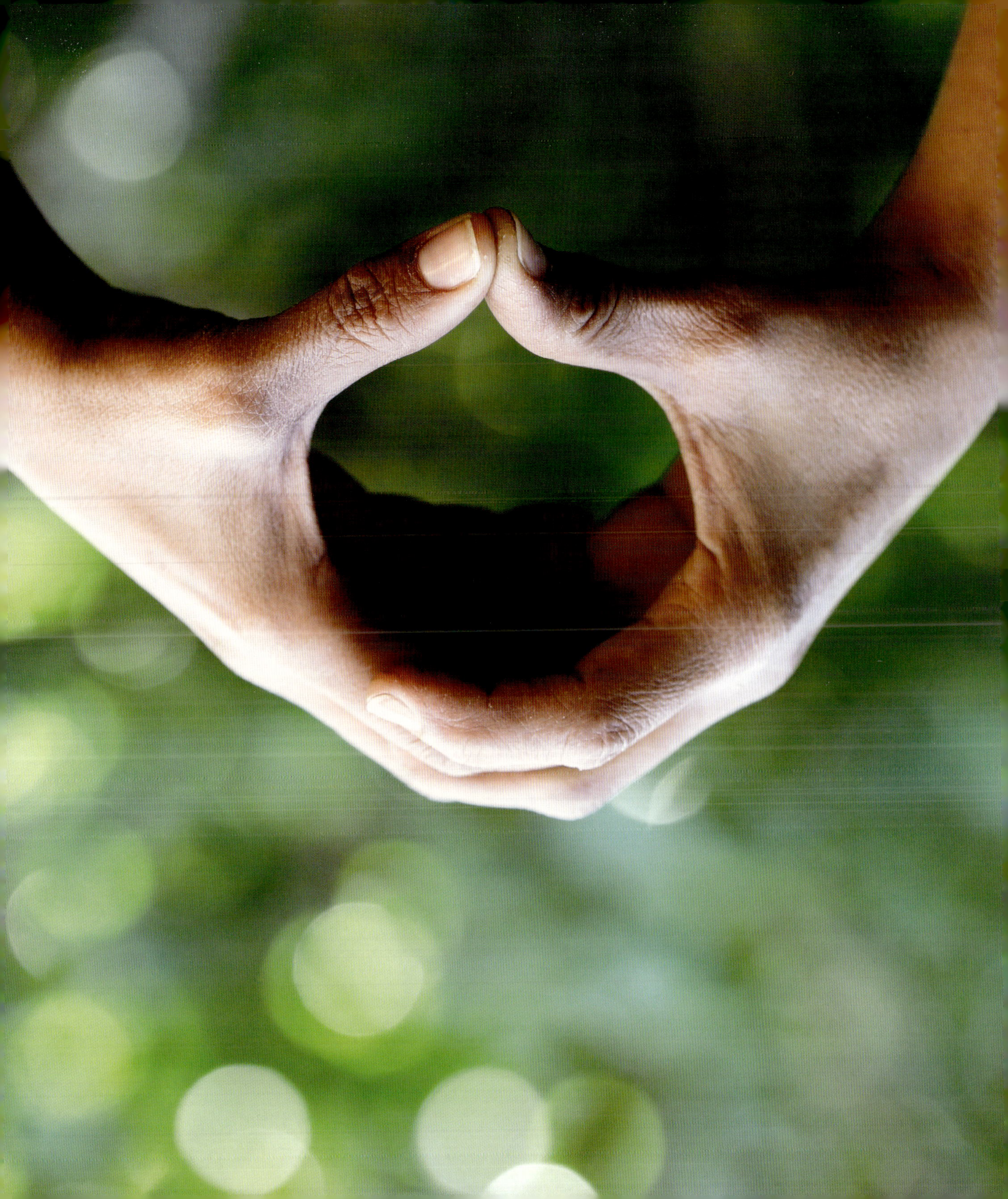

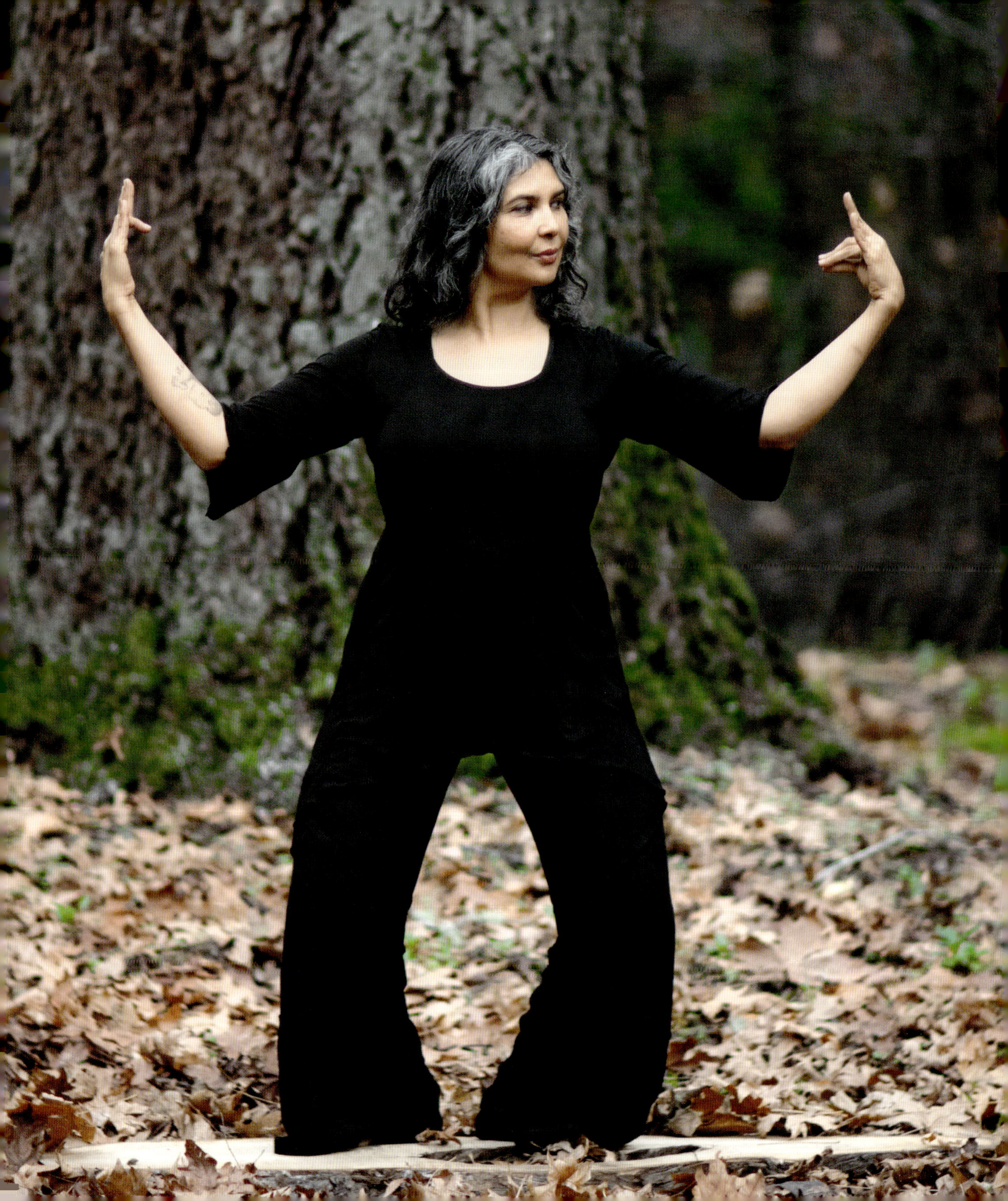

Haltung 17

Shiva Bijasana, Biparitamukha Pada mit der rechten Hand in *Mrigashirsha-Mudra* und der linken Hand in *Tripataka-Mudra*

Mudras

Mrigashirsha-Mudra symbolisiert den Kopf eines Rehs. Verbinden Sie den Daumen mit dem Mittel- und Ringfinger und strecken Sie den Zeigefinger und kleinen Finger dabei nach oben. Dies ist eine ausgesprochen poetische Mudra; hier wird sie für Shiva benutzt, um ihn als Pashupati zu beschreiben, oder den Beschützer der Tiere.

Tripataka-Mudra wird mit vielen männlichen Gottheiten verbunden, und in manchen Fällen beschreibt diese Mudra eine Krone, wobei sie ebenso einen Pfeil oder einen Blitzschlag signalisieren kann.

Ausgehend von der flachen Handfläche (Pataka) krümmen Sie das erste Glied Ihres Ringfingers.

Asana

Mit den Füßen zusammen oder leicht gespreizt, weisen Sie mit Ihren Zehen und Knien nach außen, beugen Sie die Knie und bringen Sie sie in eine gerade Linie mit dem dritten Zeh. Gehen Sie so tief in die Knie, wie es Ihnen möglich ist, oder wie es sich für Sie angenehm anfühlt, und verharren Sie in dieser Stellung. Verbinden Sie sich mit der Mittelachse Ihres Körpers, nehmen Sie sich einen Moment Zeit und drehen Sie dann Ihren Kopf erst nach rechts und dann nach links.

Eine Legende aus Nepal besagt, dass Shiva als Pashupati Nath, der Herr der Tiere, einst als Reh an den Ufern des Flusses Bagmati lebte, wo später ein Tempel zu seinen Ehren errichtet wurde. Shiva ist weithin bekannt dafür, der Freund aller Lebewesen zu sein, Beschützer der Unterdrückten, Wohltäter verlorener Seelen, Nachtwächter über unsere Träume und Herrscher über die Zeit.

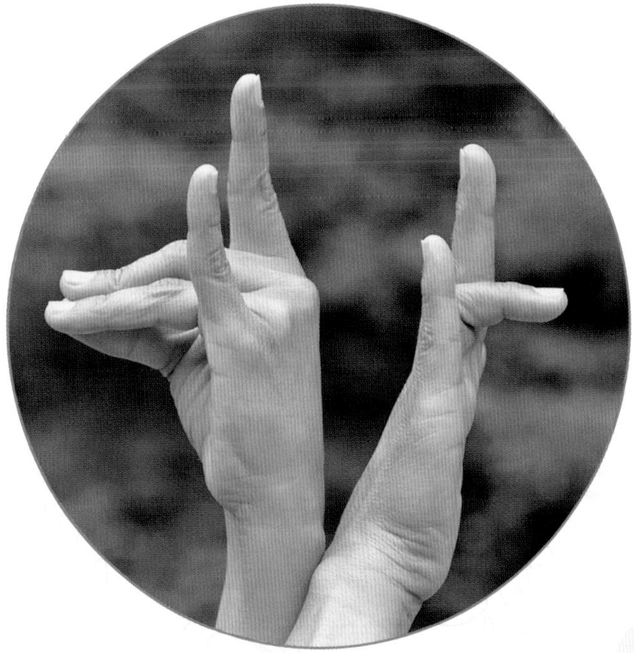

Haltung 18

Shiva Nataraja Bijasana, Kunchita Pada mit der rechten Hand in *Abhaya-Mudra* und der linken Hand in *Dola-Hasta-Mudra*

Mudras

Abhaya-Mudra, mit der rechten Handfläche nach vorne weisend und gerade ausgestreckten Fingern, Schutz bietend.

Dola-Mudra, mit dem Rücken der linken Hand nach unten weisend, die Finger nach unten ausgestreckt, Zuflucht bietend.

Asana

In dieser Odissi-Pose üben Sie Ihre Balance und Verbundenheit mit der Erde, während Sie Shivas Haltung des Tandava-Tanzes verkörpern, bei der er tanzend seinen Anhängern Schutz und Zuflucht bietet.

Beginnen Sie mit geschlossenen Füßen und drehen Sie die Füße dann leicht nach außen. Durch das Beugen der Knie aktivieren Sie Ihre Beine und finden Ihre Balance, indem Sie sich auf die Mittellinie des Körpers fokussieren und den Rücken entsprechend angleichen. Jetzt verlagern Sie das Gewicht auf die Sohle des rechten Fußes, während Sie die Ballen der linken Zehen vor das Fußgewölbe des rechten Fußes platzieren. Halten Sie die Knie gebeugt und nach außen zeigend. Nehmen Sie die Mudras hinzu und bringen Sie die Hände hinüber auf die rechte Seite des Körpers. In tiefer Verbundenheit verkörpern Sie Shivas Macht und seine Botschaft: »Fürchte dich nicht, du bist sicher unter meinem Schutz.«

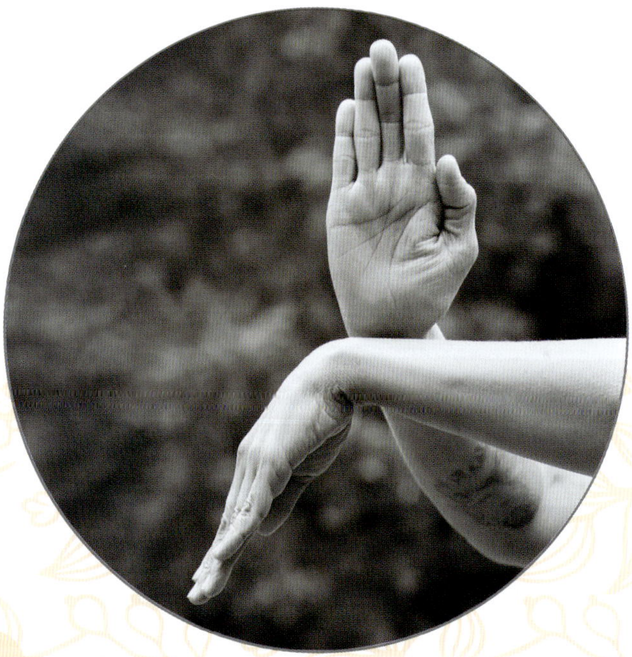

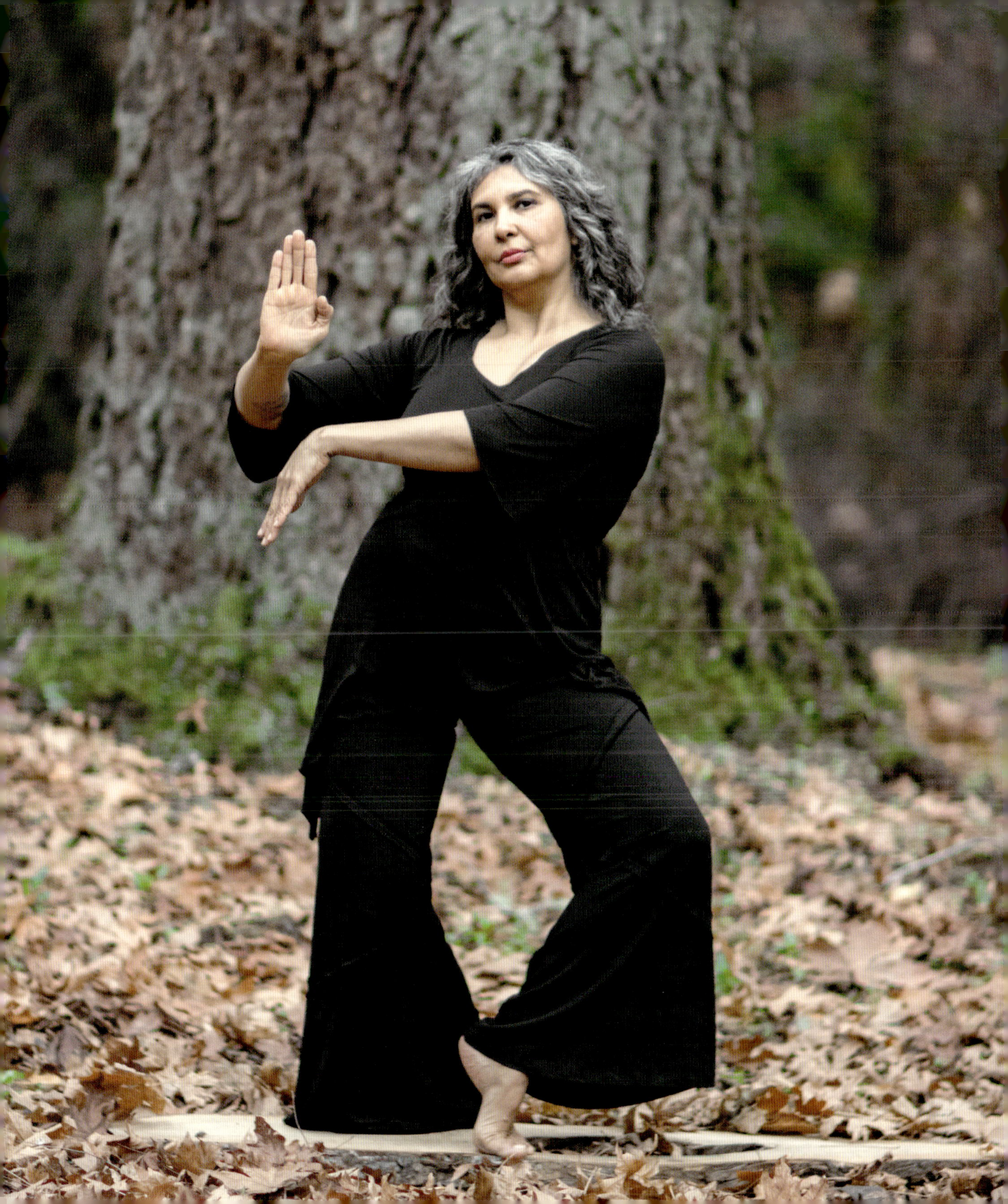

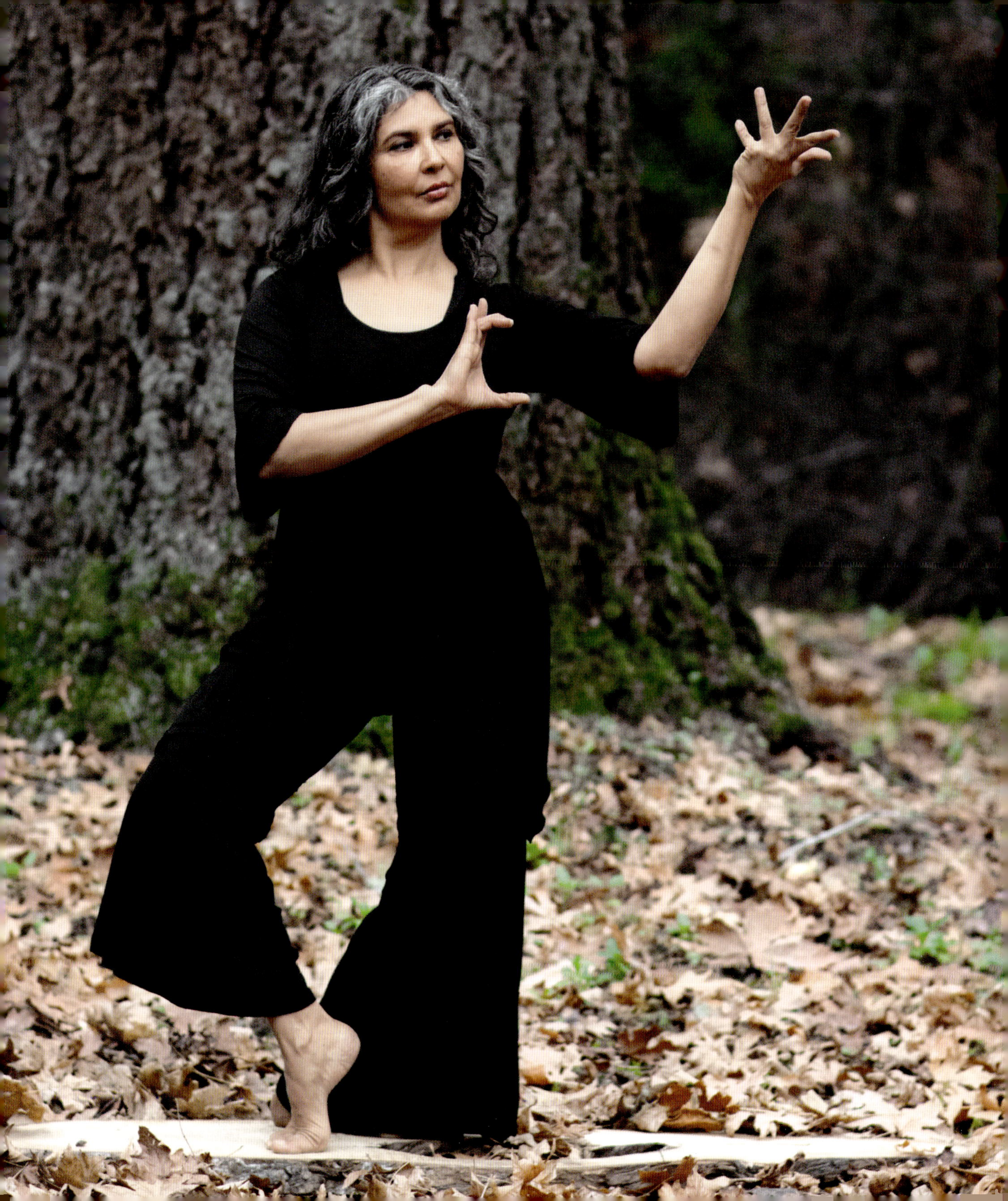

Haltung 19

Shiva Nataraja Bijasana II, Kunchita Pada mit der linken Hand in *Alapadma-Mudra* und der rechten Hand in *Damaru-Mudra*

Mudras

Alapadma-Mudra: Beginnen Sie mit Ihrer linken Handfläche nach oben zeigend, wobei Sie Ihren Daumen wegspreizen, während Sie den Zeigefinger durchstrecken. Bewegen Sie Ihren Mittelfinger höher als den Zeigefinger, den Ringfinger höher als den Mittelfinger sowie den kleinen Finger höher als den Ringfinger. Ihre Hand bildet eine Form wie die Strahlen der Sonne. Die Mudra in dieser Pose symbolisiert Shivas Feuer der Zerstörung.

Damaru-Mudra: Halten Sie Ihre rechte Hand zunächst flach (Pataka) und stellen Sie sich vor, dass Sie eine kleine doppelköpfige Trommel (Damaru) halten. Mit dem Daumen halten Sie ihre Basis, und mit Ihrem Mittel- und Ringfinger halten Sie den oberen Teil der Trommel, wobei der Zeigefinger und der kleine Finger nach oben zeigen. In dieser Pose repräsentiert die Handgeste den Klang der Schöpfung.

Asana

In dieser Odissi-Haltung zerstört die Versinnbildlichung von Shiva mit dem Feuer der Läuterung alles Unwirkliche und Vergängliche. Gleichzeitig erschafft er mit dem Klang seiner Trommel das, was real und ewig ist.

Beginnen Sie mit den Füßen nebeneinander auf dem Boden und drehen Sie Ihre Fußspitzen nach außen, um die Knie zu beugen und sie mit den Füßen in eine Linie zu bringen. Nun verlagern Sie das Gewicht auf die linke Fußsohle, während Sie die Ballen der rechten Zehen vor das linke Fußgewölbe platzieren. Nehmen Sie die Mudras ein und schließen Sie im Geist Frieden mit dem sich stetig im Wandel befindenden Fluss des Lebens.

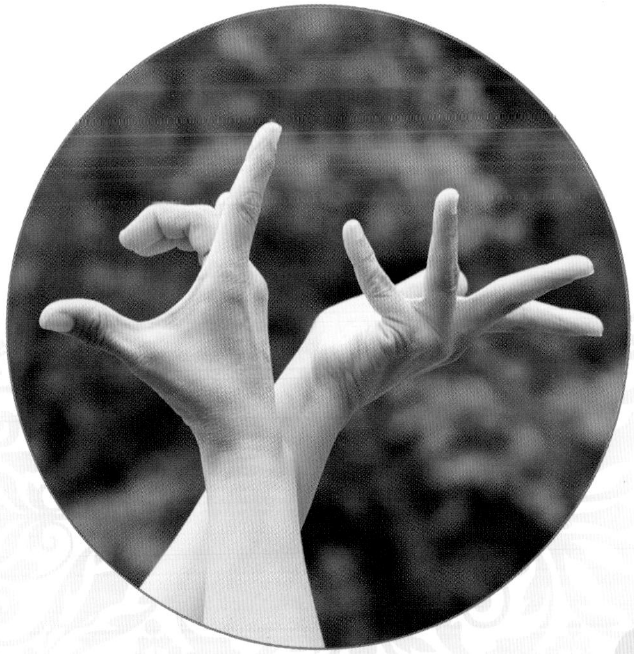

Haltung 20

Vishnu und *Jagannath-Mudras*

»Jagannath swami nayana patha gami bhavatu me.«

»Möge Jagannath das Objekt meiner Vision sein.«

Wenn Sie die Tripataka-Mudra mit beiden Händen halten, stellen Sie damit Vishnu in seiner universalen Form als Erhalter des Universums dar, sowie in seiner Form als Jagannath, den Bringer von Freude und Entzücken. Maha-bhava, das höchste aller Gefühle voll hingerissener Glückseligkeit, findet ihren Ausdruck in Sri Jagannaths großen, liebevollen Augen, seinem Lächeln voller Zärtlichkeit und seiner transzendentalen Form.

Laut einer Geschichte hat Vishnu in der Inkarnation von Krishna die Form von Jagannath angenommen, als er zusammen mit seinem Bruder Balarama und seiner Schwester Subhadra verweilte. Sie gerieten in Verzückung, als sie vom Zeitvertreib und den Liebesgeschichten der Hirten (*gopis*) aus der Stadt Vrindavan hörten. Die himmlisch-süße Stimmung war so intensiv, dass diese drei Gottheiten erstarrten und ihre Sinne aufgaben. In dem Moment betrat Narada Muni, der himmlische Musikant, den Raum, in dem die drei sich aufhielten, und wurde Zeuge dieser besonderen Form von Vishnu. Tanzend, die Arme hochgerissen vor Wonne, sagte Narada: »Ich habe es gesehen! Ja, ich habe es gesehen! Und ich bitte dich, diese Form zu behalten, um deine Anhänger in Entzücken zu versetzen!« Nun, um Naradas Wunsch zu erfüllen, verblieb Krishna in der indischen Stadt Puri als Jagannath.

Andere Mudras für Vishnu sind das Muschelhorn (Shanka), das Rad (Chakra), die Keule (Gada) und der Lotus (Padma).

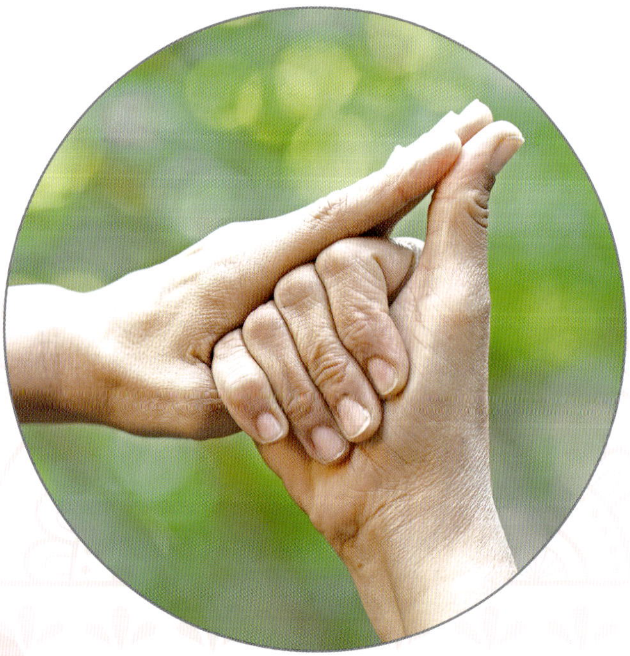

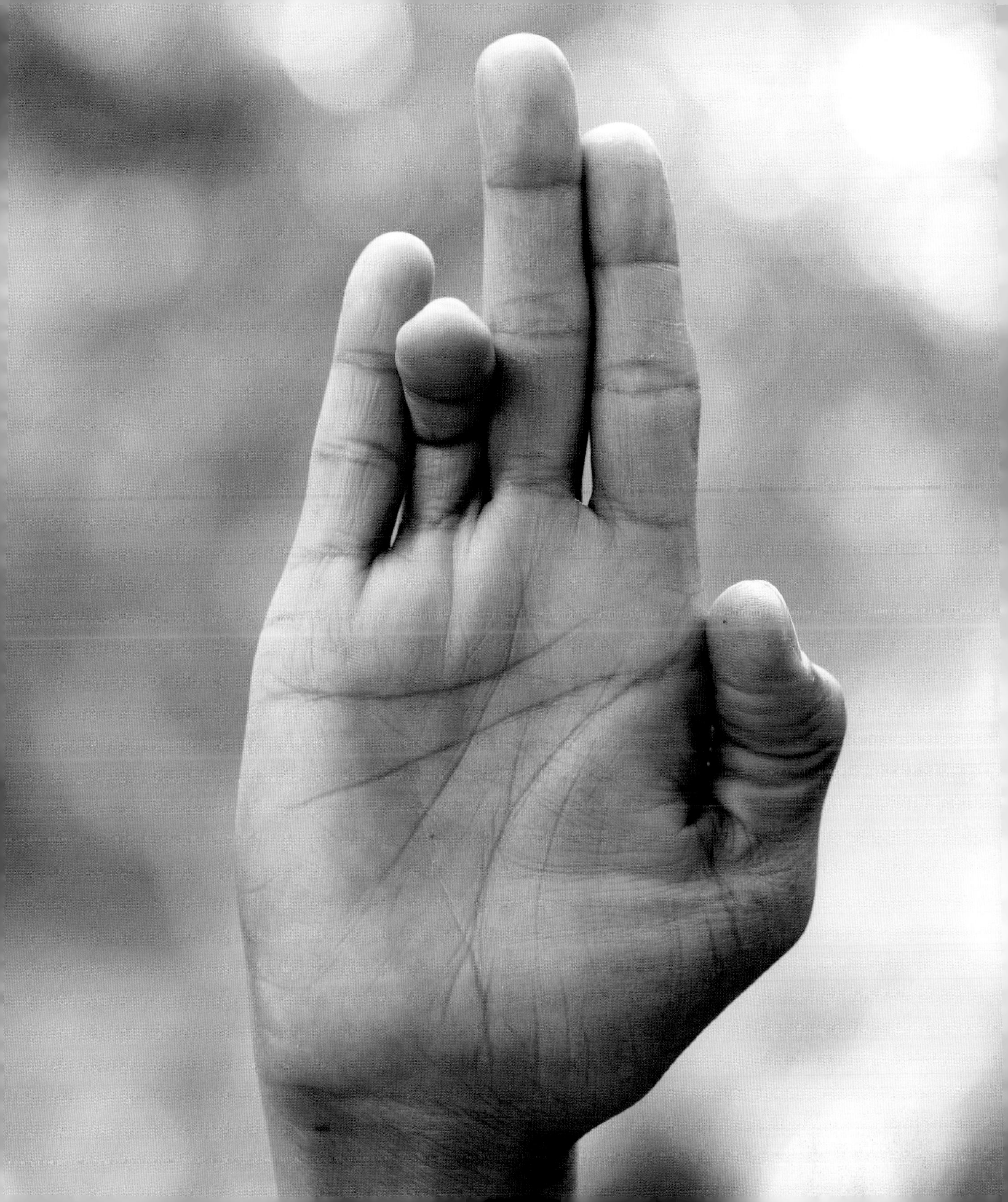

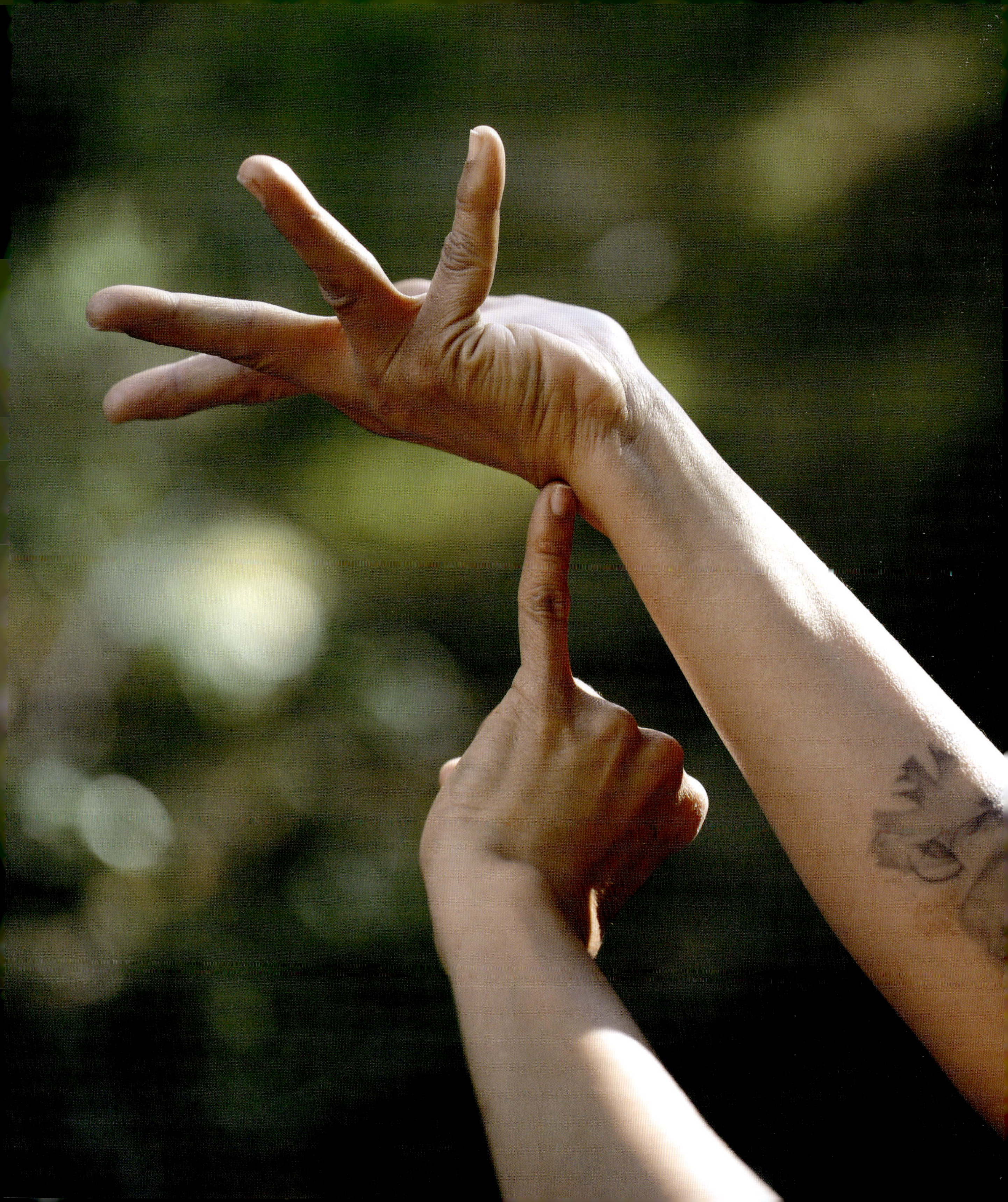

Haltung 21

Lakshmi und *Bhumi-Devi-Mudras*

Wenn die Bana-Mudra, bei der sie die Hand zu einer Faust ballen und den kleinen Finger ausstreckten, mit einer Alapadma-Mudra (siehe auch Seite 37) auf die Weise zusammengelegt wird, wie auf dem Foto auf der linken Seite gezeigt, können Sie sich die aufsteigende Reise einer Lotusblume aus dem trüben Wasser hin zum Himmel vorstellen. Ich habe diese Kombination Kamala-Mudra genannt.

Das Symbol der Lotusblume zeigt Lakshmi als Kamala Devi, die aus dem Lotus Geborene, und in diesem Aspekt enthüllt sie uns ihre Schönheit und Perfektion. Darüber hinaus zeigt uns Kamala Devi, dass der Weg von der Dunkelheit zum Licht eine Möglichkeit ist, ihre Gunst zu gewinnen.

Mutter Lakshmi ist auch als Mutter Erde oder Bhumi Devi bekannt. Diese zweite Mudra (siehe Bild unten) nenne ich Gola-Mudra, wobei *gola* »Geode«, »Globus« oder irgendein anderes kreisförmiges Etwas bedeutet. Ich assoziiere mit dieser Handgeste Mutter Erde, die uns eine ihrer vielen Gaben darbietet. Erfüllt von der Macht und dem Reichtum von Bhumi Devi ist diese ungebrochene Geode eine heilige Höhle, um Zugang zu finden zu ihren Mysterien und ihrer Schönheit.

Indem wir die Gola-Mudra zudem als Symbol für den Globus betrachten, begreifen wir, dass die Macht, diesen Planeten zu schützen und zu erhalten, in unseren Händen liegt und wir mit jeder einzelnen unserer positiven Handlungen darauf einwirken können.

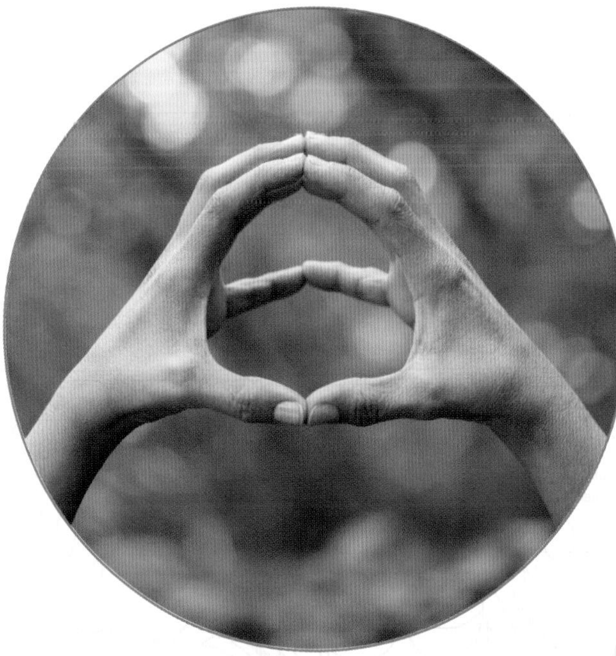

Haltung 22

Samputa-Mudra

Mudra

Diese Mudra bezieht sich auf ein Geheimnis oder eine Botschaft. Formen Sie mit Ihren Händen eine Schüssel und legen Sie die rechte Hand über die linke Handfläche, so als würden Sie einen kostbaren Schatz in Ihren Händen halten.

Mit dieser Geste gedenken wir Hanuman, der eine Botschaft von Rama an Sita überbringt, die von Ravana gefangen gehalten wird.

Ramayana neu erzählt von Jai Uttal

Vor langer Zeit, oder vielleicht in diesem Moment, in einem parallelen Universum, wurde die materielle Ebene der Existenz langsam aber sicher zerschmettert. Alle Universen, alle Planeten und alle Reiche wurden von dem Dämonenkönig Ravana und seinen vielen Lakaien zerstört. Das Böse triumphierte über Dharma.

In ihrer Verzweiflung wandten sich die Götter an Vishnu – den innewohnenden Geist, Hari, den Geliebten, das Alpha und das Omega – und flehten ihn an zu helfen. Von seiner himmlischen Ruhe in Vaikuntha schaute er hinunter und sah das Leiden aller Wesen und sagte: »Gut, ich werde in einer materiellen Form als Rama, Sohn von König Dasharatha von Ayodhya, auf die Erde hinuntersteigen.« Vishnus ewige Gefährtin, Maha Lakshmi, sagte: »Wenn du gehst, gehe ich auch! Ich werde als Sita Gestalt annehmen, in der Familie von König Janaka dem Weisen.«

Also wurden sie als »Menschen« geboren: Rama mit blauer Hautfarbe wie seine drei Brüder, Lakshmana, Bharata und Satrughna, und, in einem benachbarten Königreich, Sita, die Tochter der Erde. Auch Shiva wollte von seinem himmlischen Wohnsitz auf dem Berg Kailash hinuntergehen und seinem geliebten Hari helfen, also nahm er die zwergenhafte Form eines allmächtigen, allwissenden Affen namens Hanuman an.

Während Rama und seine Brüder heranwuchsen, näherte sich der Tag für Ramas Krönung. Doch durch eine böse Laune des Schicksals wurden Rama, Sita und Lakshmana vierzehn Jahre lang in den Wald verbannt. Während dieser Zeit des Exils lebten sie recht froh und glücklich, bis der Dämonenkönig Ravana in seiner Machtgier Sita entführte, woraufhin Rama vor Trauer über die Trennung zusammenbrach. Dies war der Moment, in dem Hanuman erschien und Rama seine Hilfe anbot.

Hanuman erkannte den blauhäutigen Waldbewohner auf Anhieb als das höchste Wesen und fiel auf die

Knie, von Emotionen überwältigt. Also wurde ein Bündnis zwischen Rama, Lakshmana, Hanuman und allen Wesen aus der Naturwelt, insbesondere den Affen und Bären, geschlossen. Sie fanden Sita eingesperrt im Palast von Ravana und es folgte ein gewaltiger Krieg, um die Göttin zu befreien. Während dieses Konfliktes erwies Hanuman sich als hingebungsvoller Verbündeter und Mutigster aller Krieger.

Schließlich besiegte Rama den Dämonenkönig Ravana und wurde mit Sita wiedervereint. Rama, Sita, Lakshmana, Hanuman und die riesigen Armeen flogen in einem himmlischen Streitwagen zurück nach Ayodhya, wo sie mit Hunderttausenden von Lampen begrüßt wurden, die ihnen den Weg leuchteten, sowohl im Himmel als auch auf Erden. Dieser Moment wird in Indien und überall auf der Welt als Diwali gefeiert, das Fest des Lichts.

Rama wurde gekrönt und mit Sita an seiner Seite regierte er die Welt für einhunderttausend Jahre, in einer Zeit, die das goldene Zeitalter der Harmonie genannt wird, nach dessen Ende sie zurück in den Himmel aufstiegen.

Dies ist natürlich nur eine verkürzte Version einer der erstaunlichsten Geschichten, die je erzählt wurden. Ob man sie als Metapher versteht oder als Märchen, spirituelle Erzählung oder tatsächliches Ereignis, spielt keine Rolle; Ramas Leben ist so voller Emotionen, sowohl menschlichen als auch göttlichen, einhergehend mit einer solchen Erhabenheit, dass die Seele des Zuhörers davon zutiefst berührt wird. Dies ist die Macht und Schönheit von Bhakti.

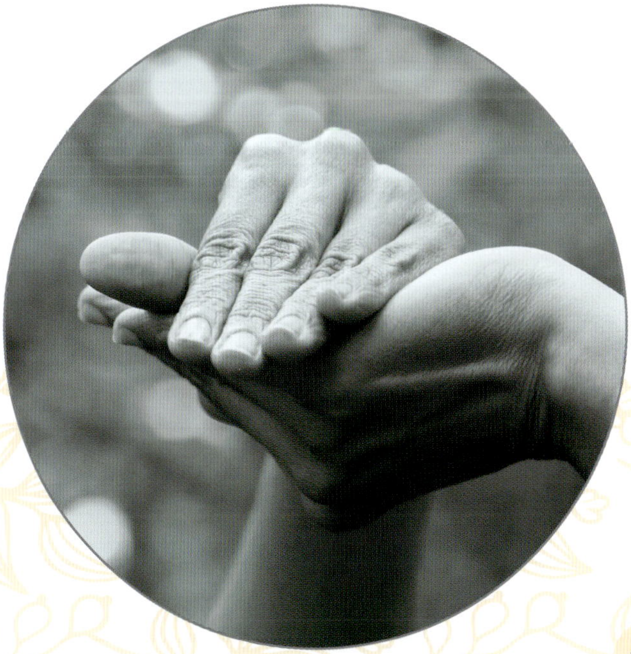

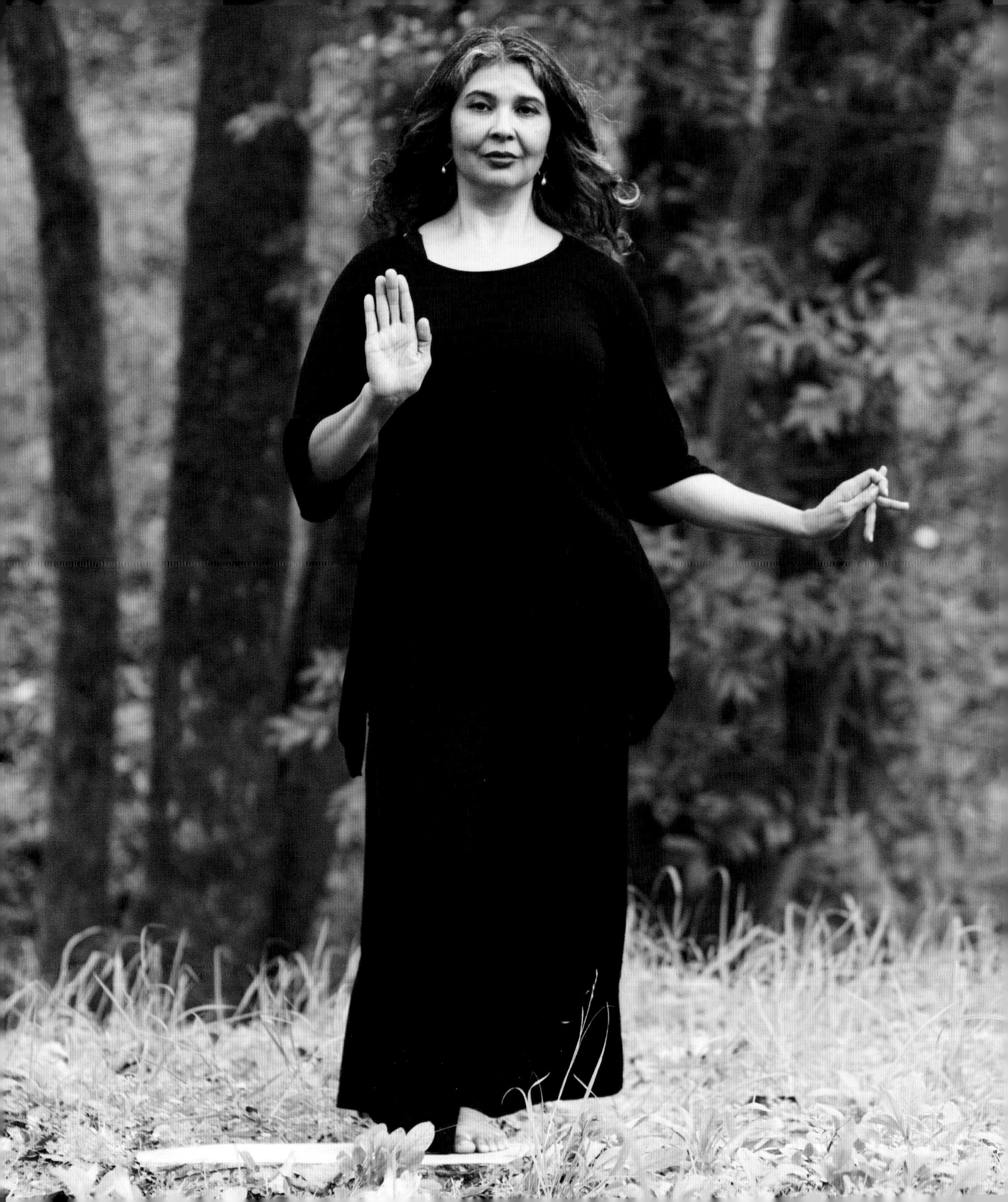

Haltung 23

Sita Bijasana, Abhanga Pada mit der rechten Hand in *Ardhachandra* als *Abaya-Mudra* und der linken Hand in *Katakamukha-Mudra*

Mudras

Katakamukha bedeutet »eine Lotusblume haltend«. Bringen Sie Ihren linken Zeigefinger und die Spitze Ihres linken Daumens zusammen, während der linke Mittelfinger auf die Handfläche weist und Ringfinger und kleiner Finger von der Handfläche wegweisen.

Die Abhaya-Mudra gewährt Schutz und Segen. Halten Sie die rechte Handfläche ausgestreckt nach vorne, während das Licht von Ihrem Herzen nach vorne strahlt.

Asana

Abhanga ist eine sehr weitverbreitete Handgeste für die Devi. In dieser ungleichmäßigen Pose wird Sita Devi dargestellt, wie sie uns mit ihren Segnungen überschüttet. Aus einer stehenden Position heraus beugen Sie leicht Ihr rechtes Knie, während Sie die Mudras halten, und blicken nach vorne, um ganz allgemein die Schöpfung oder jemand ganz Bestimmtes zu betrachten, dem Sie bedingungslose Liebe zukommen lassen möchten.

Mutter Sita kommt und verleiht uns die Qualitäten der Loyalität, Einfachheit, Geduld und Beständigkeit. Ihre Treue und Hingabe für ihren geliebten Rama macht uns deutlich, wie wichtig ein sicherer Ort der Zuflucht ist. Wenn Sie von Not und Verzagen heimgesucht werden, zweifeln Sie nie daran, dass Ihr höchstes Wesen Sie retten wird.

Sita wurde von dem bösen Dämon Ravana entführt, und selbst in den furchtbarsten Situationen hielt sie ihre Gedanken allein auf ihren Retter, Rama, gerichtet, ohne auch nur einen Augenblick lang ihre Loyalität infrage zu stellen.

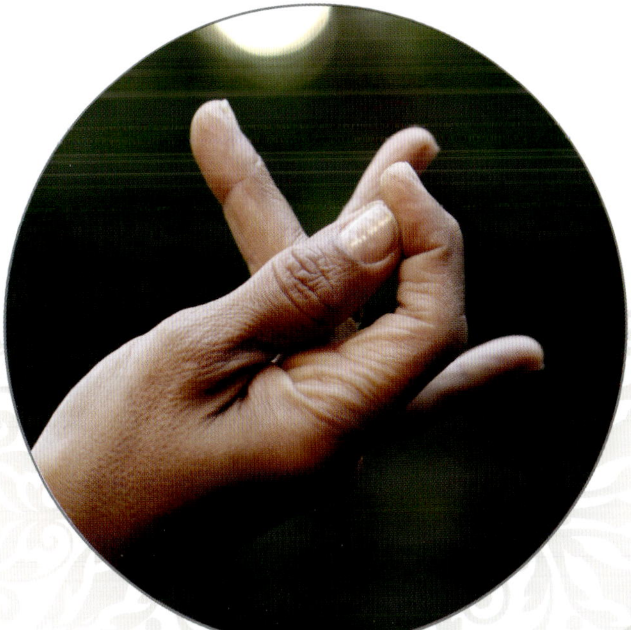

Haltung 24

Rama Bijasana, Dhanu Pada mit beiden Händen in *Katakamukha-Mudra II*

Mudra

Katakamukha in dieser Haltung wird benutzt, um Rama darzustellen, der seinen Bogen in der rechten Hand hält und einen Pfeil in der linken. Führen Sie Ihren ausgestreckten Daumen mit dem ersten Glied Ihres Zeigefingers zusammen. Jetzt strecken Sie den Mittelfinger nach unten in Richtung Handfläche und zeigen mit dem Ringfinger und kleinen Finger leicht nach oben.

Asana

Stellen Sie sich einfach auf beide Füße, und wenn Sie merken, dass Sie sich sicher und im Gleichgewicht fühlen, verlagern Sie Ihr Körpergewicht auf Ihren linken Fuß, während Sie den rechten Fuß vor dem linken kreuzen. Drehen Sie das rechte Knie nach außen und platzieren Sie die Ballen der rechten Zehen auf dem Boden über der linken Seite des Körpers.

Rama, als einer der Avatare von Vishnu, lehrte uns Menschen Moral und Tugend. Um seine Mission auf der Erde zu erfüllen, inkarnierte er als der Sohn von Dasharatha, in der Stadt Ayodhya. Um die Ehre seines Vaters zu würdigen, verbannte man ihn für vierzehn Jahre aus seinem Königreich. Zusammen mit seiner geliebten Gemahlin Sita und ihrem Lieblingsbruder Lakshman wanderte Rama als Bettler durch den Wald und nahm aus seinem unerschütterlichen Pflichtgefühl heraus keinerlei Privilegien an. Pfeil und Bogen sind seine charakteristischen Waffen und gehören zu einer seiner wenigen Besitztümer.

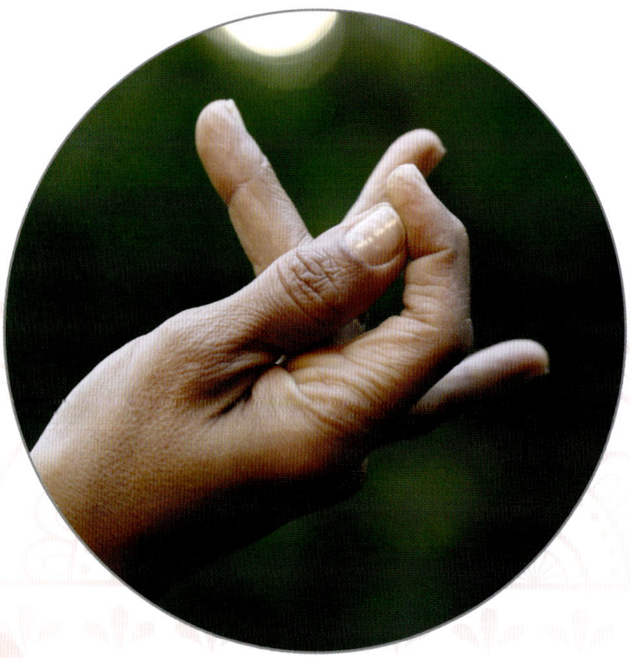

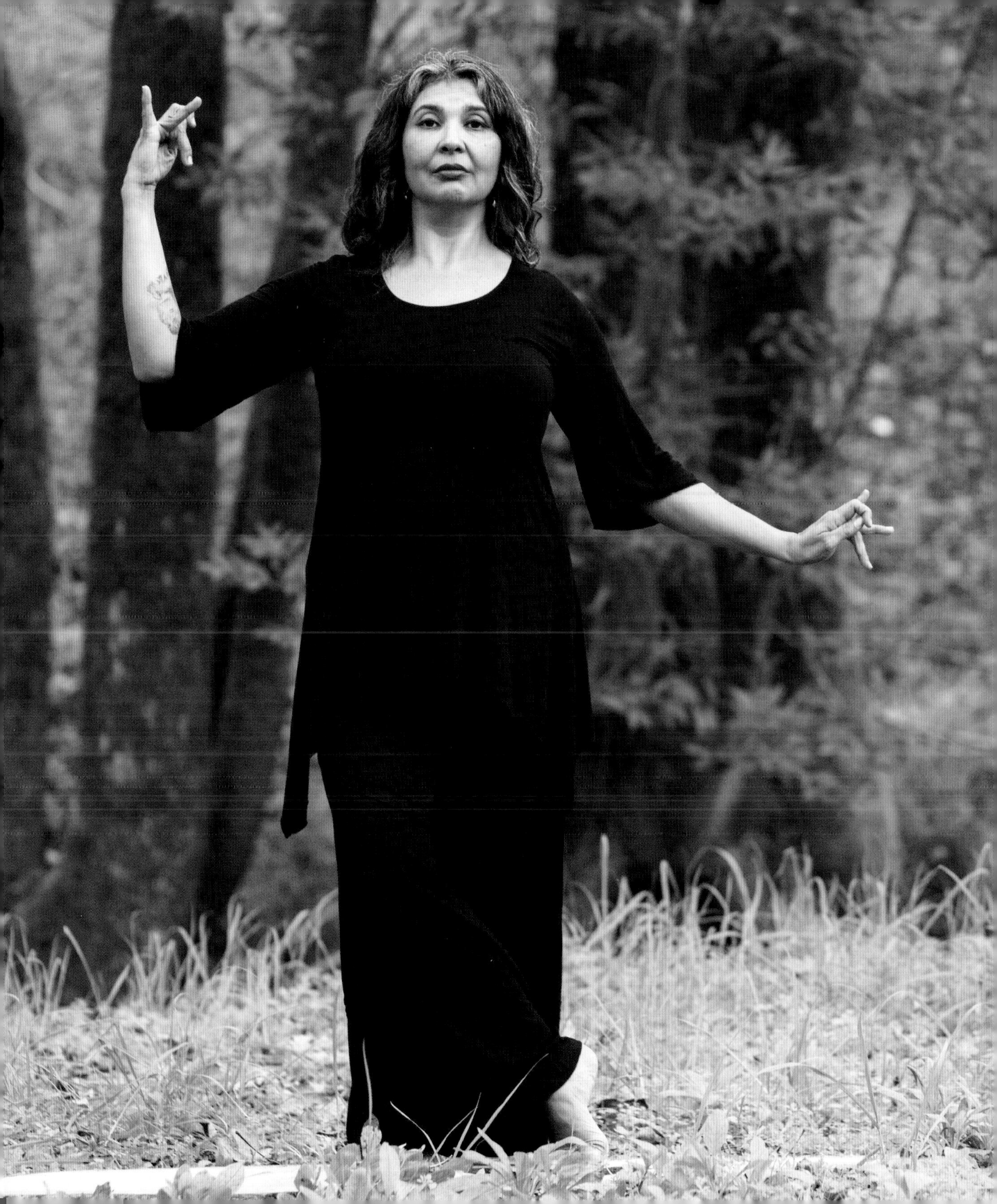

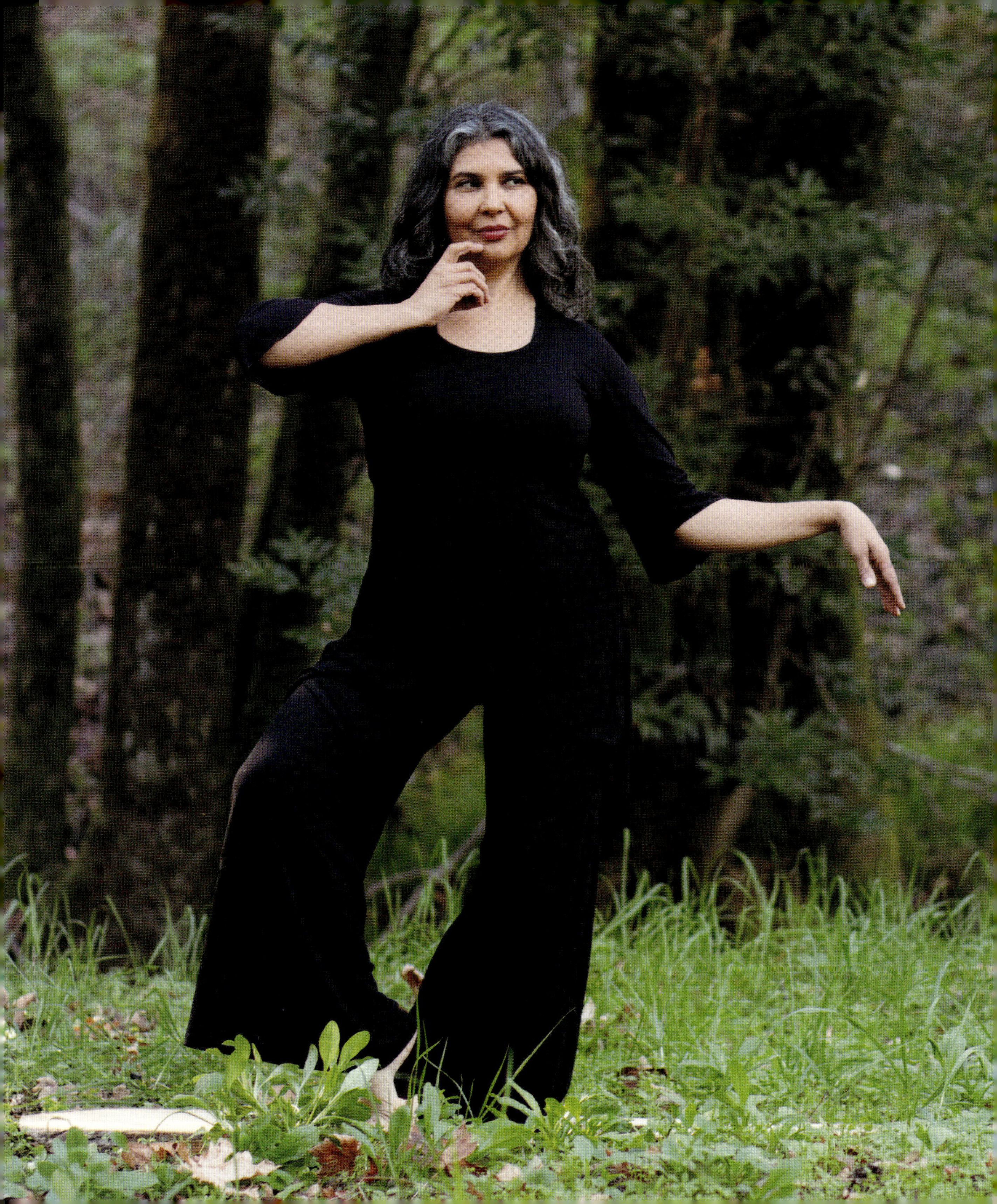

Haltung 25

Radha Bijasana I, Kunchita Pada mit der rechten Hand in *Tamrachuda-Mudra* und der linken Hand in *Dola-Hasta-Mudra*

Mudras

Für die Tamrachuda-Mudra mit der rechten Hand verbinden Sie den Daumen mit dem kleinen, Ring- und Mittelfinger und krümmen Ihren Zeigefinger wie die Spitze eines Hakens und legen die Hand an Ihren Mundwinkel.

Für die Dola-Hasta-Mudra entspannen Sie die Finger Ihrer linken Hand und halten sie leicht nach unten, während Sie das Handgelenk beugen und die Leichtigkeit Ihrer Arme und Finger fühlen.

Asana

In dieser Haltung wandelt Radha mit sehnsüchtigem Blick durch den Wald und hält nach Sri Krishna, ihrem Geliebten, Ausschau. Sie geht mit schwingenden Hüften und sucht zwischen den Blättern des dichten Waldes nach ihm und versucht, ihn zu erblicken. Sie spürt seine Gegenwart und hört den Klang seiner Flöte, doch sie kann ihn nicht sehen. Ihre sehnsüchtige Stimmung wirkt ansteckend und bezieht die Natur und alle Wesen in ihrer Umgebung mit ein.

Drehen Sie Ihre Zehen nach außen, während Sie die Knie beugen. Platzieren Sie die rechten Zehen auf den Boden vor dem Ballen des linken Fußes und finden Sie Ihr Gleichgewicht, indem Sie Ihre Mitte auf die zentrale Linie Ihrer Wirbelsäule ausrichten. Lassen Sie Ihre Hüfte leicht nach links schwingen. Platzieren Sie Ihre rechte Hand in der Tamrachuda Mudra in der Nähe Ihres Mundwinkels und Ihre linke Hand in der Dola-Hasta-Mudra neben Ihrer Hüfte.

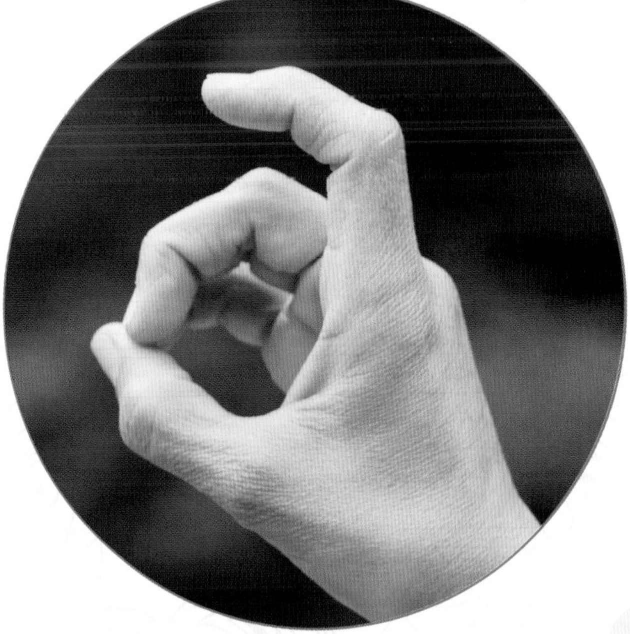

Haltung 26

Radha Bijasana II, Kunchita Pada mit der linken Hand in *Katakamukha-Mudra II* und der rechten Hand in *Dola-Hasta-Mudra*

Mudras

Wir haben das Katakamukha-Mudra bereits mehrmals benutzt, doch hier beschreibt es Radha, wie sie ihr schönes Gesicht mit dem oberen Teil ihres Saris bedeckt in dem Versuch, sich vor Krishna zu verstecken.

Die Dola-Hasta-Mudra mit der rechten Hand zeigt die Schönheit von Radhas Anmut.

Asana

In dieser Position findet Sri Radha ihren geliebten Krishna mitten in einem sonnigen *kunja,* oder Hain, im Wald. Radha spürt die liebevollen, flüchtigen Blicke Krishnas. Sie wird scheu und verbirgt ihr mondförmiges Antlitz hinter ihrem Sari. Das Liebesspiel beginnt. Das ewige Spiel von Sehnsucht, von Locken und Wegstoßen, den anderen suchen und sich vor ihm verstecken, sich finden und sich trennen, ist der Nektar von Radhas und Krishnas Lehren für uns, wobei Radha die Liebende und Krishna den Geliebten symbolisieren.

Drehen Sie die Füße und Knie nach außen und beugen Sie die Knie. Platzieren Sie die Ballen der linken Zehen auf den Boden vor dem Gewölbe des rechten Fußes. Vertiefen Sie Ihren Sitz und schwenken Sie Ihre Hüften ein wenig nach rechts. Der Oberkörper wird sich automatisch nach links bewegen. Während Sie Ihren Blick leicht nach unten gesenkt halten, benutzen Sie Ihre linke Hand im Katakamukha-Mudra II, um Ihr Gesicht ein wenig zu bedecken. Die rechte Hand ruht in der Dola-Hasta-Mudra neben Ihrer Hüfte.

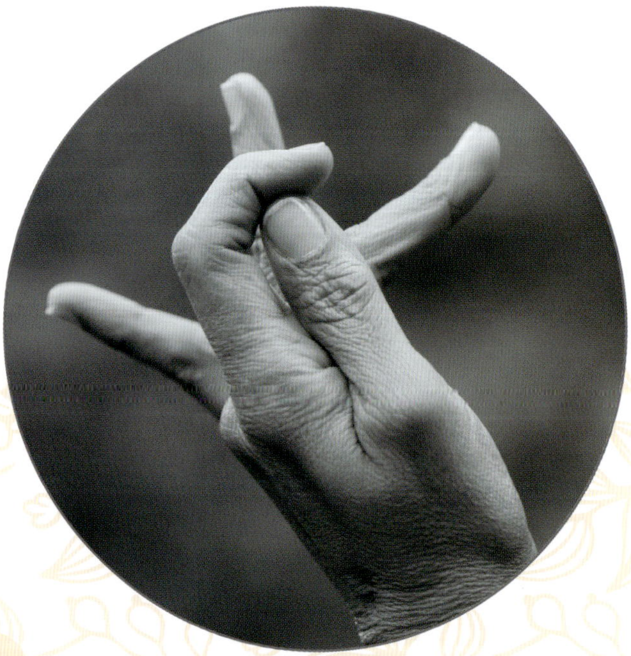

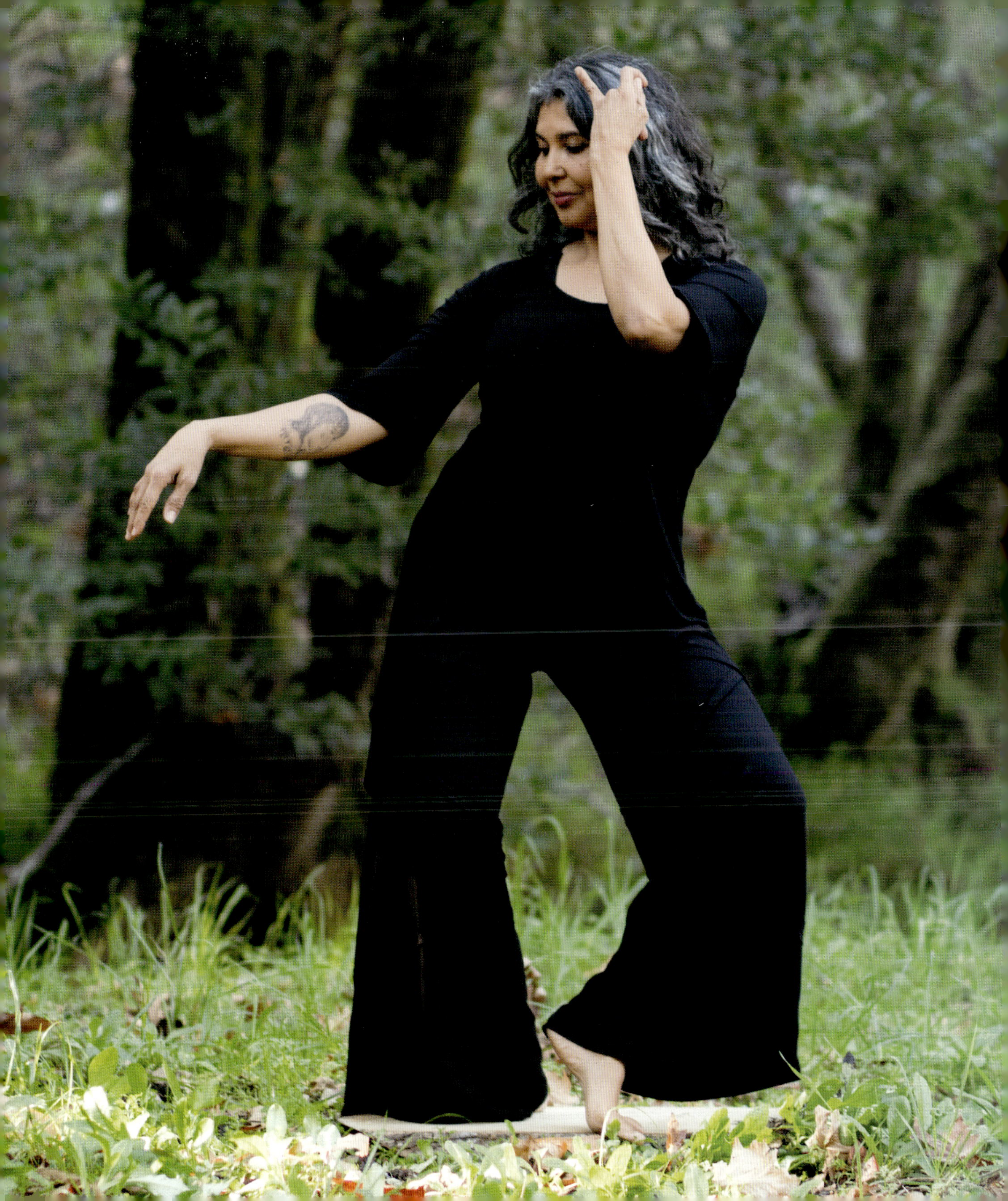

Haltung 27

Krishna Bijasana I, Dhana Pada mit beiden Händen in *Mrigashirsha-Mudra*

Mudra

Beim Odissi-Tanz halten wir Krishnas Flöte mit beiden Händen mit der Mrigashirsha-Mudra. In dieser Version entsteht die Mudra, wenn Sie den Daumen mit Mittel- und Ringfinger verbinden und den Zeigefinger und kleinen Finger nach oben halten. In anderen Tanzstilen wird Mrigasirsa zu Simhamukha, wobei der kleine Finger und der Daumen ausgestreckt und Zeige-, Mittel- und Ringfinger gekrümmt werden.

Während Sie die eine oder andere Version dieser Mudra wählen, visualisieren Sie, wie Sie in der Höhlung zwischen den Handflächen eine Bambusflöte halten.

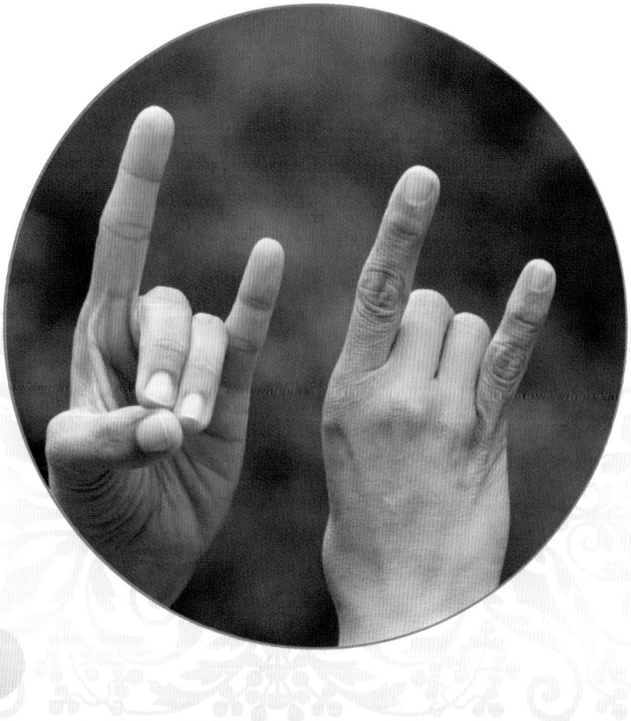

Asana

Aus der stehenden Position öffnen Sie Ihren rechten Fuß nach rechts und kreuzen ihn über den linken Fuß, wobei Sie die rechte Ferse heben und das rechte Knie nach rechts drehen. Bringen Sie Ihre Hände zur rechten Seite Ihres Körpers in Höhe Ihres Mundes, während Sie Ihren Kopf ein wenig über die linke Schulter neigen. Jetzt ergänzen Sie diese Stellung mit der Mudra.

Krishna ist in hohem Maße attraktiv, und sobald er seine Flöte spielt, werden wir in seinen Bann gezogen. Der Lohn dafür, in seiner Gegenwart zu sein, ist das Erwachen der Liebe in all ihrer Pracht und mit all ihren Launen. Krishna entzündet erneut den Funken der Leidenschaft für ein Leben der Hingabe in den Herzen derer, die diese Leidenschaft verloren haben, und er löscht die brennenden Feuer der Sehnsucht seiner ihm ergebenen Anhänger, indem er sich um jeden Einzelnen auf das Innigste kümmert.

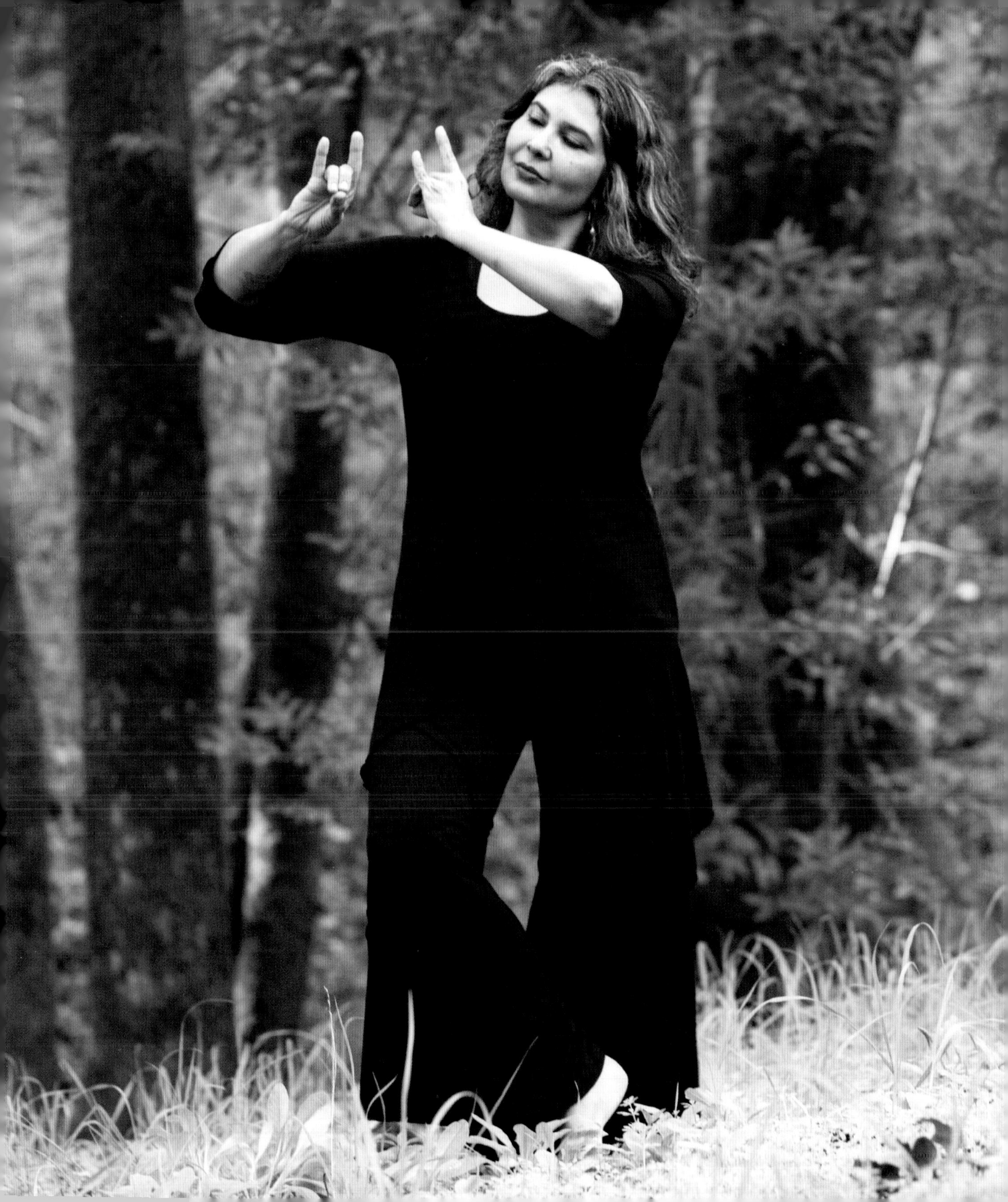

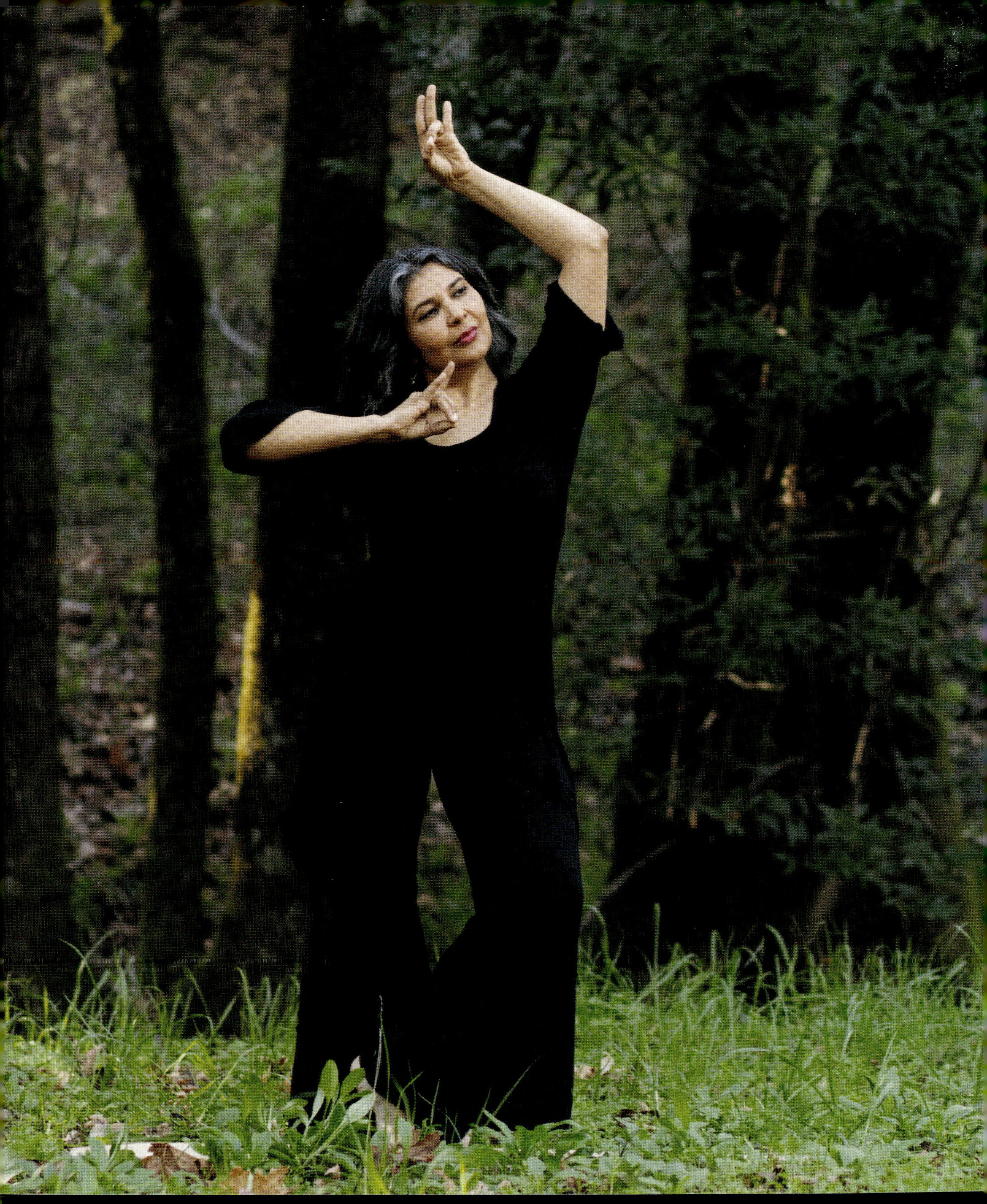

Haltung 28

Krishna Bijasana II, Dhanu Pada mit der linken Hand in *Mayura-Mudra* und der rechten Hand in *Mrigashirsha-Mudra*

Mudras

Die Mayura-Mudra findet hier Anwendung als die Pfauenfeder, die Krishnas Krone ziert. Öffnen Sie Ihre linke Handfläche, krümmen Sie den Ringfinger und Daumen und berühren Sie damit Ihre linke Handfläche.

Die Mrigashirsha-Mudra mit der rechten Hand wird neben die Lippen gelegt und repräsentiert Krishnas Flöte. Verbinden Sie den Mittel- und Ringfinger mit dem Daumen, wobei Zeigefinger und kleiner Finger gestreckt werden.

Asana

Stellen Sie sich aufrecht hin und drehen Sie Ihren linken Fuß nach außen, wobei Sie das linke Bein vor das rechte Bein platzieren. Sie können Ihr rechtes Knie ein wenig beugen, während Sie die Ballen der linken Zehen hinüber zur rechten Seite Ihres Körpers bringen. Neigen Sie Ihren Kopf nach rechts und platzieren Sie Ihre Hand an Ihrem Kinn oder Mund, so als würden Sie eine Flöte halten. Legen Sie Ihre linke Hand über den Scheitelpunkt Ihres Kopfes, wie die Pfauenfeder von Krishna.

Krishnas Verspieltheit und facettenreiche Formen der Liebe werden symbolisch durch die Art präsentiert, wie er seine Pfauenfeder benutzt. Er neckt seine Geliebten mit all den Farben, die das Auge der Pfauenfeder umgeben. Krishna weckt mit seinem unvergleichlichen Charme alle Sinne seiner Anhänger und bereitet sie vor, höchste Glückseligkeit zu erfahren.

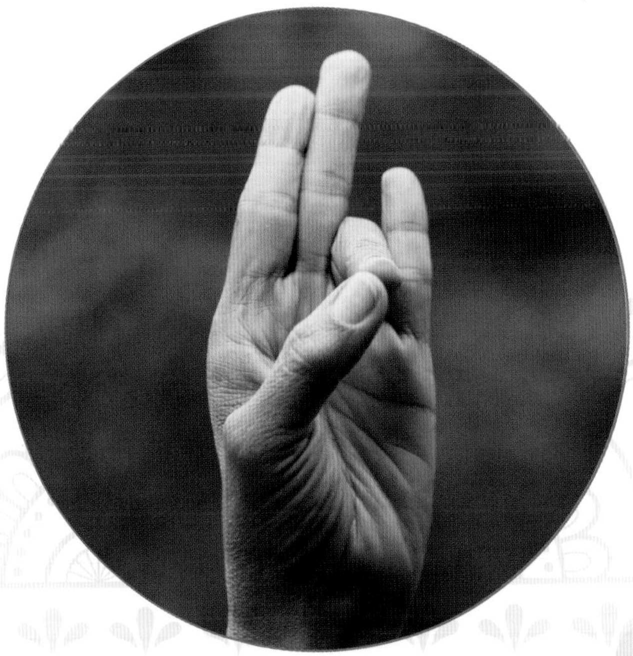

Haltung 29

Narayanasana mit *Nagabandha-Mudra* als *Sesha*

Mudra

Die Nagabandha-Mudra stellt hier die Haube des fünfköpfigen Königs der Schlangen dar, Nagaraja oder Adishesha. Sesha ist Vishnus Liege, und während Vishnu als Narayana seinen Körper ausruht, massiert ihm seine geliebte Lakshmi die Füße.

Kreuzen Sie die Daumen, während Sie Ihre Arme über den Kopf heben und Ihre Hände wie den Kopf einer Kobra krümmen. Die Finger sind dabei zusammengelegt und die Ellbogen leicht gebeugt, um den Kopf von Vishnu wie ein Kissen aufzunehmen und ihm gleichzeitig Schutz zu bieten.

Die Beschützer-Schlange folgt Vishnu und Lakshmi überallhin. Sie kam als Balarama zusammen mit Krishna auf diese irdische Ebene; als Lakshmana mit Rama; und als die Schlange, die Buddha kurz vor seiner vollen Erleuchtung Schutz gewährte.

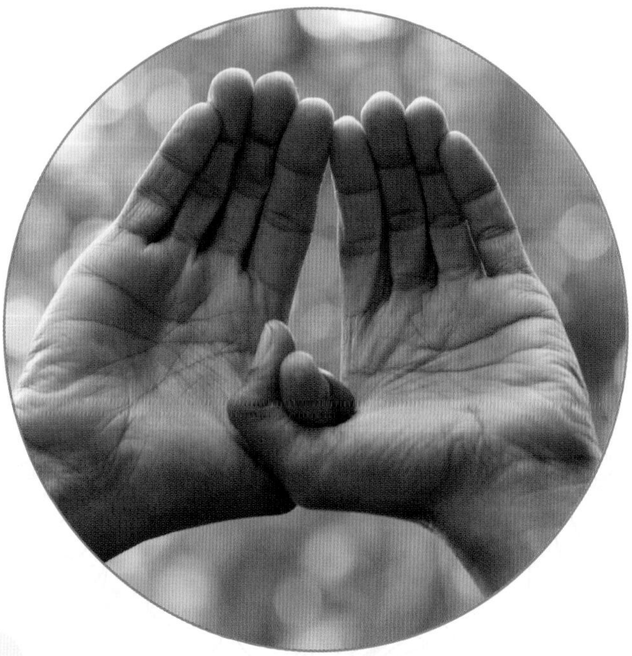

Asana

Dies ist eine Balance-Stellung. Stehen Sie aufrecht und platzieren Sie Ihre Hände in der Nagabandha-Mudra über Ihrem Kopf. Auf Ihrem linken Fuß balancierend, schieben Sie langsam Ihren rechten Fuß nach vorne, während Sie sich auf Ihrer imaginären Liege zurücklehnen. Achten Sie darauf, dass Ihr Kinn weiterhin den oberen Teil Ihrer Brust berührt und vermeiden Sie es, den Kopf nach hinten fallen zu lassen. Die Arme agieren wie ein Kissen für Ihren Kopf, Ihr Herzzentrum erhebt sich und Sie beugen Ihren Rücken parallel zur Erde, wobei Sie Ihr linkes Bein höher heben. Für eine weiterentwickelte Stellung positionieren Sie den ganzen Oberkörper und das rechte Bein parallel zum Boden, wie bei einer umgekehrten Kriegerstellung.

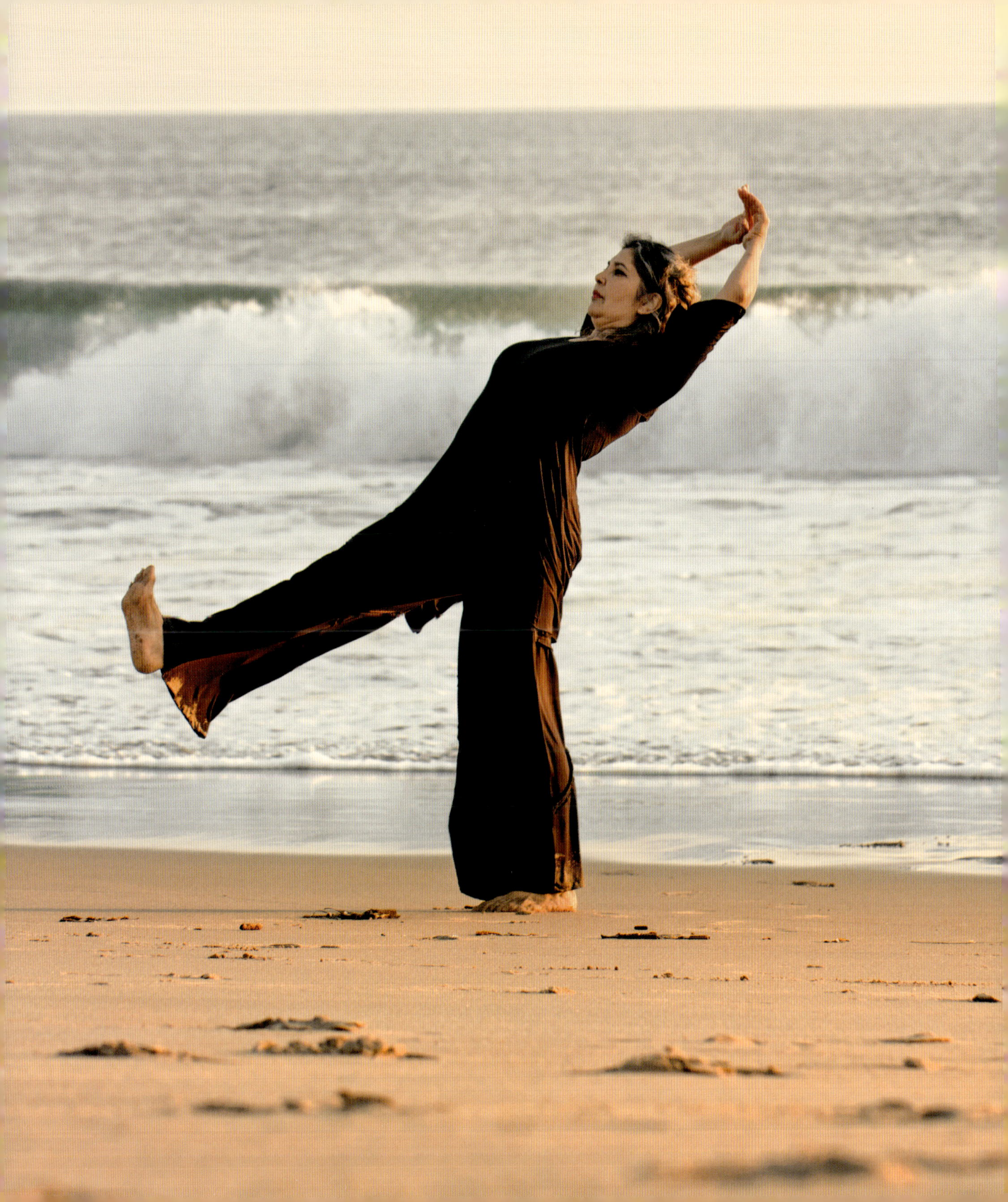

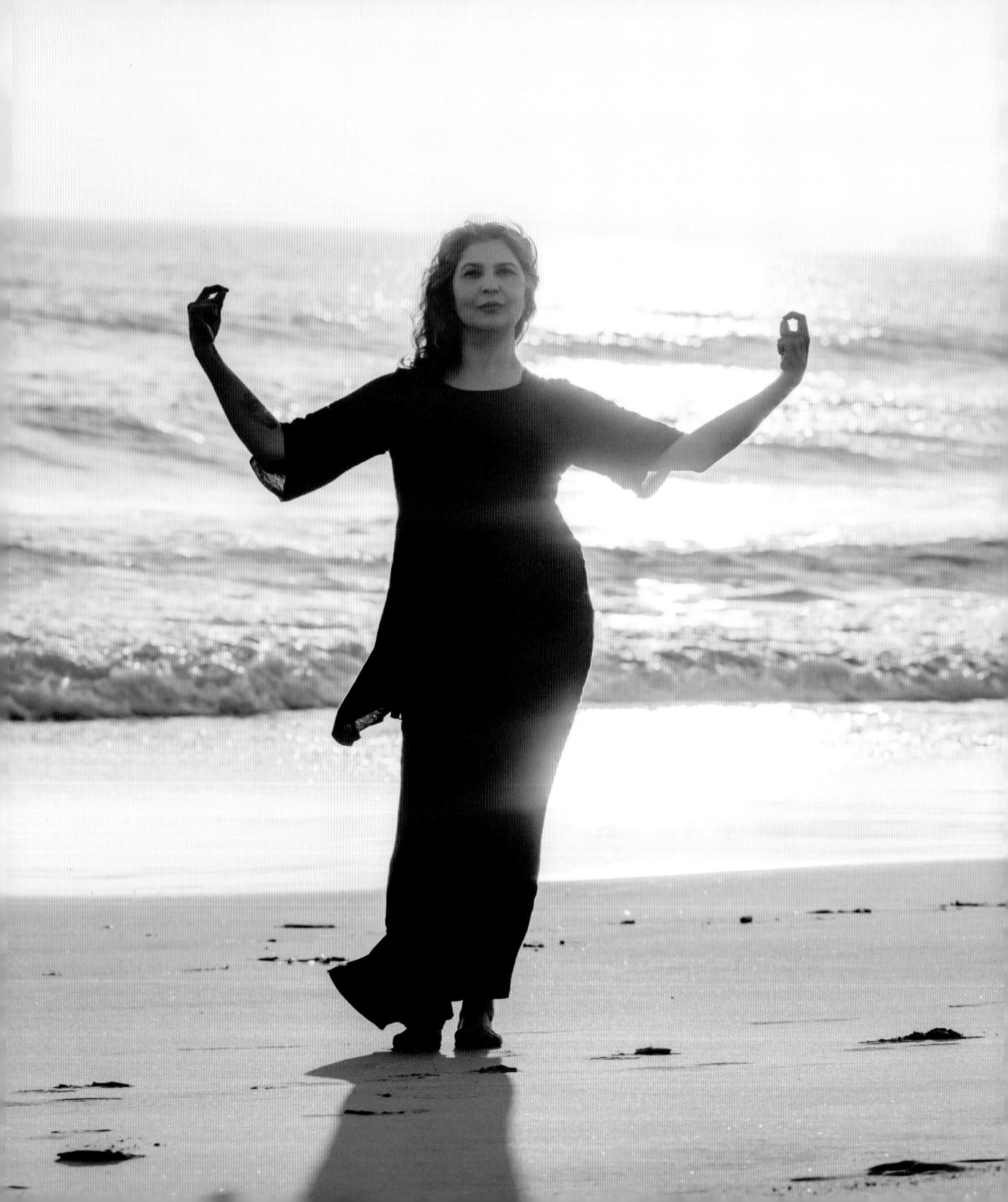

Haltung 30

Lakshmi Bijasana, Abhanga Pada mit beiden Händen in *Kapittha-Mudra*

»OM shrim lakshmiyei namaha.«

»Möge ich auf deinem üppigen nährenden Körper schweben, gehalten von deinen Händen der Liebe, und die Fähigkeit erlangen, deine Schönheit zu erblicken.«

Mudra

Kapittha wird wortwörtlich als »Elefanten-Apfel« übersetzt. In der Kunst des Vini Yoga zeichnet sich Kapittha durch viele verschiedene Anwendungen aus: Sie kann benutzt werden, um die Zimbeln zu schlagen, eine Kuh zu melken, als ein Räucherstäbchen oder einfache Opfergabe, um die Krone des Kopfes zu symbolisieren und so weiter. Diese Handgeste wird häufig angewandt, um die Göttin Lakshmi darzustellen, wie sie mit ihren Schultern die Stiele von zwei Lotusblumen hält und das Universum mit ihrer goldenen Schönheit erstrahlen lässt.

Strecken Sie Ihre Daumen und berühren sie mit den Zeigefingern die Daumenspitzen. Indem Sie Ihre Hände auf Schulterhöhe bringen, bewegen Sie die Handrücken nach außen und beugen die Handgelenke.

Asana

Devi Lakshmi steht in Abhanga, oder einer ungleichen Standposition, aufsteigend aus dem Meer der Fülle. Sie ist die Mutter der Fülle, und sie hat viele Gaben für uns, ihre Kinder. Wir müssen nur unsere Augen und Herzen öffnen, um zu sehen, welche Schätze wir besitzen und wie viel wir ihr auf materieller und spiritueller Ebene verdanken.

Als Alternative zu dieser Stellung können Sie sich auch in Padmasana oder Ardha Padmasana – Lotus- oder Halblotussitz – setzen und Lakshmis beide anderen Mudras ausführen, Abhaya und Varada (siehe Seite 71), die Segen gewähren.

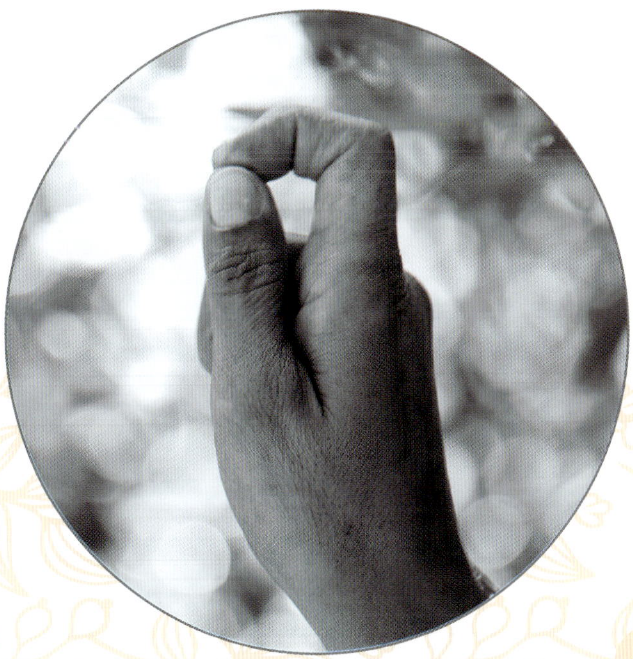

Haltung 31

Mudras, die Blumen symbolisieren

»Wo endet deine Fülle, und wo beginnt sie?
Du hast meinen Körper aus deiner Liebe geschaffen,
du hast mich mit deinem eigenen Körper genährt,
und du schmückst mein Leben mit deiner Pracht und Schönheit.

Oh Mutter Erde,
wo endet deine Fülle, und wo beginnt sie?
Dein Land hat viele kommen und gehen sehen,
und für jeden Körper, den du gehalten und wieder zu dir genommen hast,
ist zur Feier eine Blume erblüht.

Oh Mutter Erde,
wo endet deine Fülle, und wo beginnt sie?«

Die folgenden Mudras bieten die Möglichkeit, unsere Übungen mit Blumen zu verschönern.

Tambula-Mudra

Strecken Sie Ihren Zeigefinger und legen Sie den Daumen an den äußeren Rand des Zeigefingers, während die anderen drei Finger eingerollt in der Handfläche liegen. Diese Mudra symbolisiert das Sprießen der Keime im Frühling.

Pushpa-Mudra

Bringen Sie Daumen, Zeige- und Mittelfinger zusammen, während Sie den Ringfinger und kleinen Finger in der Mitte der Handfläche einrollen. Jetzt strecken Sie Daumen, Zeige- und Mittelfinger nach außen, das Erblühen einer Blume symbolisierend.

Hamsasya-Mudra

Diese Mudra repräsentiert das Pflücken einer Blume, entweder um ihren Duft zu riechen, sie als Opfergabe darzubieten oder sich ins Haar zu stecken. Verbinden Sie den Zeigefinger mit dem Daumen und öffnen Sie die anderen drei Finger.

Padma-Mudra

Diese Mudra symbolisiert eine voll erblühte Lotusblume. Beginnen Sie mit den Händen in der Gebetshaltung und halten Sie die Handballen, Daumen und kleinen Finger verbunden, während Sie die Ring, Mittel- und Zeigefinger in Form einer Lotusblume ausstrecken.

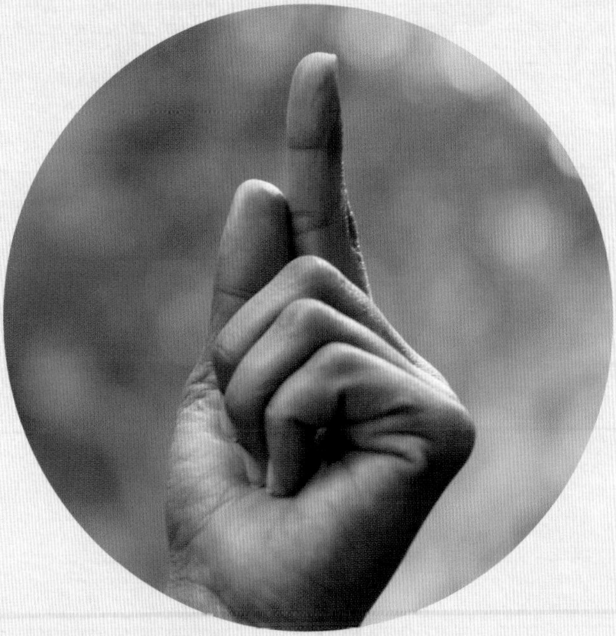

Tambula-Mudra

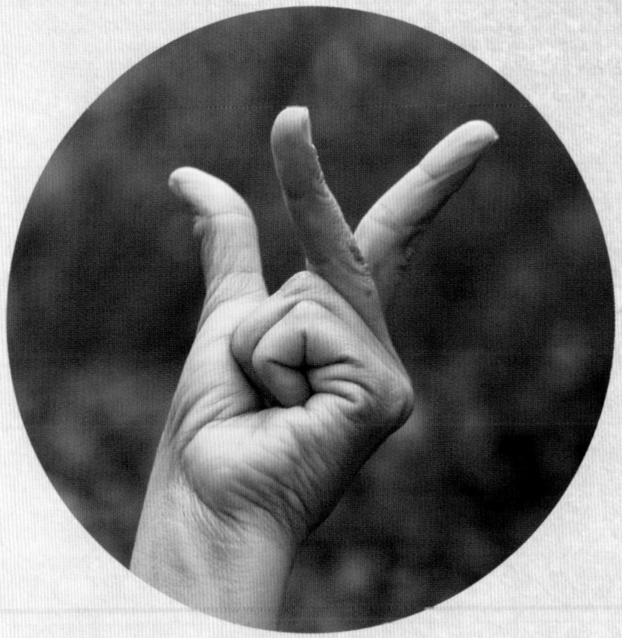

Pushpa-Mudra

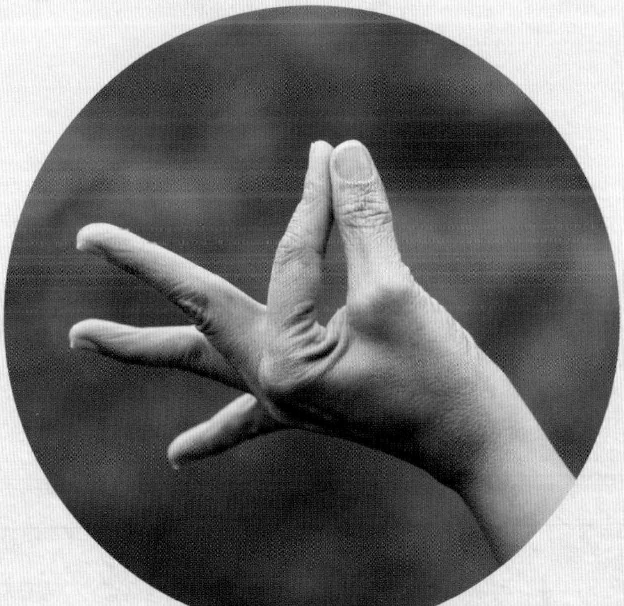

Hamsasya-Mudra

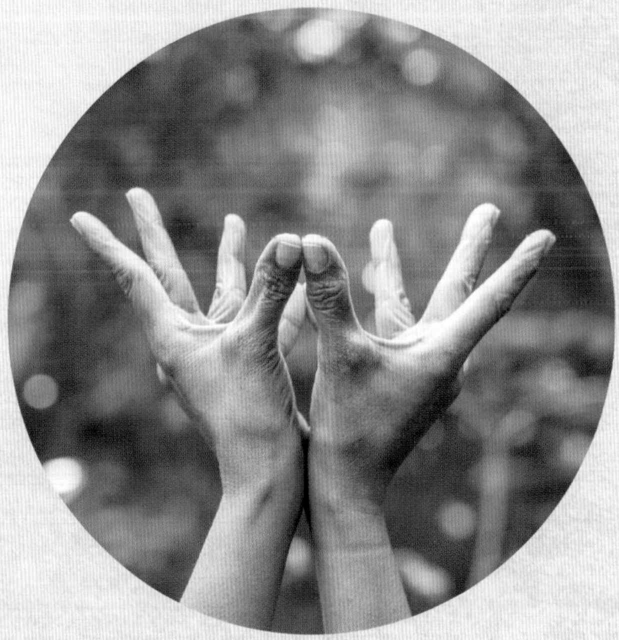

Padma-Mudra

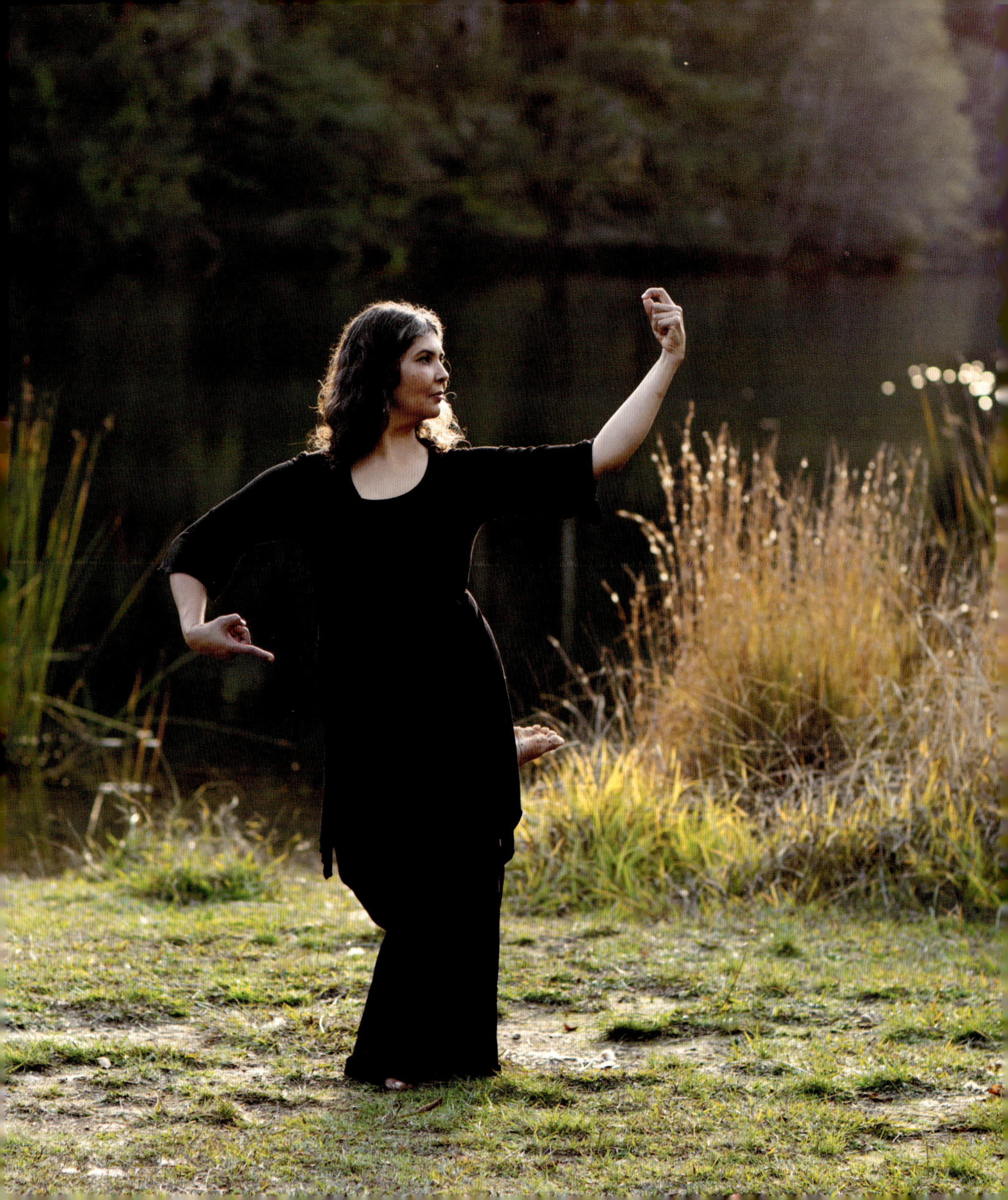

Haltung 32

Sarasvati Bijasana im Stehen, *Meena Puchha Pada* mit der linken Hand in *Kapittha-Mudra* und mit der rechten Hand in *Suchi-Mudra*

»OM aim sarasvatyai namah.«

»Möge ich auf deinen flussartigen Strömen der Inspiration gleiten, gehalten von deinen Händen der Weisheit, und die Fähigkeit erlangen, deine Kunst zu würdigen.«

Mudras

Für die Kapittha-Mudra wird die Daumenspitze vom Zeigefinger berührt. Diese Pose repräsentiert Sarasvati Devi, wie sie die Spitze ihres himmlischen Instruments hält, bekannt als Veena. Für die Suchi-Mudra weisen Sie mit Ihrem Zeigefinger nach oben. Der untere Teil Ihrer rechten Hand in dieser Pose repräsentiert Sarasvati Devi, wie sie die Saiten ihrer Veena zupft.

Asana

Dies ist eine wunderschöne und feminine Haltung. Nehmen Sie den aufrechten Stand ein und drehen Sie Ihre Füße leicht nach außen. Während Sie die Knie beugen, verlagern Sie das Gewicht auf den linken Fuß und kreuzen das rechte Knie hinter dem linken. Schauen Sie auf die linke Seite und zeigen Sie mit Ihrer rechten Fußsohle zum Himmel, während Sie sich ein wenig tiefer setzen. Verstecken Sie das rechte Knie hinter dem linken, indem Sie die Hüften ein paar Zentimeter nach links bewegen. Nun nehmen Sie die Positionen der Arme und Hände ein. Die linke Hand ist in einer Linie mit Ihrem Gesicht und die Spitze Ihres Zeigefingers ist auf Sie selbst gerichtet. Die rechte Hand zeigt auf die Mitte des Körpers und wird niedriger gehalten, etwa in Höhe der Hüften.

Die Haltung drückt Lieblichkeit aus. Die flussgleiche Göttin reicht ihr Wasser der Inspiration dar, um den Schmerz der Trennung zu stillen. Mit ihrer Melodie besänftigt sie unsere Seele und wiegt uns in der Wonne der Erinnerung und Wiedervereinigung.

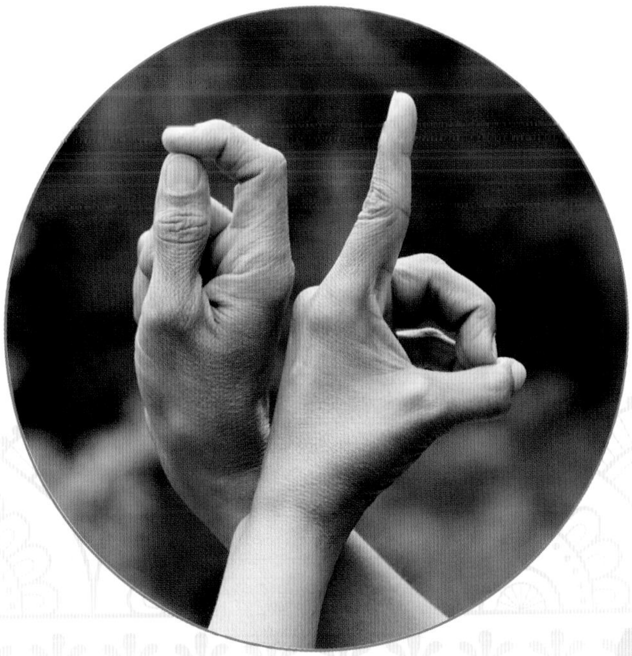

Haltung 33

Sarasvati Bijasana im Sitzen, *Ardha-Matsyendrasana*-Variation mit der linken Hand in *Simhamukha-Mudra* und der rechten Hand in *Sukachanchu-Mudra*

Mudras

In dieser Pose hält die Göttin ihr Veena genanntes Instrument in einer leicht veränderten Mudras-Kombination. Ihre linke Hand an der Spitze ihrer Veena bildet Simhamukha, auch Löwengesicht-Mudra genannt, mit Daumen und kleinem Finger nach oben zeigend, während die ausgestreckten Zeige-, Mittel- und Ringfinger nach vorne auf ihr Gesicht zeigen. Ihre rechte Hand am unteren Ende ihrer Veena bildet die Sukachanchu-Mudra, wobei Daumen- und Mittelfinger sich berühren und die anderen Finger die Form eines Kreises oder Rades bilden.

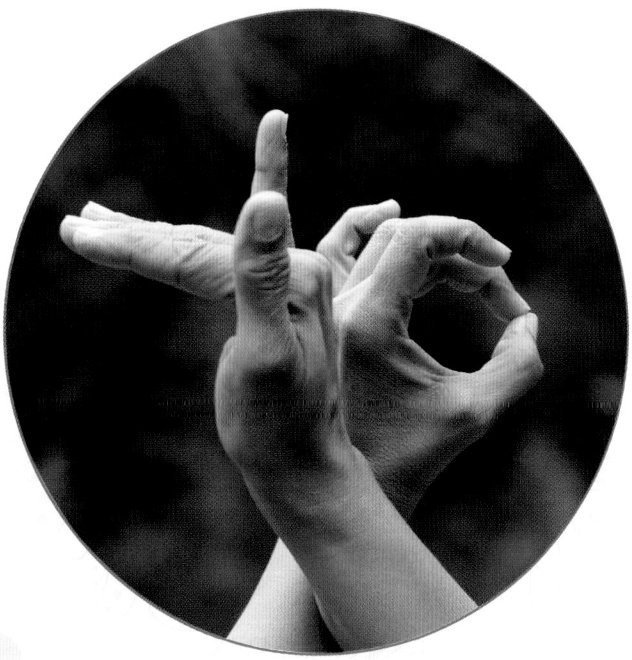

Asana

Beginnen Sie diese Haltung im Stehen und halten Sie dabei Ihre Mudras. Kreuzen Sie Ihren rechten Fuß in circa 30 Zentimeter Entfernung vor dem linken Fuß und in Richtung der linken Seite Ihres Körpers. Nun nehmen Sie eine sitzende Position ein, indem Sie die Knie leicht beugen und auf der linken Ferse sitzen, während Sie das linke Knie hinunter auf den Boden bringen und das rechte Bein auf das linke legen. Falls diese Haltung für Sie nicht durchführbar ist, sitzen Sie in Gomukhasana, auch Kuhmaul-Sitz genannt, mit beiden Füßen und den Hüften auf dem Boden, und kreuzen Sie Ihr rechtes Knie über dem linken.

Vergessen Sie nicht, die Seiten zu wechseln, und wenn Sie möchten, können Sie einfach Ihre Hände auf der anderen Seite in die Lotus-Handgeste (siehe Seite 122) bringen.

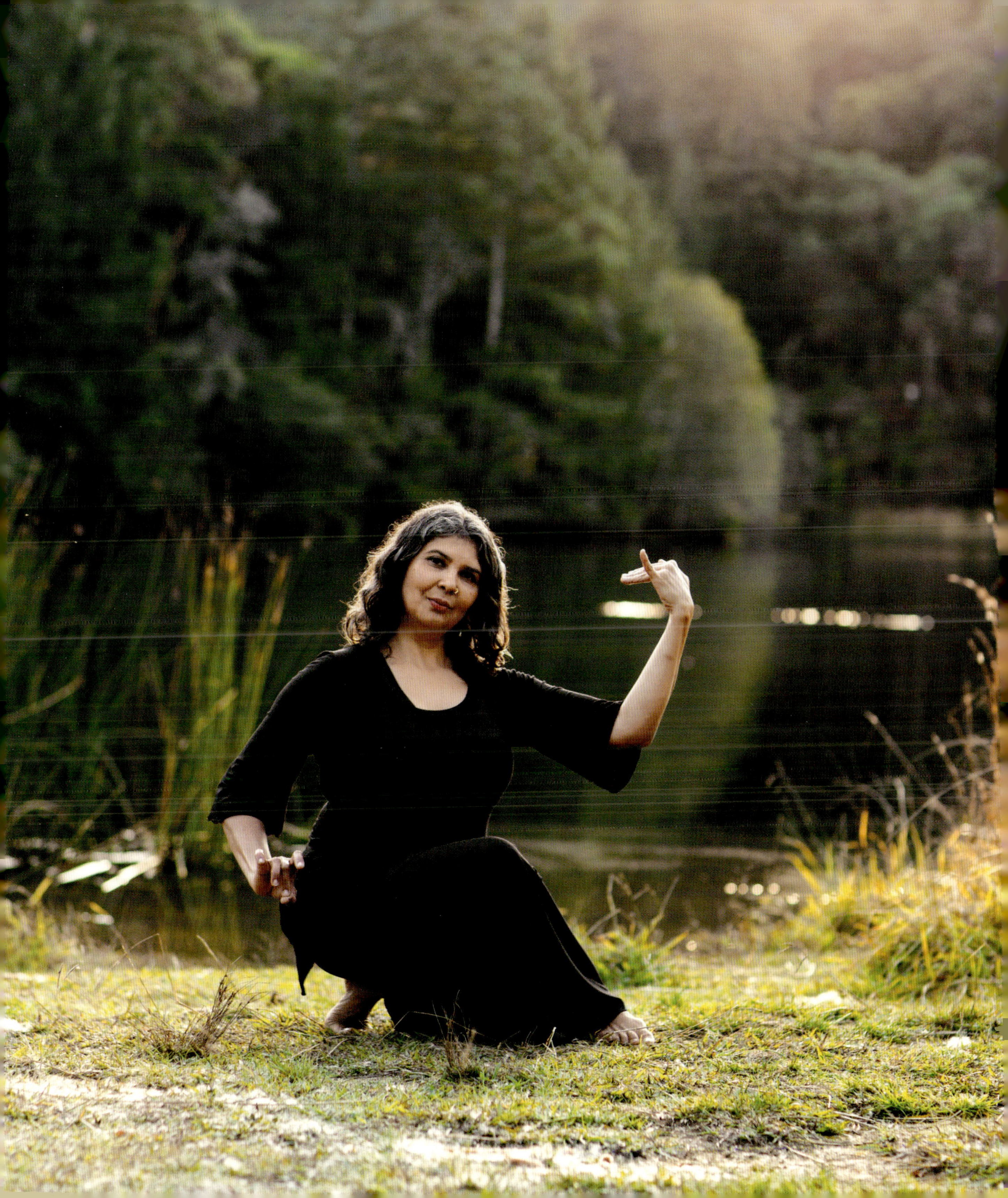

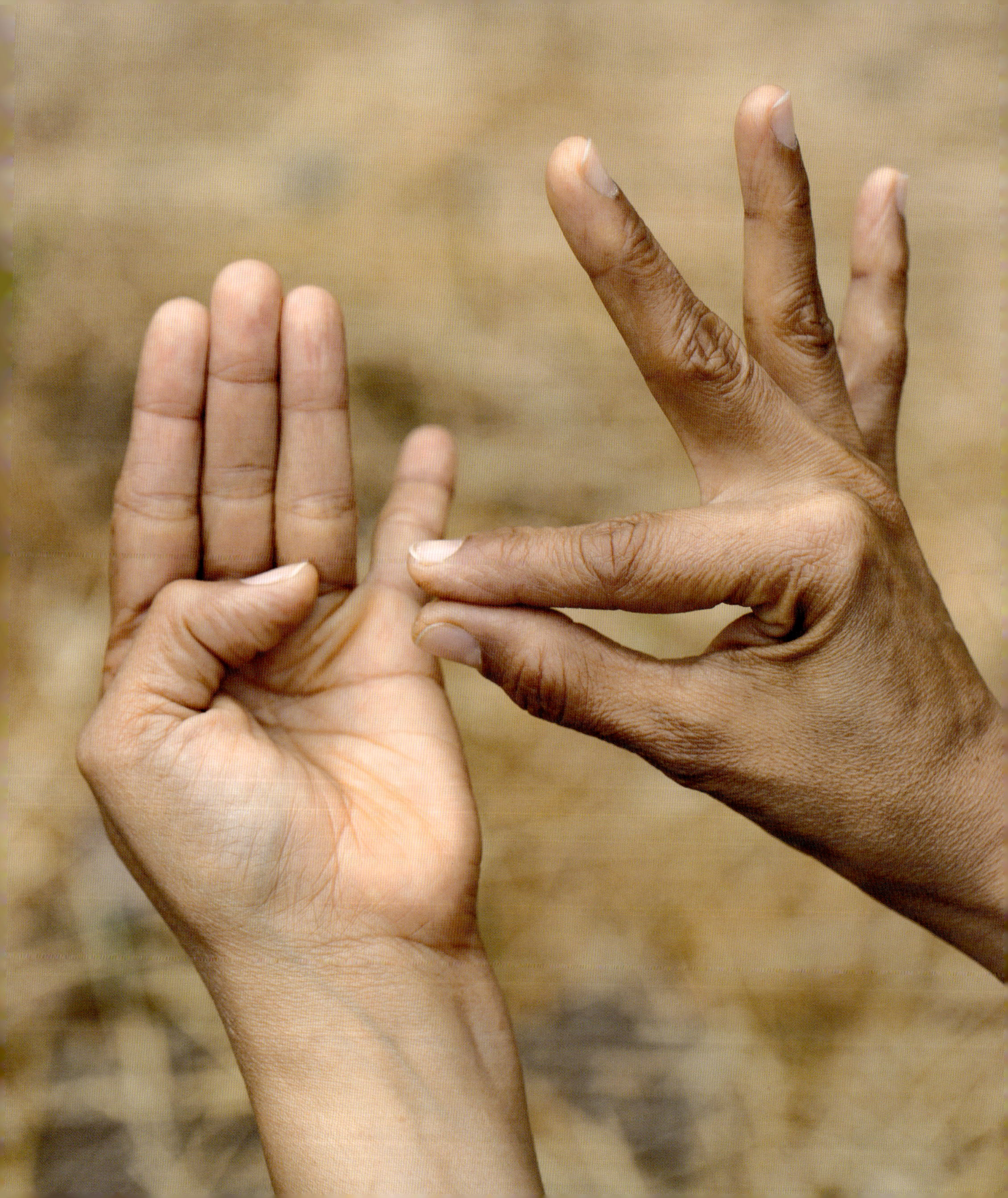

Haltung 34

Brahma-Mudras mit der linken Hand in *Chatura-Mudra* und der rechten Hand in *Hamsasya-Mudra*

Die linke Hand in der Chatura-Mudra wird zu Ihrem heiligen Buch. Bringen Sie die Spitze Ihres Daumens an die Basis des Ringfingers, während Sie den Zeige-, Mittel- und Ringfinger nach oben strecken und den kleinen Finger nach unten. Halten Sie Ihre offene Handfläche als Schreibunterlage gen Himmel. Die rechte Hand in der Hamsasya-Mudra wird zu Ihrem Federhalter, indem Sie Zeigefinger und Daumen verbinden und die anderen Finger ausgestreckt nach oben weisen.

Brahma ist die Energie der Schöpfung. Er ist der Ahnherr, der vorzeitliches Wissen für uns bereithält. Er ist der Anfang und die Quelle der Inspiration, Kreativität und Erneuerung. Brahma wird im Bhakti-Yoga nicht in dem Maße verehrt wie Shiva und Vishnu, die beiden anderen Götter der Dreifaltigkeit, wird aber dennoch von allen als die ursprüngliche Kraft des Universums respektiert.

Meditieren Sie im Sitzen, während Sie diese Mudras halten. Ausgehend von einem Zustand der Leere erschaffen Sie vor Ihrem inneren Auge das, was Sie manifestieren wollen. Von Wissen und Wollen hin zu Umsetzen und Sein.

Haltung 35

Buddha-Mudra oder *Jnana-Mudra*

Die Weisheits-Mudra wurde hier gewählt, um das Wissen des Erleuchteten, Buddha, zu repräsentieren. Buddhi ist eine Form von Weisheit, die Erkenntnis besitzt und aus dem Herzen kommt, nicht aus dem Intellekt. Ein Buddha ist ein Mensch, der diese besondere Weisheit erlangt hat.

Buddha hat uns einen Weg der Gewaltlosigkeit und Losgelöstheit gelehrt. Buddhas Lehren werden Buddha Dharma genannt und ihre Prinzipien lauten, dass wir alle als Menschen Leiden erfahren und die Begrenzungen unserer irdischen Existenz hinter uns lassen können, indem wir als transzendente Wesen zu unserem vollen Potenzial in diesem menschlichen Körper erwachen. Wir lernen aus unseren eigenen Erfahrungen und wachsen gemeinsam.

»Sang-guie tcho-dhang tsog-kyi tchog-nam-la djang-tchub bhar-dhu dag-ni kiab-su-tchi dag-qui djin-sok guiy-pe so-nam-kyi drola phen-tchir sang-guie dru-par-shog.«

»Ich nehme Zuflucht in Buddha, Dharma und Sangha, bis ich Erleuchtung erlange. Möge ich durch Großzügigkeit und das Ausüben weiterer Tugenden Buddhas inneren Zustand erlangen zum Vorteil aller fühlenden Wesen.«

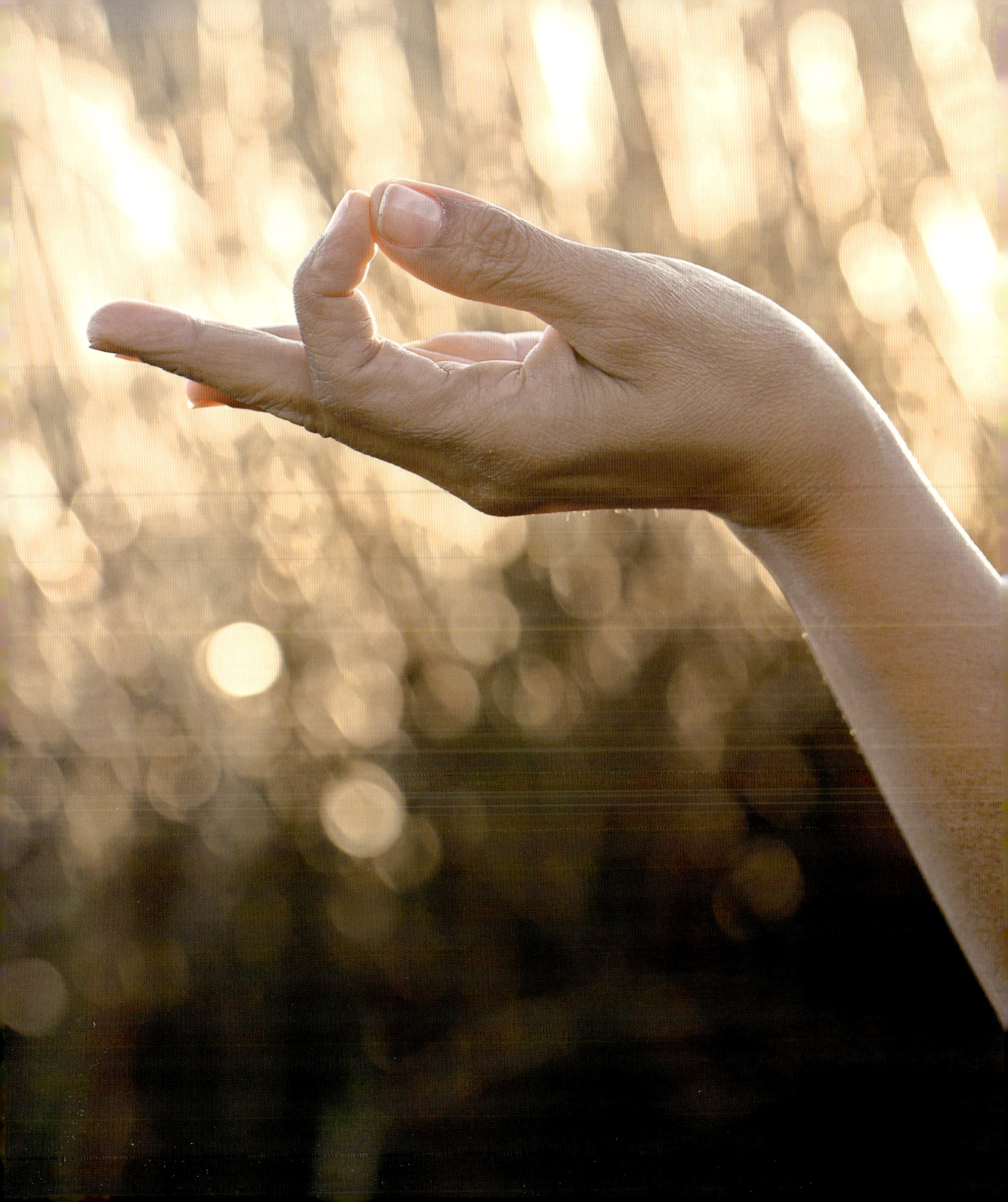

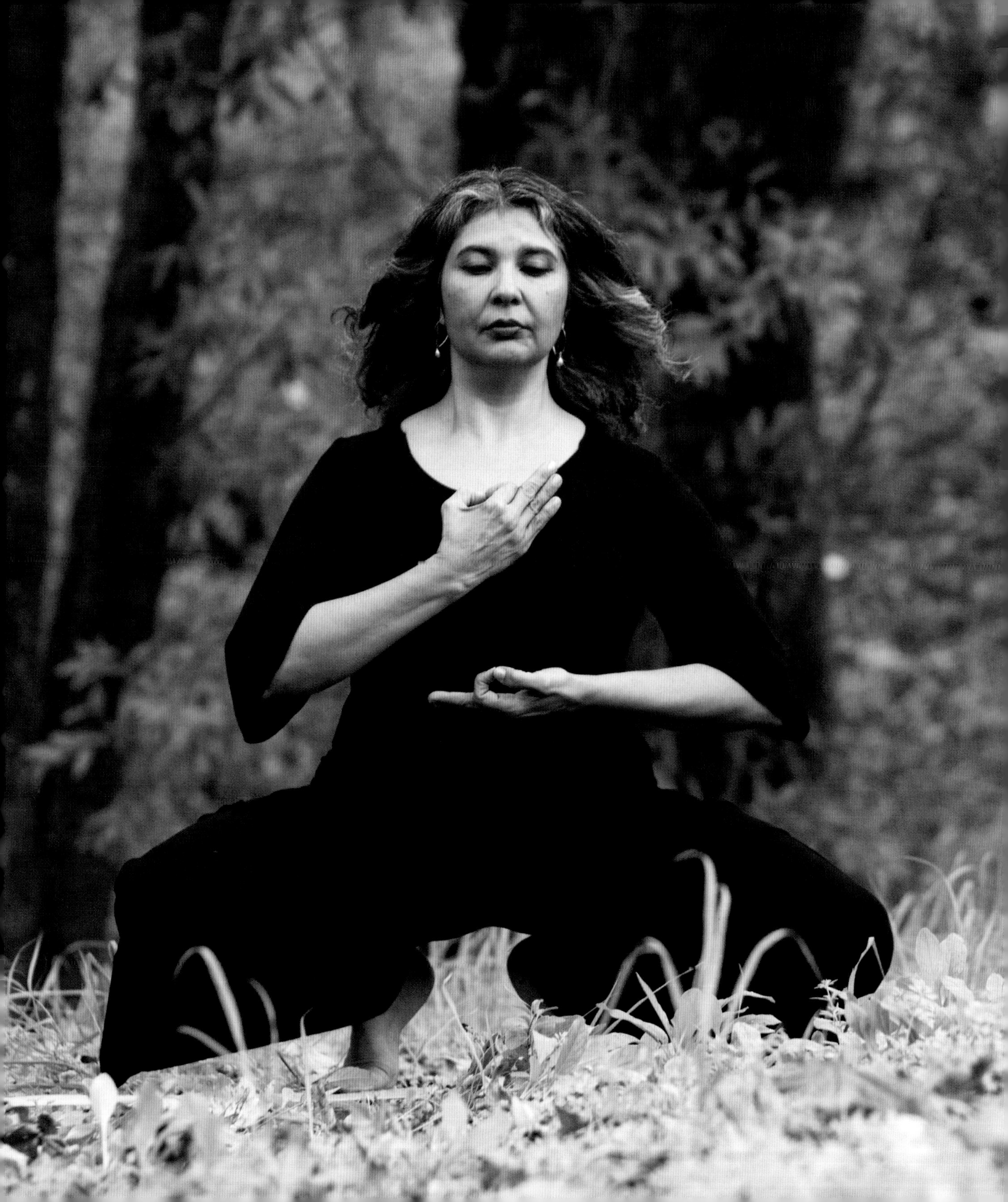

Haltung 35 A

Buddha Bijasana im Sitzen, *Kumbha Pada* mit beiden Händen in *Jnana-Mudra*

Mudra

Formen Sie mit Ihrer rechten Hand die Jnana-Mudra, indem Sie den Zeigefinger und Daumen verbinden, wobei Ihre offene Handfläche vor Ihrer Brust nach oben zeigt.

Asana

Lassen Sie sich sitzend auf den Zehen oder Fersen mit geöffneten Knien in die Kumbha Pada nieder. Meditieren Sie darüber, wie Buddha über das Dharma spricht und uns in seiner Großzügigkeit einen spirituellen Weg zeigt, dem wir folgen können.

Haltung 35 B

Buddha Bijasana im Gehen, *Rekha Pada* mit den Händen in *Jnana-Mudra*

Mudra

Vor der Brust verbinden Sie Daumen und Zeigefinger Ihrer linken Hand in der Jnana-Mudra, mit der offenen Handfläche nach oben. Bringen Sie Ihre rechte Hand ebenfalls in die Jnana-Mudra, Daumen und Zeigefinger verbunden, wobei die Handfläche auf die linke Brustseite zeigt, über dem Zentrum Ihrer linken Hand, wobei die restlichen Finger nach oben zeigen.

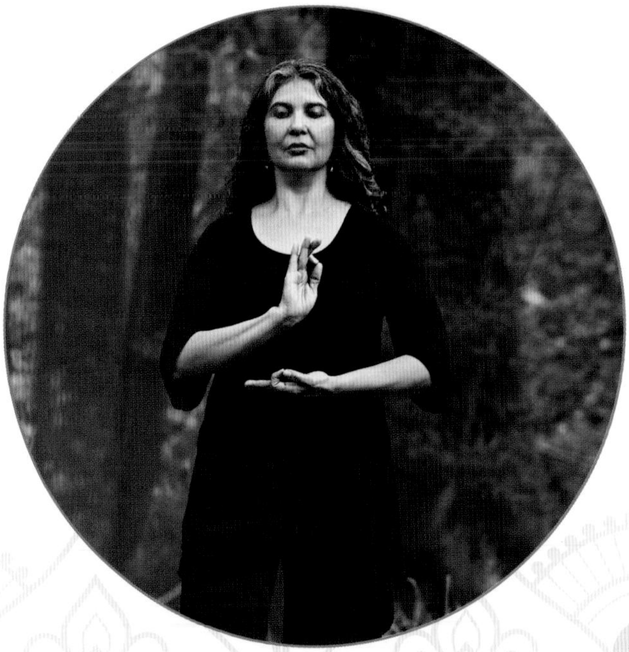

Asana

Lassen Sie Ihren Worten Taten folgen, einen Schritt nach dem anderen, in dem Bewusstsein, dass jeder Schritt zu einer guten Tat führt.

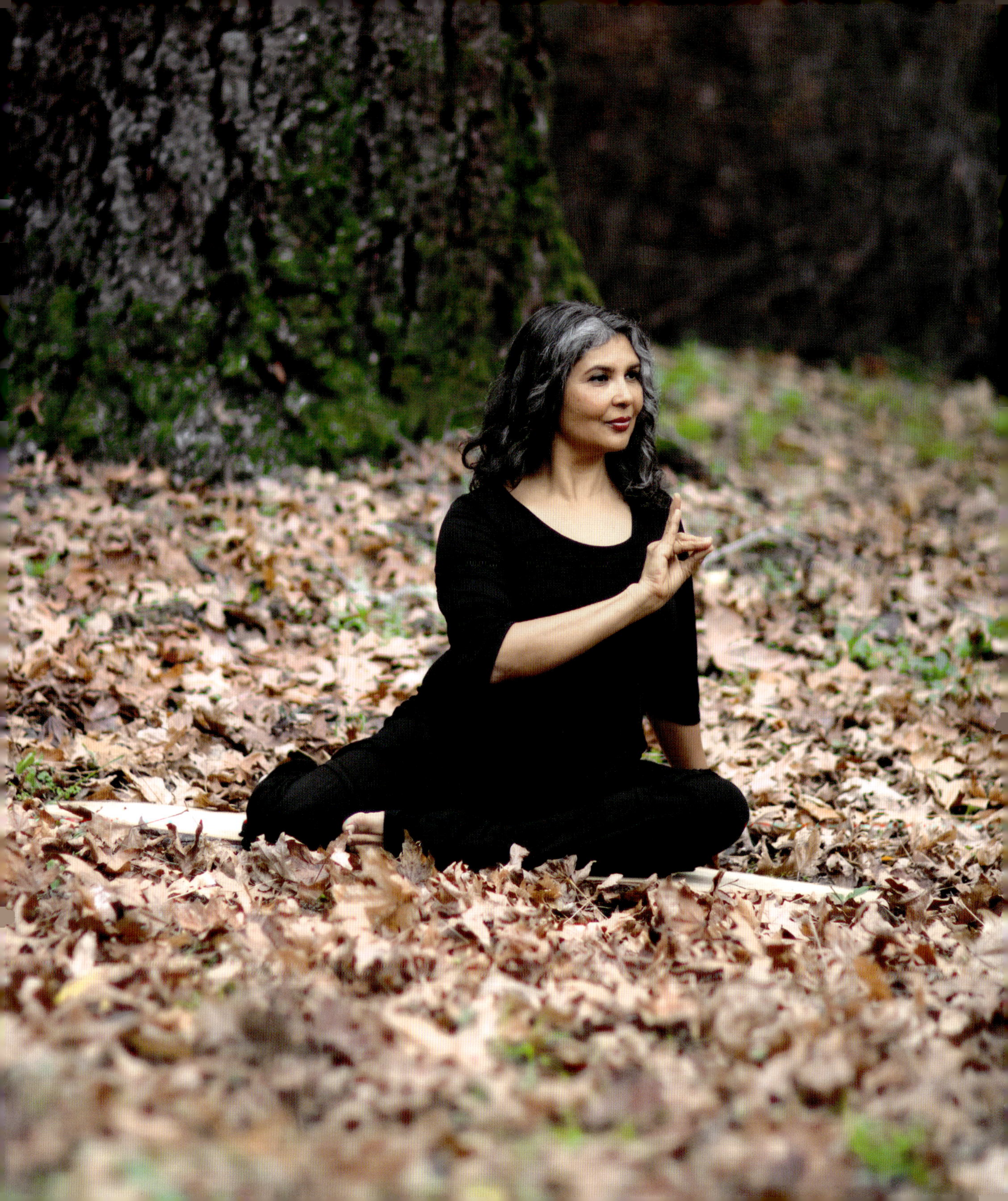

Haltung 36

Mrigasana (Reh-Haltung) mit *Mrigashirsha-Mudra*

Mudra

Die Rehkopf-Mudra (Mrigashirsha) ist eine sehr liebreizende Handgeste. Verbinden Sie den Daumen mit dem Mittel- und Ringfinger, und indem Sie diese Finger nach vorne strecken, weisen Sie mit dem Zeigefinger und kleinen Finger nach oben.

Diese Mudra drückt eine freudige Stimmung aus. Sie ist eine der Gesten, die dazu dienen, um den Geliebten herbeizurufen.

Asana

Setzen Sie sich auf den Boden und kreuzen Sie das linke Bein vor Ihrem Körper. Verlagern Sie das Gewicht auf die linke Hüfte, während Sie das rechte Bein angewinkelt nach hinten bewegen, und platzieren Sie die Spitze des rechten Fußes auf den Boden neben dem rechten Gesäßmuskel. Die rechte Ferse sollte neben der rechten Hüfte liegen, und Sie können den linken Fuß so platzieren, dass er das rechte Knie berührt. Indem Sie die linke Hand auf den Boden legen, drehen Sie sich nach links und so weit zurück Richtung Kreuzbein, wie es Ihnen möglich ist.

Formen Sie mit Ihrer rechten Hand die Rehkopf-Mudra, während Sie Ihre Brust und Ihr Kinn leicht anheben. Fühlen Sie innerlich das Reh, wie es voller Leichtigkeit und Freude auf und nieder springt, und vollenden Sie die Drehung, indem Sie die rechte Hand auf Ihr Herz legen.

Das Reh wird in einer Geschichte mit Buddha assoziiert, in der er das Prinzip der Gewaltlosigkeit (Ahimsa) lehrt – dass keinem Tier durch religiöse Opferhandlungen oder unter irgendwelchen anderen Umständen Leid zugefügt wird.

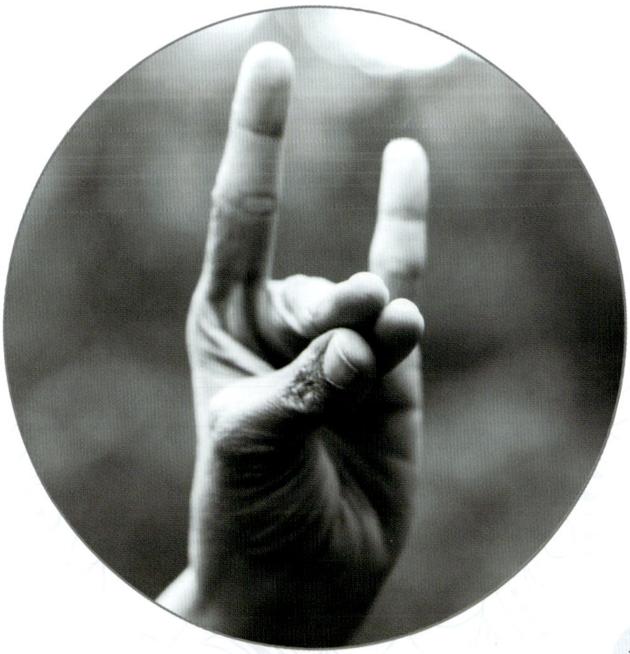

Haltung 37

Kurmasana-Variation (Schildkröte) mit *Kurma-Mudra*

Über das Verhalten eines Yogi:
»Einer, der die Fähigkeit erlangt hat, seine Sinne von sinnlichen Objekten zurückzuziehen – so wie die Schildkröte ihre Extremitäten in das Innere ihres Panzers zieht –, wird als jemand angesehen, der wahrhaft Weisheit erlangt hat.«

– Gita 2.58

Mudra

Diese symbolische Mudra namens Kurma zeigt das Haus einer Schildkröte mit ihren vier Beinen. Der Kopf ist versteckt, doch Sie können ihr erlauben, ihn herauszustrecken, indem Sie die Spitze des Mittelfingers nach oben strecken. Kurma, der Erhalter des Universums, ist einer der Avatare von Vishnu.

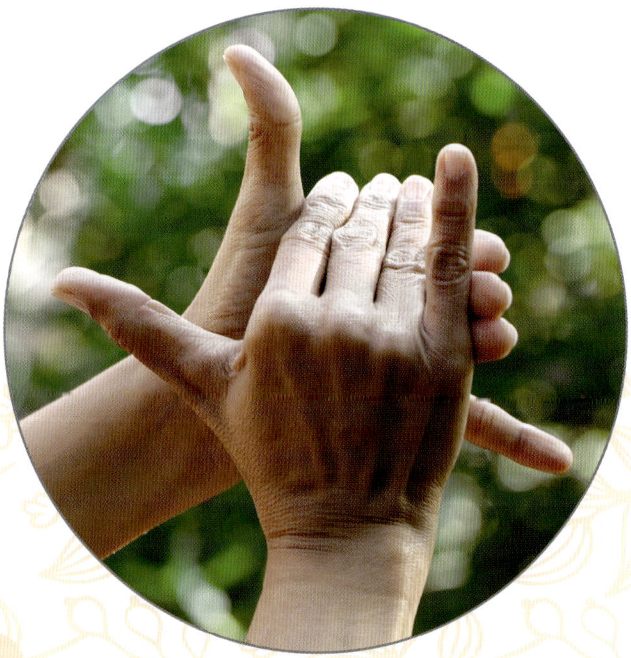

Bilden Sie mit Ihren Händen die Simhamukha-Mudra, mit dem kleinen Finger und Daumen nach oben zeigend und die anderen Finger gerade ausgestreckt. Dann legen Sie eine Hand auf die andere, um eine dicke, muschelähnliche Form zu bilden.

Asana

Für diese Rumpfbeuge setzen Sie sich auf den Boden, bringen die Sohlen Ihrer Füße zusammen und bewegen sie ungefähr 60 Zentimeter von Ihren Hüften weg. Mit Ihren Händen in der Kurma-Mudra machen Sie Ihren Rücken rund und beugen sich nach vorne, um mit dem Kopf Ihre Füße zu berühren. Heben Sie Ihren Nabel Richtung Rücken und ziehen Sie Ihren Bauch ein. Entspannen Sie Ihre Ellbogen auf dem Boden und halten Sie Ihre Mudra hoch. Wenn nötig, stützen Sie sich mit einem Polster zwischen Füßen und Kopf ab und ruhen darauf. Rumpfbeugen fördern die Selbstbeobachtung und sorgen für eine innere Abkühlung. Nehmen Sie es wahr und richten Sie Ihre ganze Aufmerksamkeit nach innen.

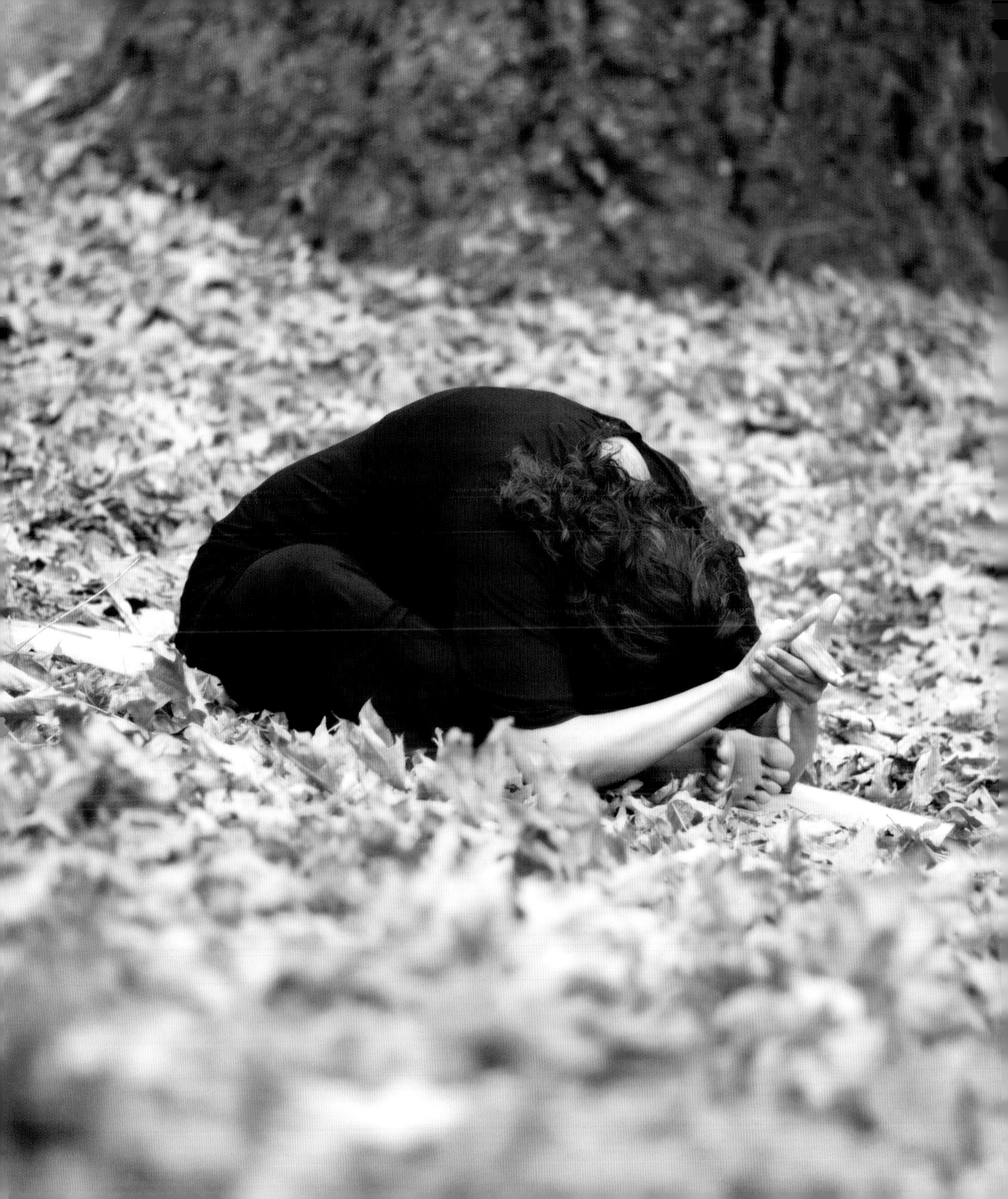

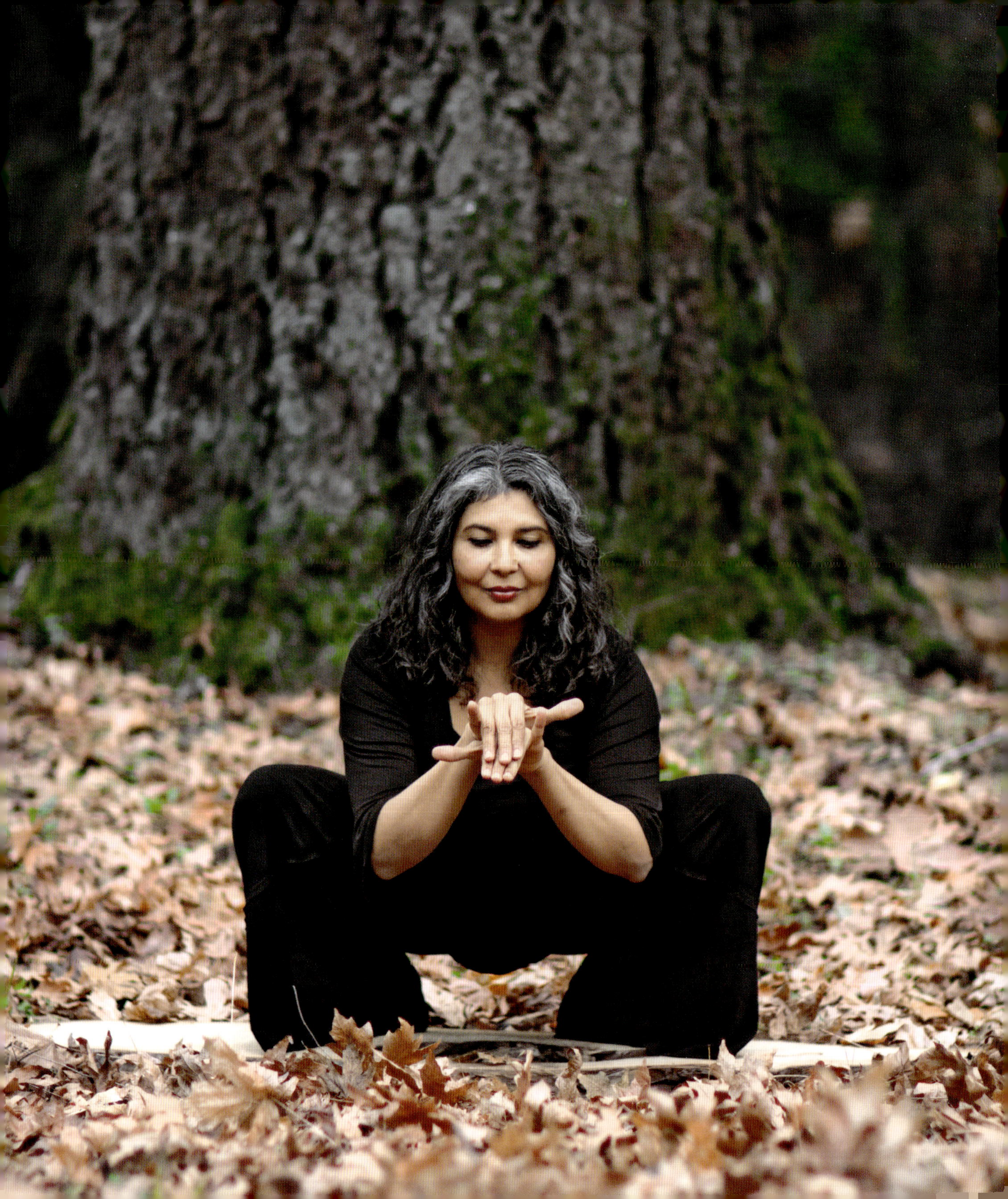

Haltung 38

Malasana mit *Varaha-Mudra*

Mudra

Dies ist eine weitere symbolische Mudra für einen Avatar Vishnus. Als Varaha nahm er die Form eines Ebers an. Formen Sie hierzu mit beiden Händen noch einmal die Simhamukha-Mudra, indem Sie Ihren Ring-, Mittel- und Zeigefinger flach halten, während Sie Ihre Daumen und kleinen Finger nach oben strecken. Legen Sie die eine Hand so auf die andere, dass die mittleren Finger die Schnauze eines Ebers formen, die kleinen Finger seine Stoßzähne, und die Daumen seine Ohren. Diese Mudra kann vor dem Herz oder zuweilen in Höhe des Kopfes gehalten werden.

Asana

Varaha rettete die Welt, indem er sie mit seinen Stoßzähnen aufhob und alles und jeden in ihr rettete. Malasana wurde als eine einfachere Haltung gewählt, die den Körper ins Gleichgewicht bringt und den Praktizierenden mit der Erde verbindet.

Der Eber ist ständig damit beschäftigt, mit seinen Stoßzähnen in der Erde zu graben, den Boden zu bestellen und für neues Leben vorzubereiten. Gehen Sie in die Hocke und drehen Sie Ihre Füße nach außen, während Sie sich leicht nach vorne beugen und Ihre Varaha-Handgeste vor Ihrem Herzen halten. Schauen Sie nach innen, was verbraucht ist und wiederaufbereitet werden muss, und lassen Sie es in die Erde sinken, denn sie wird wissen, was damit zu tun ist. Varahi, die Gefährtin von Varaha, wird als eine der mächtigsten Muttergestalten betrachtet; sie kann in der Dunkelheit sehen und das läutern, was gewöhnlichen Augen verborgen bleibt. Wenn Sie sich in Ihren Beinen stark fühlen, können Sie in die Hocke gehen und Ihre Hüften ein wenig höher halten als Ihre Knie, um die volle Malasana einzunehmen.

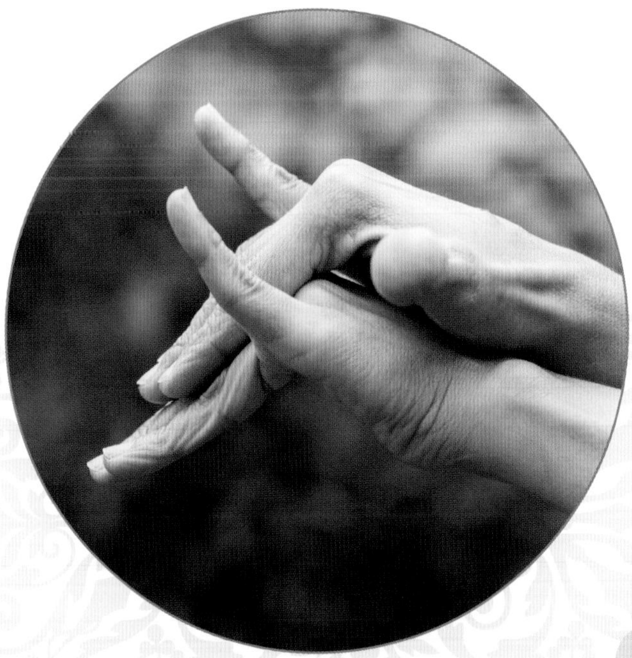

Haltung 39

Salamba Bhujangasana (gestützte Kobra) mit *Nagabandha-Mudra*

Mudra

Diese mächtige Mudra wird aus zwei zusammengerollten Schlangen gebildet. Ausgehend von der flachen Hand (Pataka-Mudra) rollen Sie die Spitzen Ihrer Finger schlangenförmig ein. Durch das Kreuzen Ihrer Unterarme bringen Sie diesen Schutzschild direkt vor Ihre Brust. Die Mudra kann sowohl in einer Meditationspose benutzt werden als auch zur Kontemplation über die Medizin der Schlangen und ihre Verbindung zu den verborgenen Mächten der Erde.

Asana

Legen Sie sich auf den Bauch und nehmen Sie Ihre Füße dabei hüftbreit auseinander, wobei Sie zuerst Ihre Unterarme auf den Boden legen. Platzieren Sie Ihre Ellbogen unterhalb Ihrer Schultern, mit den Handflächen nach unten. Drücken Sie die kleinen Zehen und das Steißbein nach unten und verbinden Sie sich so mit der Erde, während Sie die Brust und die Spitze Ihres Kopfes heben, so wie eine Schlange, die sich vom Erdboden erhebt. Nachdem Sie den Oberkörper aufgerichtet haben, heben Sie Ihre Handflächen in die Schlangen-Handgeste und kreuzen Ihre Unterarme vor der Brust, während Sie auf Ihren Ellbogen ruhen, am besten auf einer weichen, erdartigen Unterlage.

Richten Sie Ihre Aufmerksamkeit auf Ihre Wirbelsäule und laden Sie die Energie von Kundalini Shakti an der Basis Ihrer Wirbelsäule ein, sich nach oben zu Ihrem Herzzentrum zu bewegen, um das Herz zu erwecken und die heilende Kraft im Inneren des Herzens zu aktivieren.

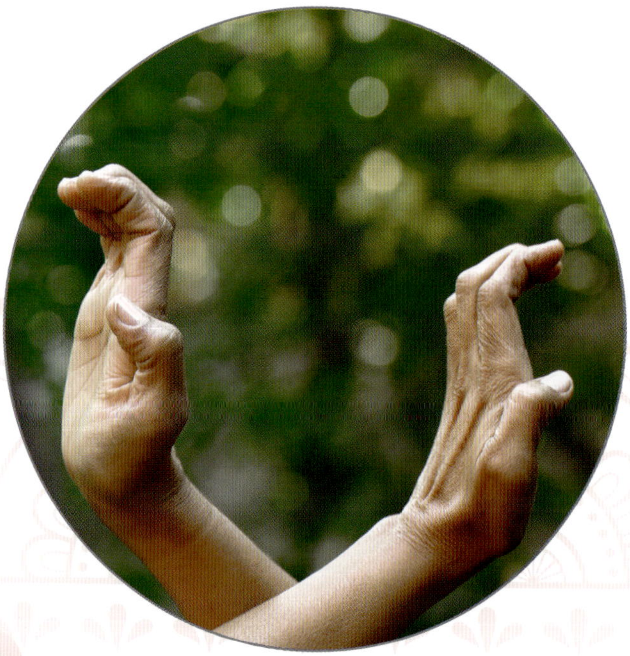

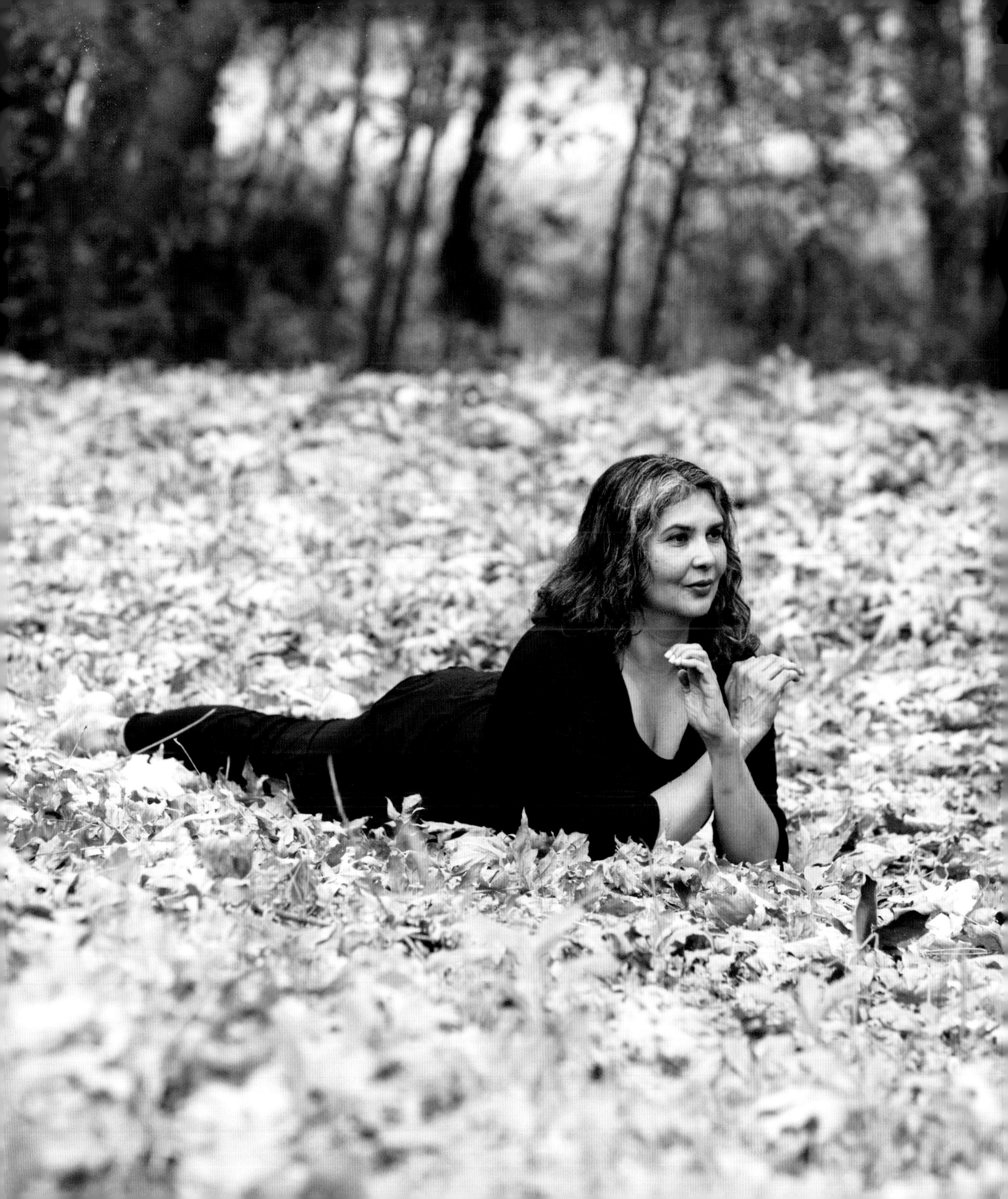

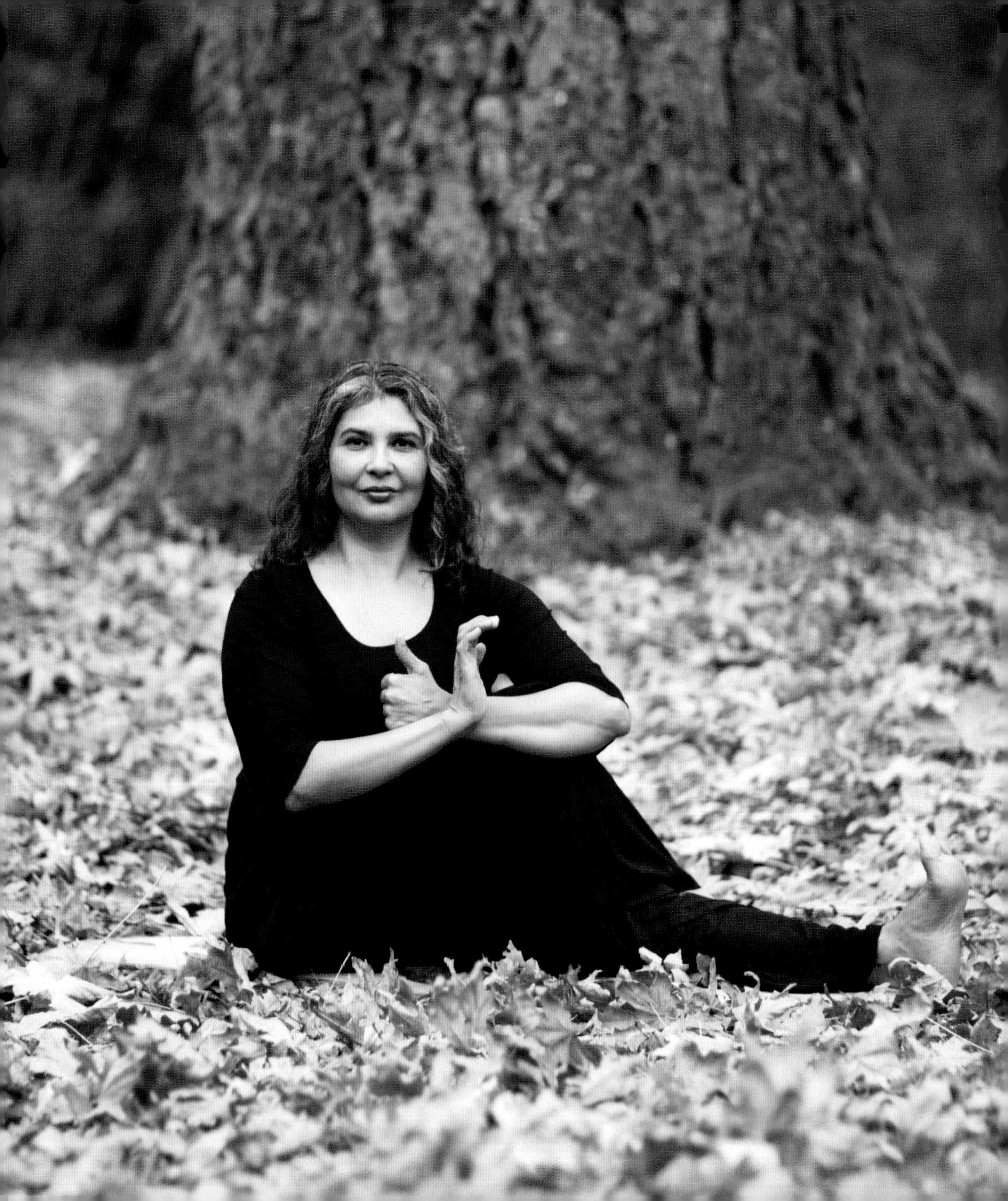

Haltung 40

Matsyendrasana mit *Sikhara*- und *Sarpashirsha-Mudra*

Mudras

Bei der Sikhara-Mudra machen Sie einfach eine Faust und strecken Ihren Daumen nach oben. Diese Handgeste hat viele verschiedene Bedeutungen, wie zum Beispiel eine Säule, einen Bogen, eine Umarmung oder das Läuten einer Glocke. Hier repräsentiert die Mudra Shiva in seinem archetypischen Symbol als Lingam oder Phallus.

Für die Sarpashirsha-Mudra bilden Sie mit Ihren Handflächen eine schlangenähnliche Form, indem Sie die obersten beiden Fingerglieder in eine gekrümmte Linie bringen. In dieser Kombination repräsentiert die Handgeste ein anderes Symbol von Shivas Macht: die Schlange, zusammengerollt um den Shiva-Lingam.

Asana

Auf dem Boden sitzend, strecken Sie Ihre Beine nach vorne aus, wobei Sie Ihren Rücken gerade halten. Beugen Sie Ihr rechtes Knie und kreuzen Sie Ihren rechten Fuß über dem linken Oberschenkel. Pressen Sie die Sohle des rechten Fußes auf den Boden, während Sie Ihren linken Arm um Ihr rechtes Bein legen und Ihren Oberkörper nach rechts drehen. Formen Sie mit Ihrer linken Hand die Sikhara-Mudra und legen Sie Ihre rechte Hand in der Nähe des Kreuzbeins auf den Boden, während Sie hinüber auf die rechte Schulter schauen. Halten Sie den Oberkörper gedreht und verlagern Sie Ihren Blick auf Ihr Herzzentrum. Nun formen Sie mit Ihrer rechten Hand die Sarpashirsha-Mudra und kreuzen am Handgelenk die linke Hand.

Matsyendranath war ein Anhänger von Shiva und alle Hatha-Yogis der Vergangenheit waren Praktizierende des Nath-Kultes. Diese beiden Mudras, zusammen mit der Trisula-Mudra, dem Dreizack, ehren Shiva und seine Nachkommen.

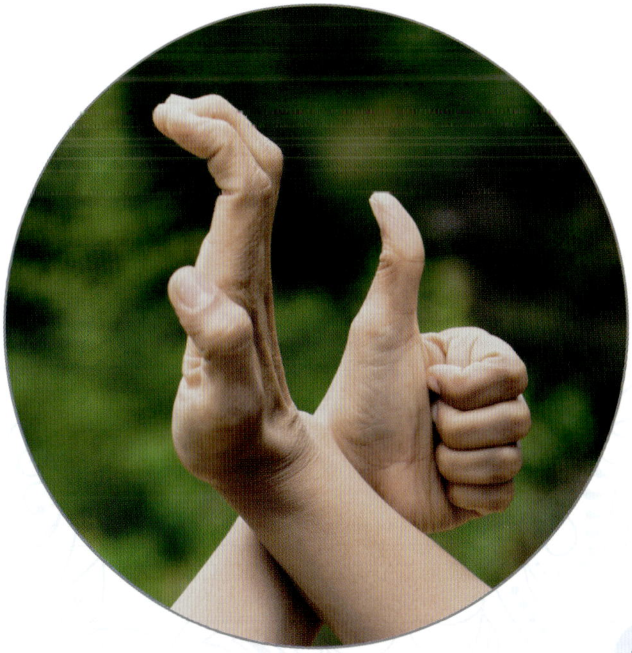

Haltung 41

Vasishthasana mit *Sarpashirsha-Mudra*

Mudra

Die Sarpashirsha-Mudra, oder Schlangen-Handgeste, wird auch in dieser Kombination benutzt, um Shiva zu ehren, den Gott, dem Schlangen als seine Girlanden dienen. Der Weise Vasishtha war ein sehr ehrwürdiger Meister und wie viele andere seinesgleichen verehrte er Shiva. Vasishthas Hauptlehren wurden zusammengefasst und von dem Weisen Vyasa in einem Text mit dem Titel *Yoga Vasishtha* festgehalten, der die Konversationen zwischen Vasishtha und seinem Schüler, Rama, wiedergibt.

Asana

Vasishthasana ist eine Pose, die Konzentration und Kraft erfordert. Gehen Sie hinunter auf Ihre Hände und Knie und bringen Sie die linke Schulter auf eine Linie mit Ihrer linken Hand, während Sie Ihren Oberkörper nach rechts drehen, mit dem rechten Arm nach oben weisen und das rechte Bein strecken, um Ihr rechtes Fußgewölbe in eine Linie mit dem linken Knie zu bringen. Sie können entweder in dieser Version von Ardha Vasishthasana bleiben oder, wenn Sie möchten, das linke Bein ausstrecken, indem Sie den linken Fuß vor den rechten Fuß legen und die Brust nach oben zum Himmel drehen. Nun formen Sie mit der rechten Hand die Schlangen-Mudra.

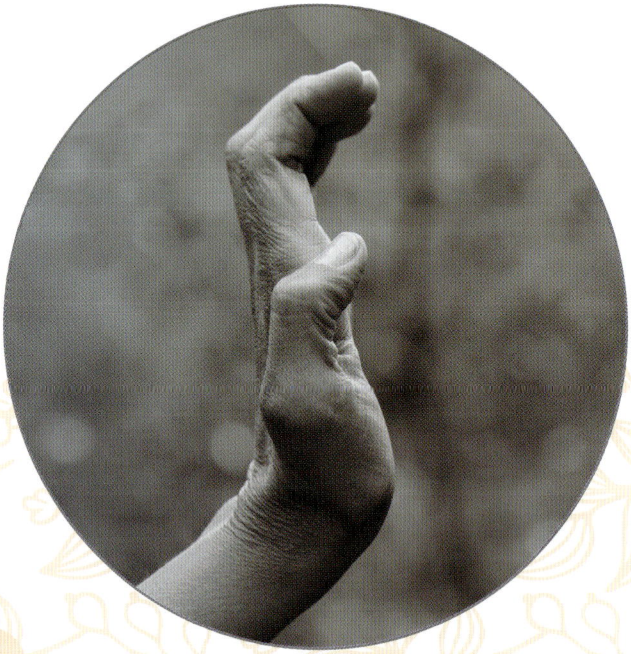

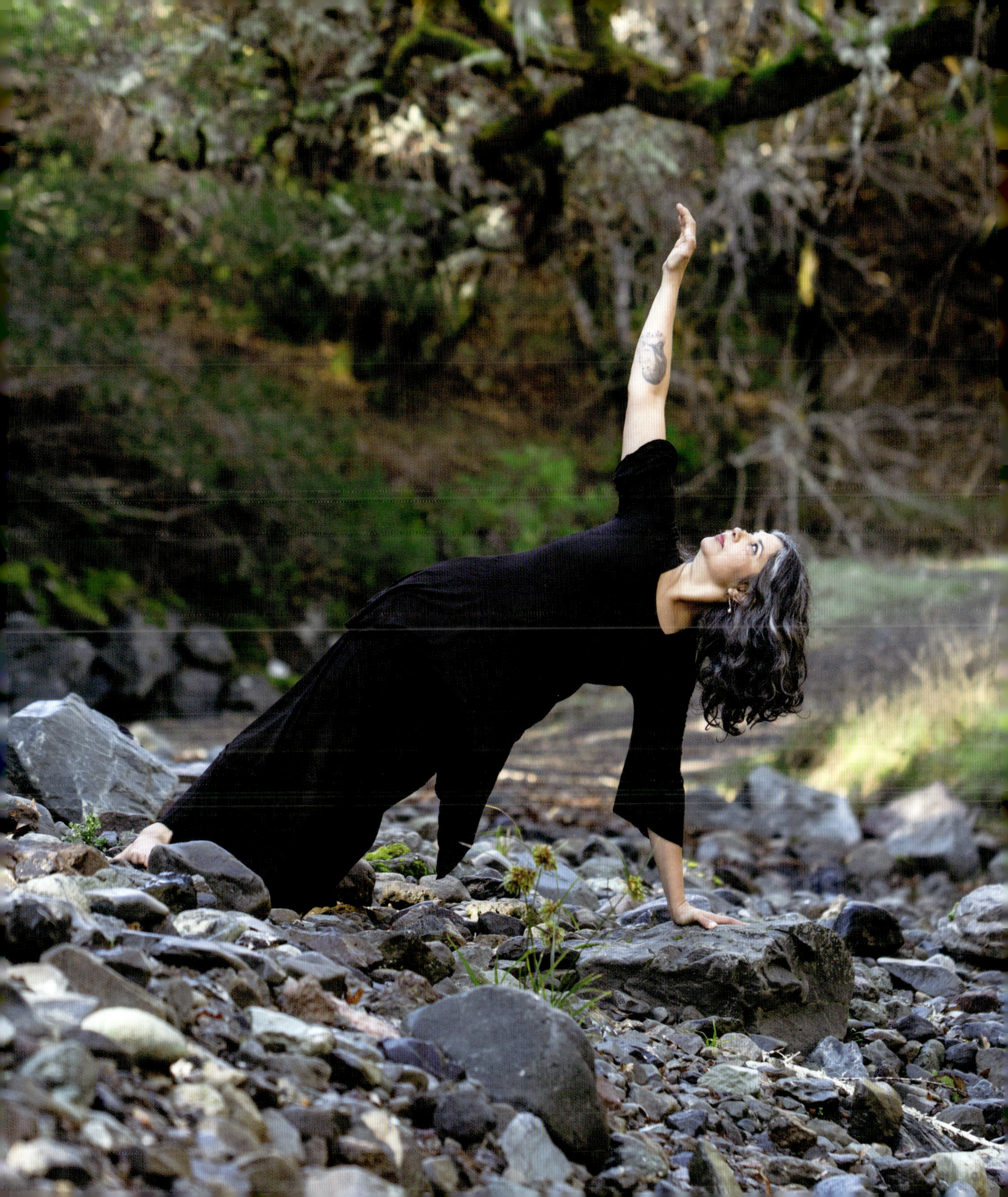

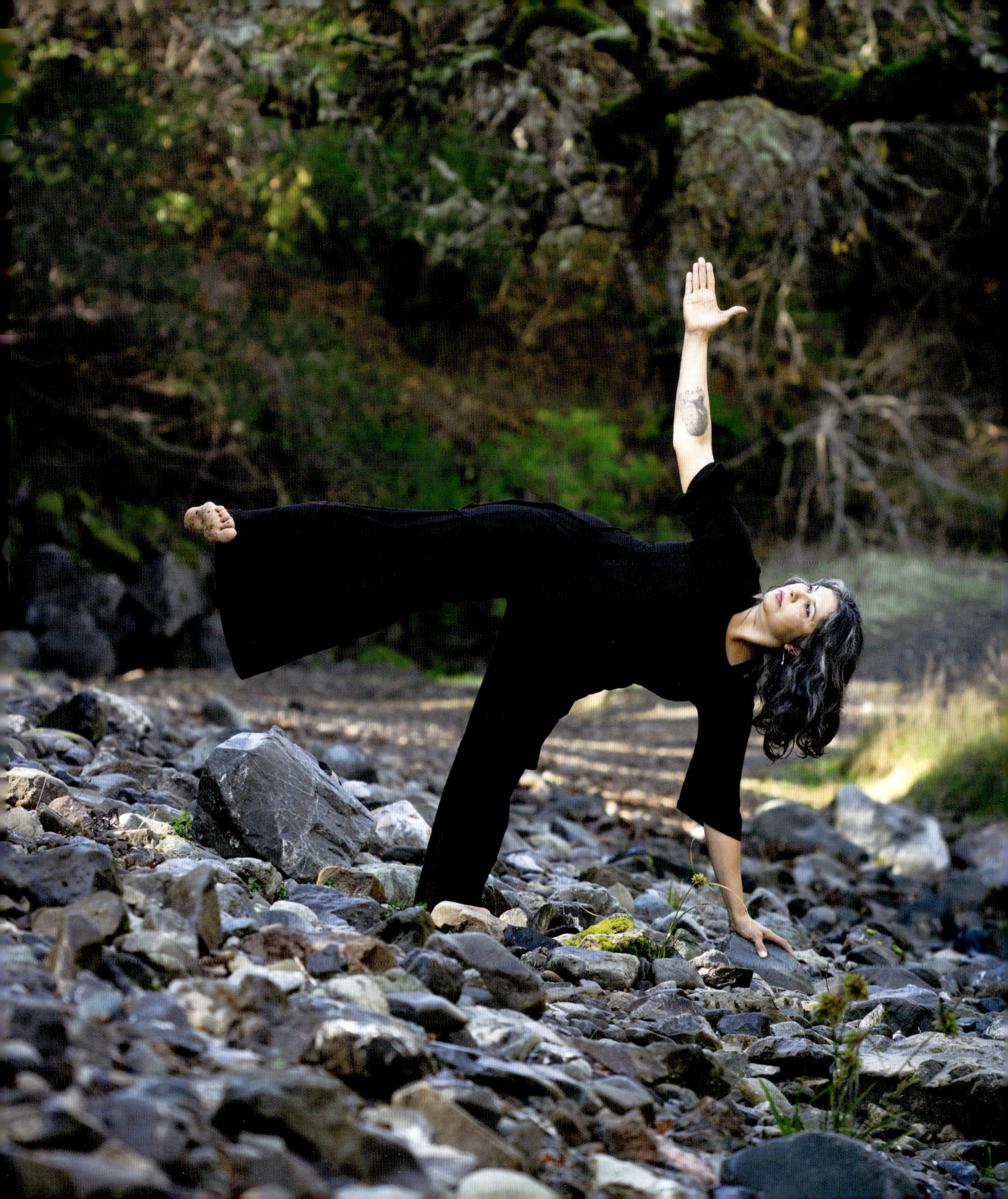

Haltung 42

Ardhachandrasana mit *Ardhachandra-Mudra*

Mudra

Die Ardhachandra- oder Halbmond-Mudra harmoniert besonders gut mit der Halbmond-Haltung. Bei dieser Mudra ist die Handfläche gestreckt und der Daumen zur Seite geöffnet, wodurch zwischen Zeigefinger und Daumen die Form des Halbmondes entsteht.

Eine andere Mudra, die bei dieser Haltung benutzt werden kann, ist Chandrakala, der »Mondfinger«. Öffnen Sie Ihre Handfläche in der Ardhachandra-Mudra und krümmen Sie dann den kleinen Finger, Ringfinger und Mittelfinger, wobei nur der Zeigefinger nach oben weist und der Daumen seitwärts.

Asana

Beginnen Sie im Stehen und beugen Sie sich zur Hälfte hinunter. Bleiben Sie in dieser Haltung und legen Sie Ihre linke Hand unter die linke Schulter; wenn Sie möchten, platzieren Sie die linke Hand auf einer festen Unterlage, oder – wenn Sie die Übung im Freien ausführen können, so wie auf dem Foto – auf einen höher gelegenen Stein. Beginnen Sie, Ihren rechten Arm nach oben zu öffnen, während Sie Ihr rechtes Bein auf Hüfthöhe anheben und die Zehen nach rechts drehen. Verlagern Sie Ihren Blick auf die rechte Hand und bringen Sie Ihre Hände in die Ardhachandra-Mudra.

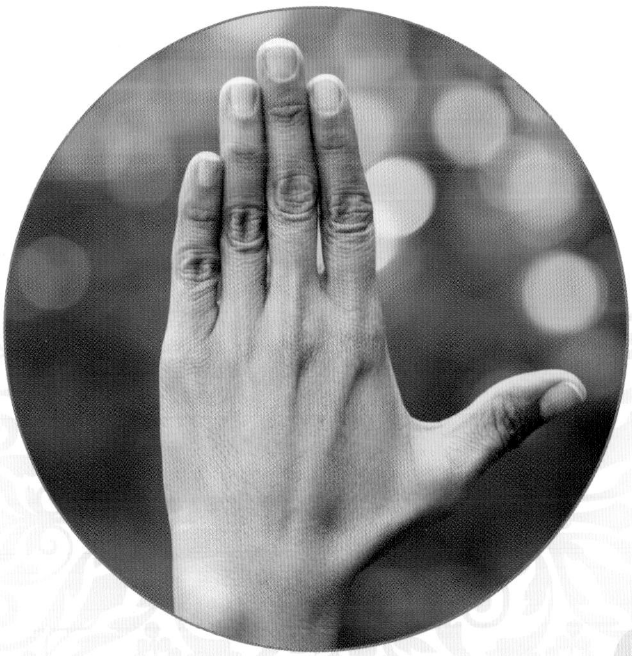

Haltung 43

Virabhadrasana III mit *Trisula-Mudra*

Mudra

Trisula ist der Dreizack und eine von Shivas Waffen. Verbinden Sie einfach den Daumen mit dem kleinen Finger und spreizen Sie die drei mittleren Finger, die die drei Spitzen des Dreizacks repräsentieren. Von Shivas Trisula wird gesagt, dass sie in den drei Welten funktioniert: der physischen Ebene (Bhuloka), der feinstofflichen Ebene (Antarloka) und der kausalen Ebene (Sivaloka). Shivas Gabe der Zerstörung des Egos wird auf allen Ebenen der Existenz wirksam sein.

Asana

Gehen Sie aufrecht in die Bergstellung und formen Sie mit Ihren Händen die Trisula-Mudra. Heben Sie Ihre linke Hand oder Ihren linken Arm nach oben, wobei Sie mit der rechten Hand die nach unten zeigende Trisula halten. Lehnen Sie sich langsam nach vorne, während Sie das rechte Bein heben und schließlich Oberkörper und rechtes Bein parallel zum Boden bringen. Halten Sie Ihren Kopf in einer geraden Linie mit dem linken Arm und lassen Sie Ihren Blick auf einem von Ihnen ausgewählten Objekt am Boden ruhen.

Virabhadra ist ein machtvoller Krieger, der aus einer der Locken von Shiva geboren wurde, in einem Moment des Zorns gegenüber König Daksha, der unabsichtlich Sati, Shivas erste Shakti, provoziert hatte, die sich daraufhin in die Flammen warf, um zu sterben. Daksha war Satis Vater und er war sehr unglücklich darüber, dass seine Tochter den Yogi Shiva heiraten wollte. Um seine Position klarzumachen und mit der Absicht, Shiva zu verbannen, arrangierte Daksha eine riesige rituelle Feier (Yagna), ohne Shiva dazu einzuladen. Als Sati dies herausfand, opferte sie sich im heiligen Feuer und verließ diese Welt, um als Parvati wiedergeboren zu werden.

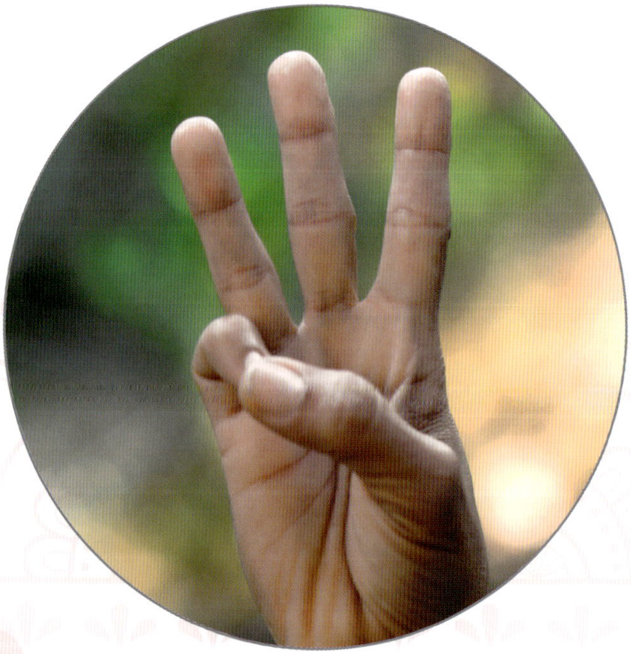

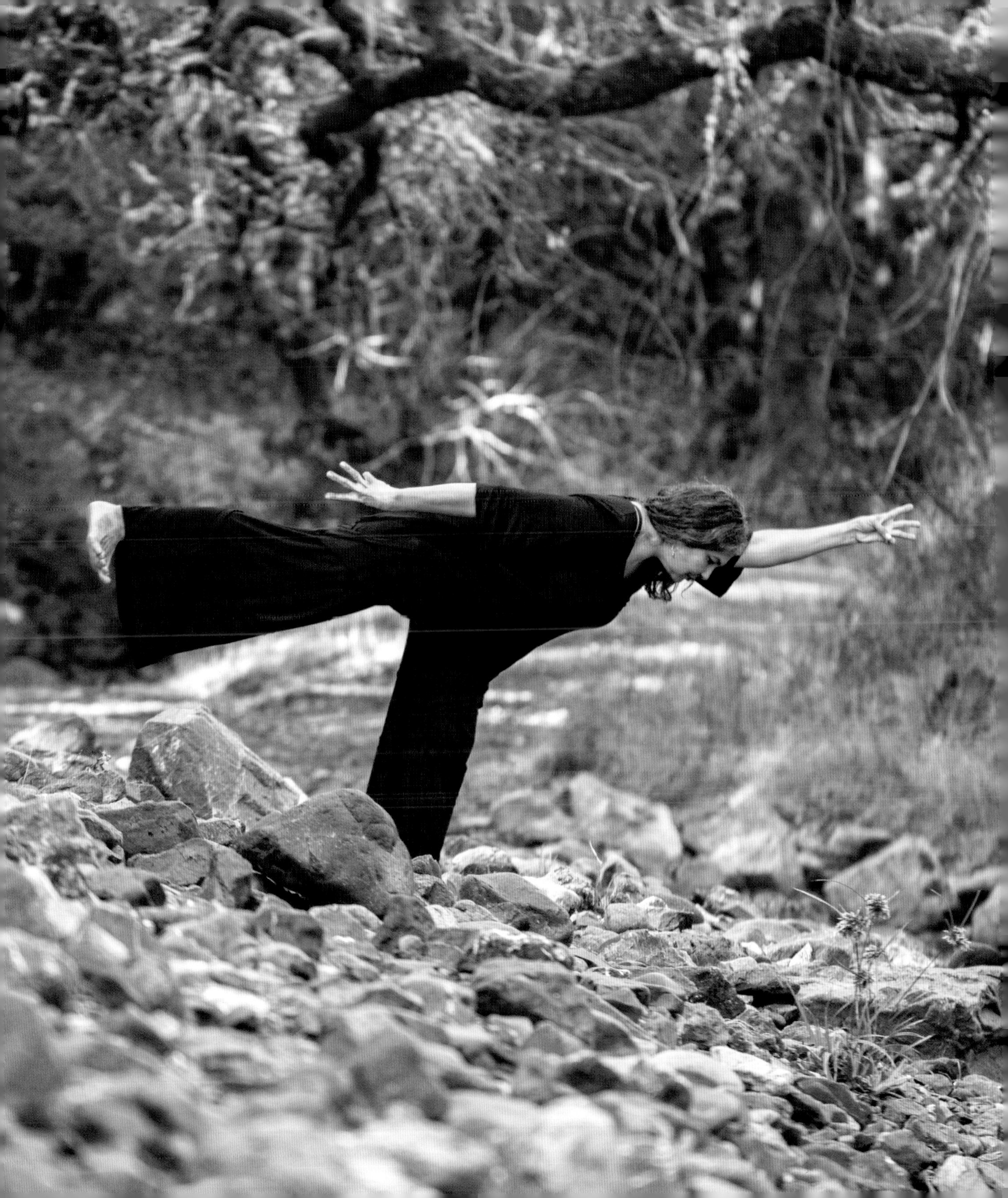

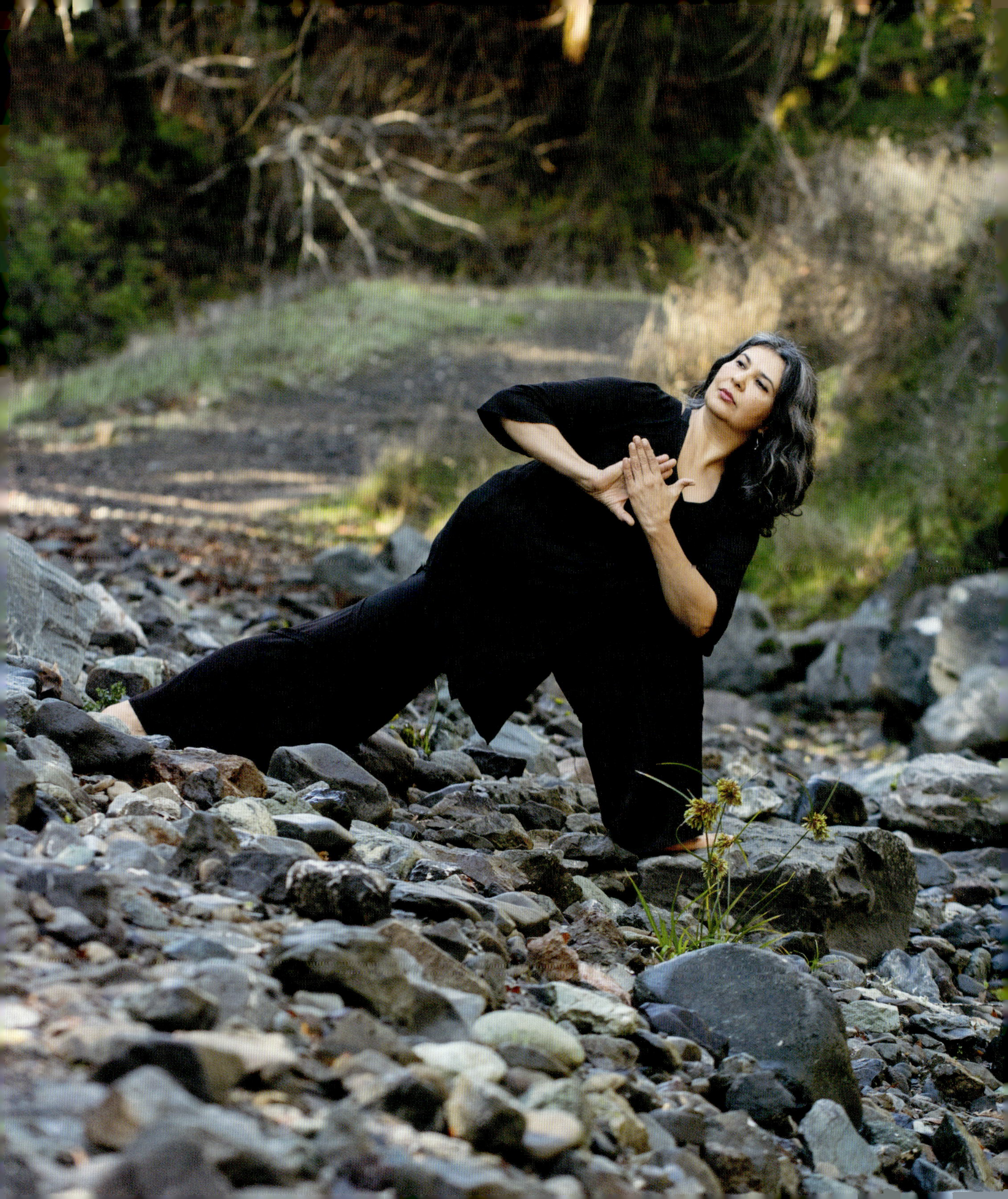

Haltung 44

Parivritta Parsvakonasana mit *Chakra-Mudra*

Mudra

Öffnen Sie Ihre Hände und legen Sie die Handflächen zusammen, wobei die Fingerspitzen und Daumen in die vier Richtungen zeigen, die Bewegung eines Rades symbolisierend. Die Chakra-Mudra repräsentiert hier eine von Mutter Durgas Waffen. Um zu helfen, den Dämon Mahisasura zu töten, schenkte Vishnu Mutter Durga seine eigene Wurfscheibe, Shiva gab ihr seinen Dreizack, Varuna gab ihr sein Muschelhorn und Agni übergab ihr seinen Speer.

Das Wurfscheiben-Chakra wird aus der Entfernung alles Böse zerstören, das Ihres Weges kommt, bevor es Sie ereilt.

Asana

Stehen Sie aufrecht und stellen Sie Ihre Füße einen guten Meter auseinander. Drehen Sie Ihren rechten Fuß im 90-Grad-Winkel nach außen und Ihren rechten Fuß im 45-Grad-Winkel nach innen. Beugen Sie Ihr rechtes Knie um 90 Grad, indem Sie das Knie in eine Linie mit dem rechten mittleren Zeh bringen. Drehen Sie Ihren Oberkörper, um Ihren linken Ellbogen auf das rechte äußere Knie zu bringen, während Sie Ihre Kraft auf den linken inneren Oberschenkel verlagern, um sich zurückzubewegen und aufzurichten, indem Sie den äußeren Rand des linken Fußes nach unten drücken. Zeigen Sie mit Ihrem rechten Arm zum Himmel und schauen Sie hinunter auf Ihre rechte Hand, um den Oberkörper zu heben und noch stärker zu drehen. Nun bringen Sie Ihren Kopf in eine neutrale Position und formen mit Ihren Händen die Chakra-Mudra vor Ihrem Herzen.

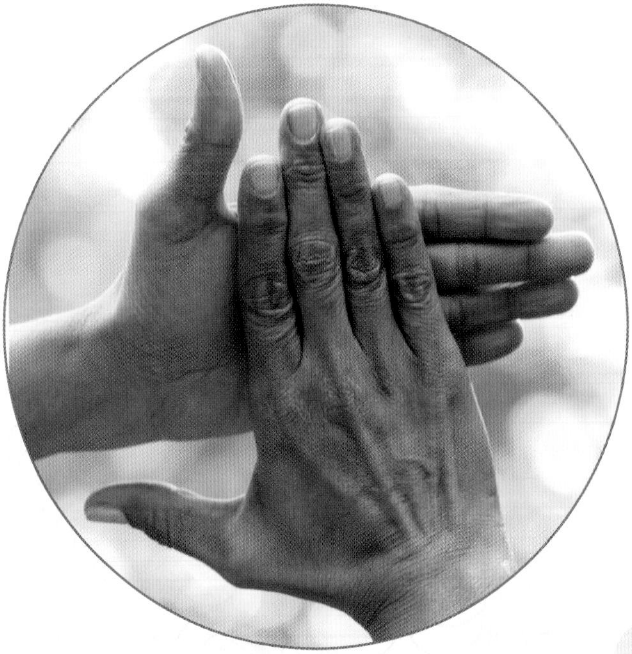

Haltung 45

Skandasana I mit *Mayura-Mudra*

Mudra

Formen Sie mit Ihrer rechten Hand zunächst die Kapittha-Mudra, indem Sie mit dem Zeigefinger den Daumen berühren und die restlichen Finger krümmen - dies ist der Körper des Pfaus. Nun öffnen Sie Ihre linke Handfläche und spreizen die Finger, um den Kreis des aufgeschlagenen Pfauenrades zu bilden. Um die Mayura-Mudra zu vollenden, platzieren Sie den rechten Handrücken in die Mitte Ihrer linken Handfläche.

Asana

Stehen Sie aufrecht, Ihre Füße circa einen Meter auseinander, je nachdem wie groß Sie sind. Drehen Sie Ihre Füße nach außen und beugen Sie langsam das rechte Knie, bis Sie eine Art kauernde Position auf dem rechten Bein einnehmen, während Sie die Zehen des linken Fußes anheben und auf der linken Ferse balancieren. Es ist okay, wenn die rechte Ferse den Boden nicht berührt, es wird nur ein wenig mehr Balance erfordern. Um es Ihnen leichter zu machen, können Sie Ihr rechtes Knie auch nur in einem 90-Grad-Winkel beugen. Zum Schluss fügen Sie die Mudra hinzu, die Skandas Flugtier, den Pfau, repräsentiert.

Es gibt eine liebenswerte Geschichte, in der Skanda und Ganesha kämpfen - wie Brüder es zuweilen tun -, um zu sehen, wer die Aufmerksamkeit ihrer Eltern gewinnen würde. Bei dem Streit ging es zudem um ein paar Süßigkeiten. Sie beschlossen, dass derjenige, der dreimal schneller um die Welt fliegen konnte als der andere, gewinnen wurde. Skanda sprang auf seinen Pfau und flog davon, während Ganesha langsam im Kreis um Shiva und Parvati herumging und das Spiel gewann, indem er behauptete, dass das göttliche Paar das ganze Universum repräsentiere. Skandas Flinkheit wurde von Ganeshas Intelligenz geschlagen.

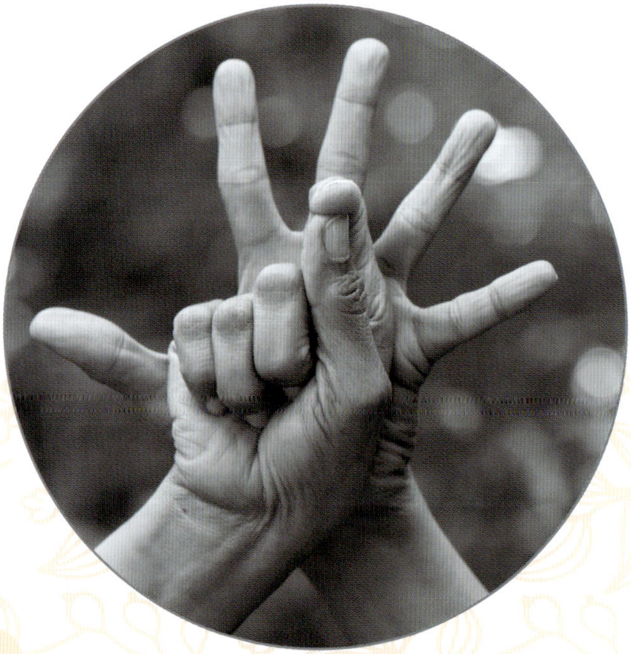

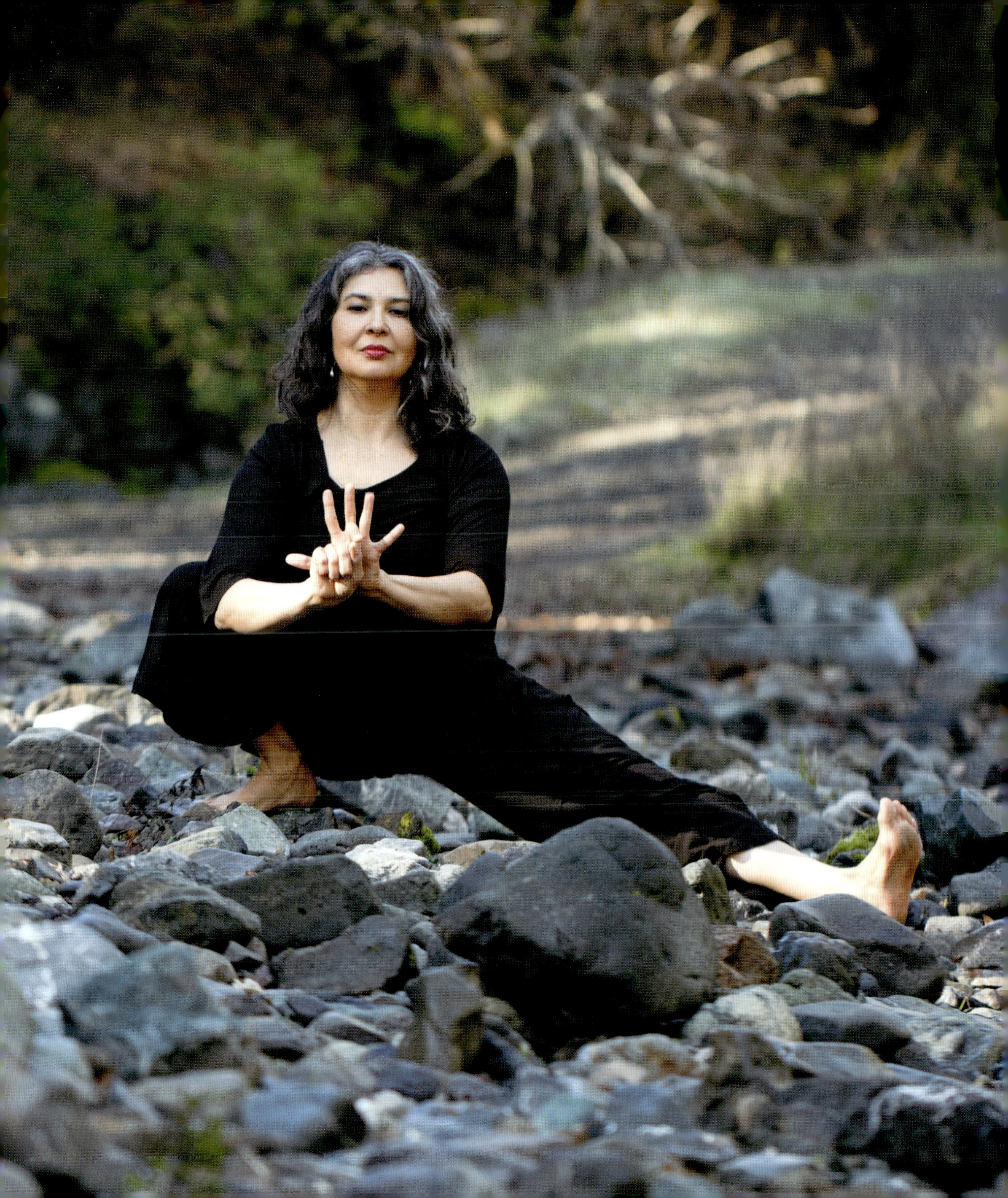

Haltung 46

Skandasana II mit beiden Händen in *Mushti-Mudra*

Mudra

Die Mushti-Mudra in Kombination mit Skandasana symbolisiert Kraft. In dieser Geschichte wird gezeigt, wie Skanda seine wichtigste Waffe hält, den Speer. Indem Sie Ihre Hände zu Fäusten ballen, stellen Sie sich vor, Sie halten diesen schnellen und spitzen Speer.

Asana

Stehen Sie aufrecht, die Füße circa einen Meter auseinander. Drehen Sie beide Füße nach außen und beugen Sie das linke Knie, bis Sie auf der linken Seite in die Hocke kommen, während Sie die Zehen Ihres rechten Fußes anheben. Beugen Sie sich leicht nach links, fügen Sie die Speer-Handgeste hinzu und richten Sie Ihren Blick nach rechts.

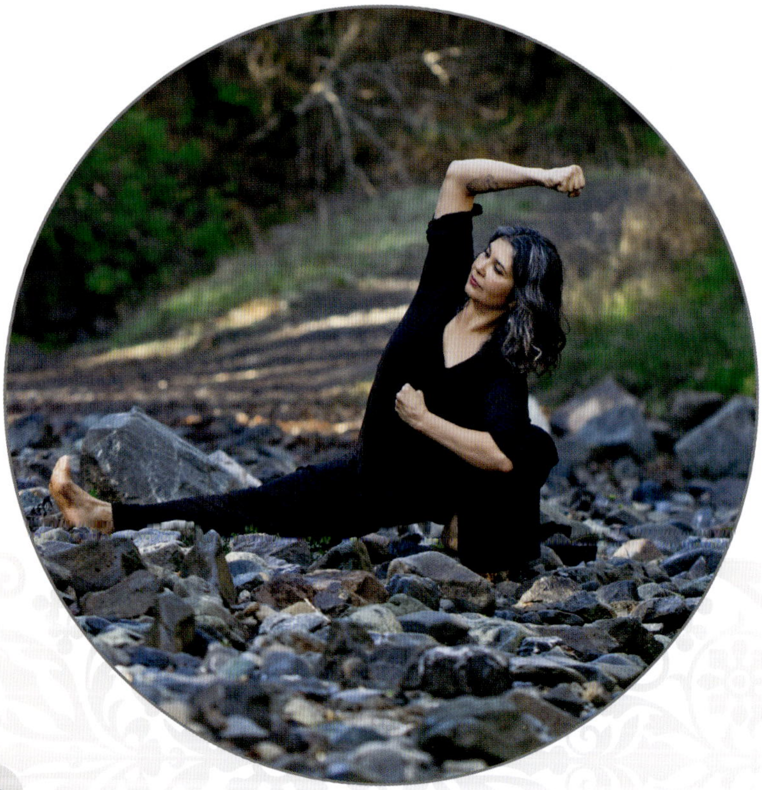

Haltung 47

Parivritta Navasana mit beiden Händen in *Mushti-Mudra*

Mudra

Die Mushti-Mudra in Kombination mit Parivritta Navasana (gedrehte Bootstellung) symbolisiert die nötige Weitsicht und die Kraft, ein Boot fortzubewegen. Wenn Sie diese Mudra einnehmen, stellen Sie sich vor, das Ruder zu halten und ein Boot zu rudern.

Asana

Setzen Sie sich auf den Boden und beugen Sie Ihre Knie. Bringen Sie Ihre Hände außen neben die Knie und lehnen Sie sich zurück, wobei Sie auf Ihren Hüften balancieren und Ihre Brust und Füße auf Höhe der Knie bringen. Sobald Sie die Balance gefunden haben und sich sicher fühlen, drehen Sie sich leicht nach rechts und fügen die Mushti-Mudras hinzu. Wenn Sie sich nach rechts drehen, heben Sie Ihren linken Arm höher als den rechten; und wenn Sie sich nach links drehen, heben Sie Ihren rechten Arm höher als den linken.

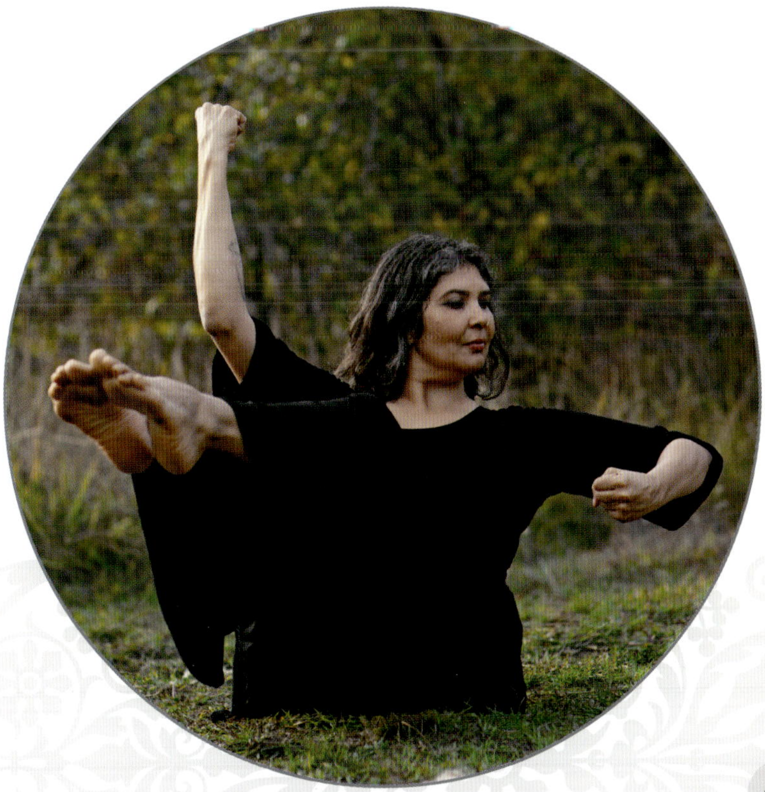

Haltung 48

Utthita Trikonasana mit *Katakamukha-Mudra*

Mudra

Katakamukha I ist eine Mudra, die häufig im reinen Tanzstil benutzt wird. Sie existiert in verschiedenen Variationen und hat unterschiedliche Bedeutungen. Die buchstäbliche Übersetzung lautet »das Öffnen eines Armbandes«, und die Handgeste kann benutzt werden, um Blumen zu pflücken, Sandelholzpaste zuzubereiten, oder die Gefühle im eigenen Herzen zu offenbaren. Dieses Hasta wird benutzt, um die Saite eines Bogens zu straffen – wie bei der nächsten Haltung Virabhadrasana II. In dieser Haltung benutzen wir das Katakamukha lediglich, um die Asana zu schmücken.

Legen Sie Ihren Daumen, Zeige- und Mittelfinger zusammen und strecken Sie sie aus, was eine scharfe, schnabelähnliche Form ergibt, wobei Sie den Ringfinger und kleinen Finger leicht nach oben strecken, wie die Strahlen der Sonne.

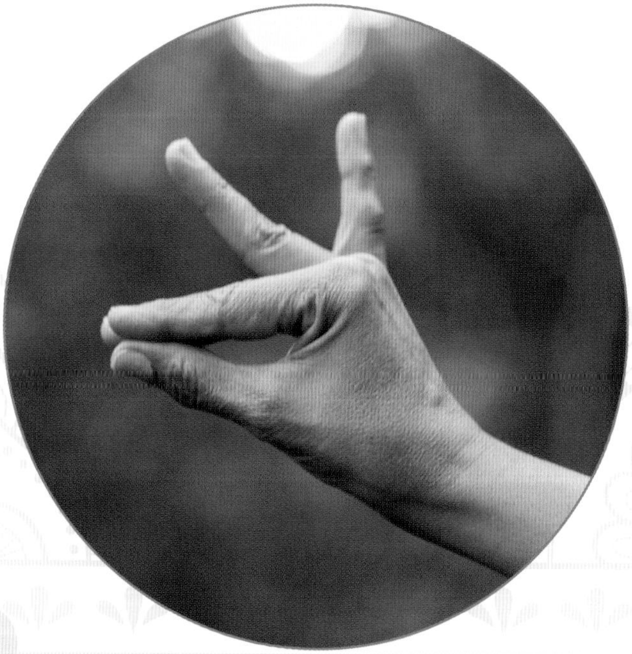

Asana

Stellen Sie sich gerade hin, die Füße etwa einen Meter auseinander. Drehen Sie Ihren rechten Fuß im 90-Grad-Winkel nach außen und Ihre linke Ferse im 45-Grad-Winkel ebenfalls nach außen. Stärken Sie die Beine, indem Sie die Kniescheiben heben und die Oberschenkelmuskeln aktivieren. Bringen Sie die rechte Körperseite mit dem rechten Bein in eine gerade Linie und öffnen Sie den rechten Oberschenkel nach außen, während Sie den linken Oberschenkel leicht nach innen drehen. Formen Sie mit Ihren Händen die Katakamukha-Mudra I, wobei Sie Ihre Arme auf Schulterhöhe bringen und ausstrecken und sich auf die rechte Seite beugen, um Ihren Oberkörper in eine Parallele mit dem Boden zu bringen. Dabei halten Sie die Hüften still und öffnen Ihren Oberkörper gen Himmel.

Diese Mudra wurde an dieser Stelle zu Ehren des Bharatanatyam, einer der acht klassischen indischen Tanzstile, ausgewählt.

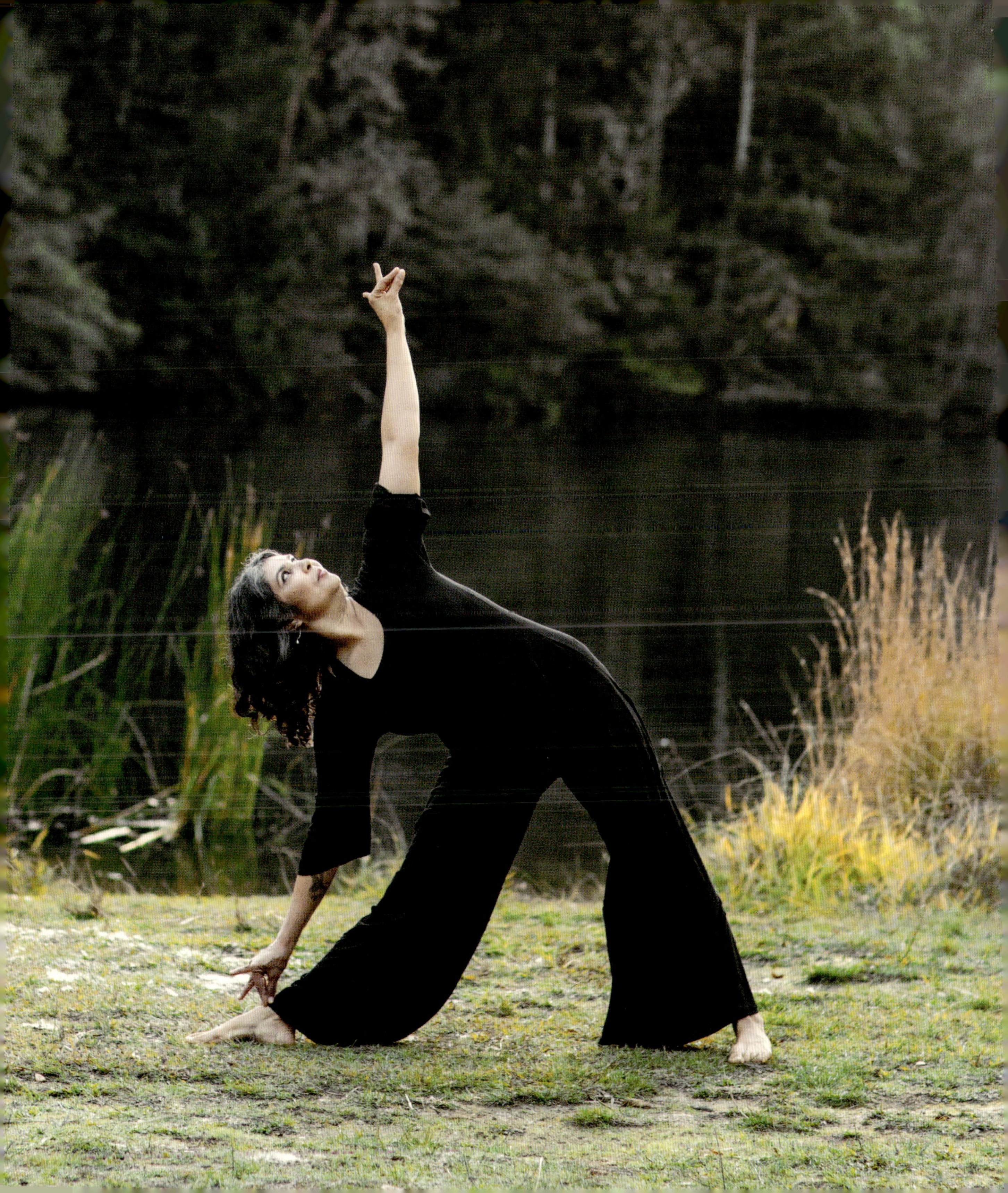

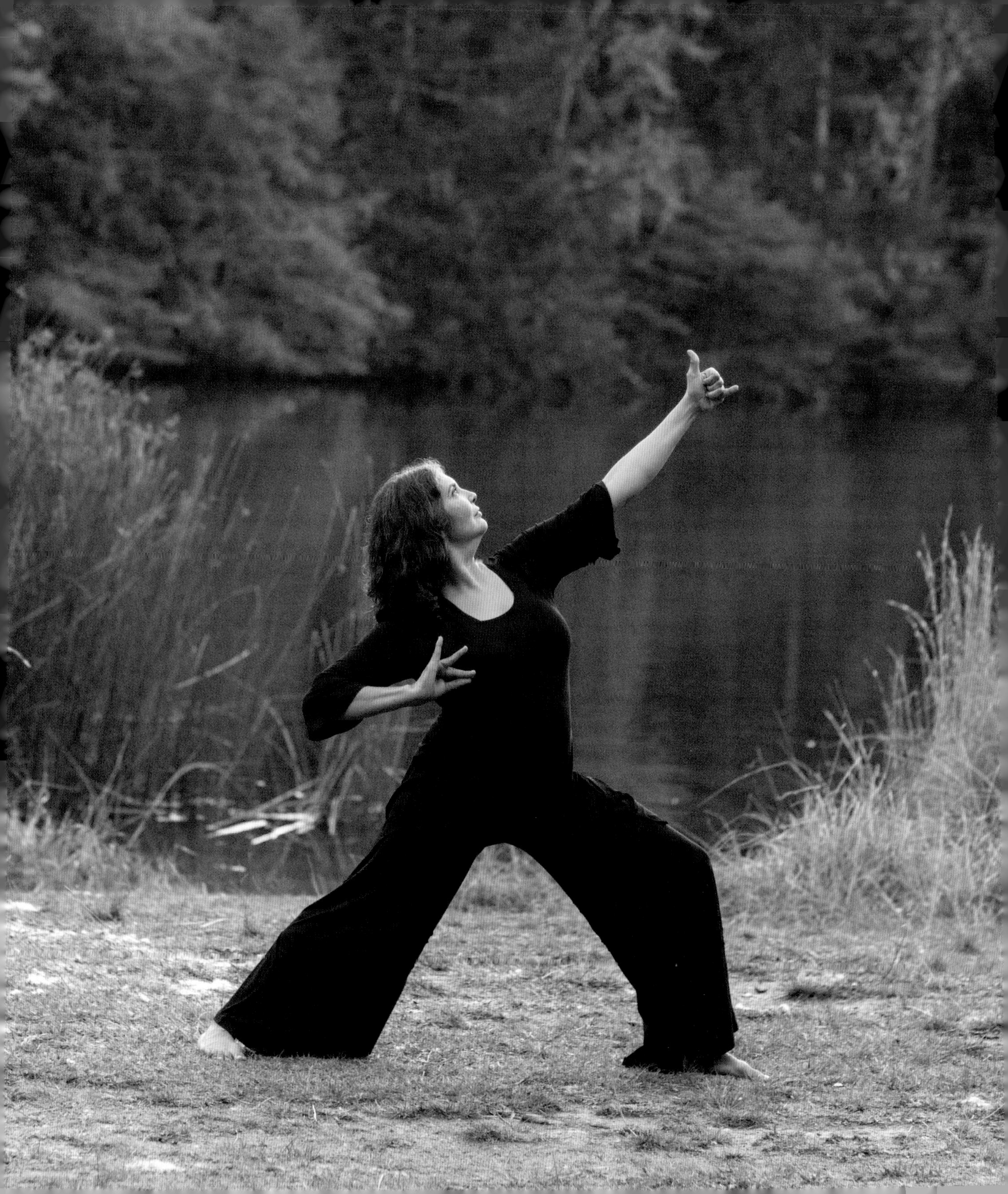

Haltung 49

Virabhadrasana II mit *Dhanu*- und *Katakamukha-Mudra*

Mudras

Die Katakamukha-Mudra kann eingeleitet werden, indem alle Fingerspitzen einer Hand mit der Daumenspitze zusammengebracht (Mukula-Mudra) und dann der kleine Finger sowie der Ringfinger von den anderen drei getrennt werden.

Für die Dhanu-Handgeste berühren Sie mit dem Zeige-, Mittel- und Ringfinger Ihren Handballen, während Sie Daumen und kleinen Finger von der Handfläche und voneinander weg strecken. Achten Sie bei dieser Mudra darauf, das Handgelenk ein wenig so anzuwinkeln, dass die Handfläche leicht in Richtung Unterarm zeigt.

Asana

Stehen Sie aufrecht, die Füße circa einen Meter auseinander. Drehen Sie Ihren rechten Fuß im 90-Grad-Winkel nach außen und Ihren linken Fuß im 45-Grad-Winkel nach innen. Beugen Sie Ihr linkes Knie über Ihre linke Ferse in Richtung des mittleren Zehs. Halten Sie den äußeren Rand des rechten Fußes auf den Boden gepresst und aktivieren Sie die Innenseite des rechten Beins, um sich nach hinten und nach oben zu bewegen.

Als Erstes öffnen Sie Ihre Arme seitwärts, mit Ihren flachen Händen (Pataka-Mudra) auf Schulterhöhe. Dann, während Sie hinüber zu Ihrer linken Hand schauen, formen Sie die Dhanu-Mudra. Während Sie Ihre rechte Hand auf Höhe Ihres Herzens bringen, formen Sie Katakamukha-Mudra I und visualisieren, dass Sie die Bogensehne straffen, wobei Sie entweder weiterhin Ihren Blick nach vorne richten oder leicht aufwärts gen Himmel.

Wir geben dieser Kriegerin einen Bogen und einen Pfeil in die Hände, doch Sie können ihr auch ein Schwert geben, so wie das von Kali; oder Sie können Ihre linke Hand in der Mushti-Mudra zur Faust ballen, so als würden Sie einen Schutzschild tragen, während Sie den entsprechenden Ellbogen ein wenig anwinkeln, um den Schild näher vor Ihrem Herzen zu halten.

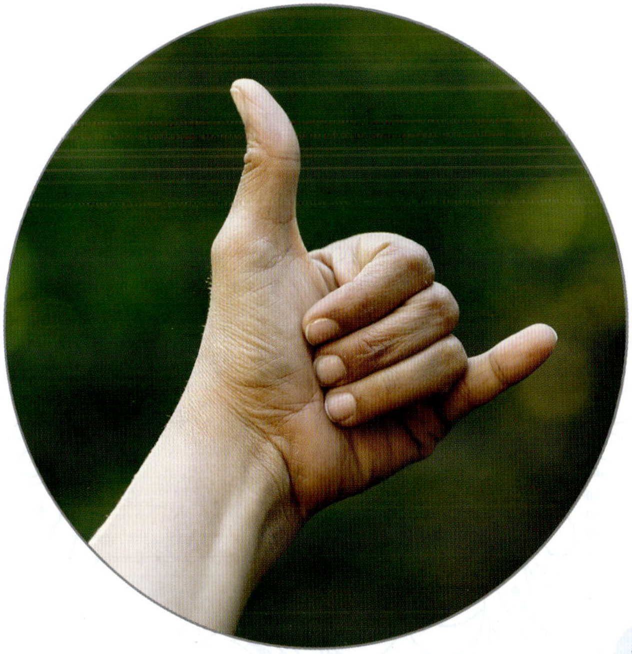

Haltung 50

Utthita Janurhastasana mit *Suchi-Mudra*

Mudra

Suchi ist eine wunderschöne Handgeste, die uns die Einheit in Allem und Jedem offenbart. Diese Haltung zeigt uns die Sammlung des Geistes auf einen Punkt, die im Yoga Ekagrata genannt wird. Die Suchi-Mudra hat viele unterschiedliche Bedeutungen; hier repräsentiert sie das Halten der Wurfscheibe oder Chakras. Strecken Sie einfach Ihren Zeigefinger hoch, wobei Sie den Daumen mit den restlichen Fingern zusammenbringen.

Asana

In dieser einfachen Balance-Haltung üben wir die Unebenheit, um unser Gleichgewichtsgefühl zu schulen. Bewegen Sie ein Bein weg von der Mitte, um das Gleichgewicht herauszufordern. Stehen Sie aufrecht in Tadasana, der Bergstellung. Indem Sie sich durch Ihren rechten Fuß erden, heben Sie Ihr linkes Knie hoch zu Ihrer linken Hand, mit der Sie Ihre linke Kniescheibe halten. Nun heben Sie Ihre rechte Hand in der Suchi-Mudra auf Augenhöhe und konzentrieren sich auf den Zeigefinger, während Sie Ihren Kopf hochhalten und durch den rechten Fuß geerdet bleiben.

Diese Asana kann auch in einer weiterentwickelten Version durchgeführt werden, bei der die linke Hand den linken großen Zeh umfasst und das linke Bein gerade in Utthita Padangusthasana gestreckt wird.

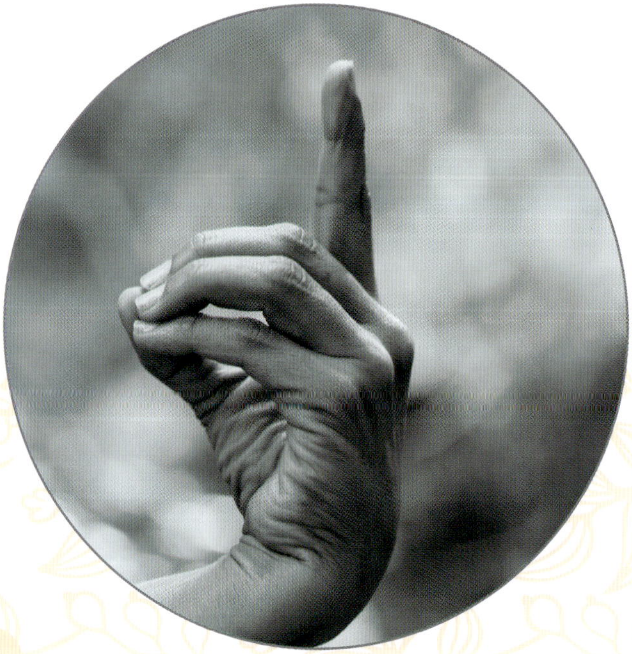

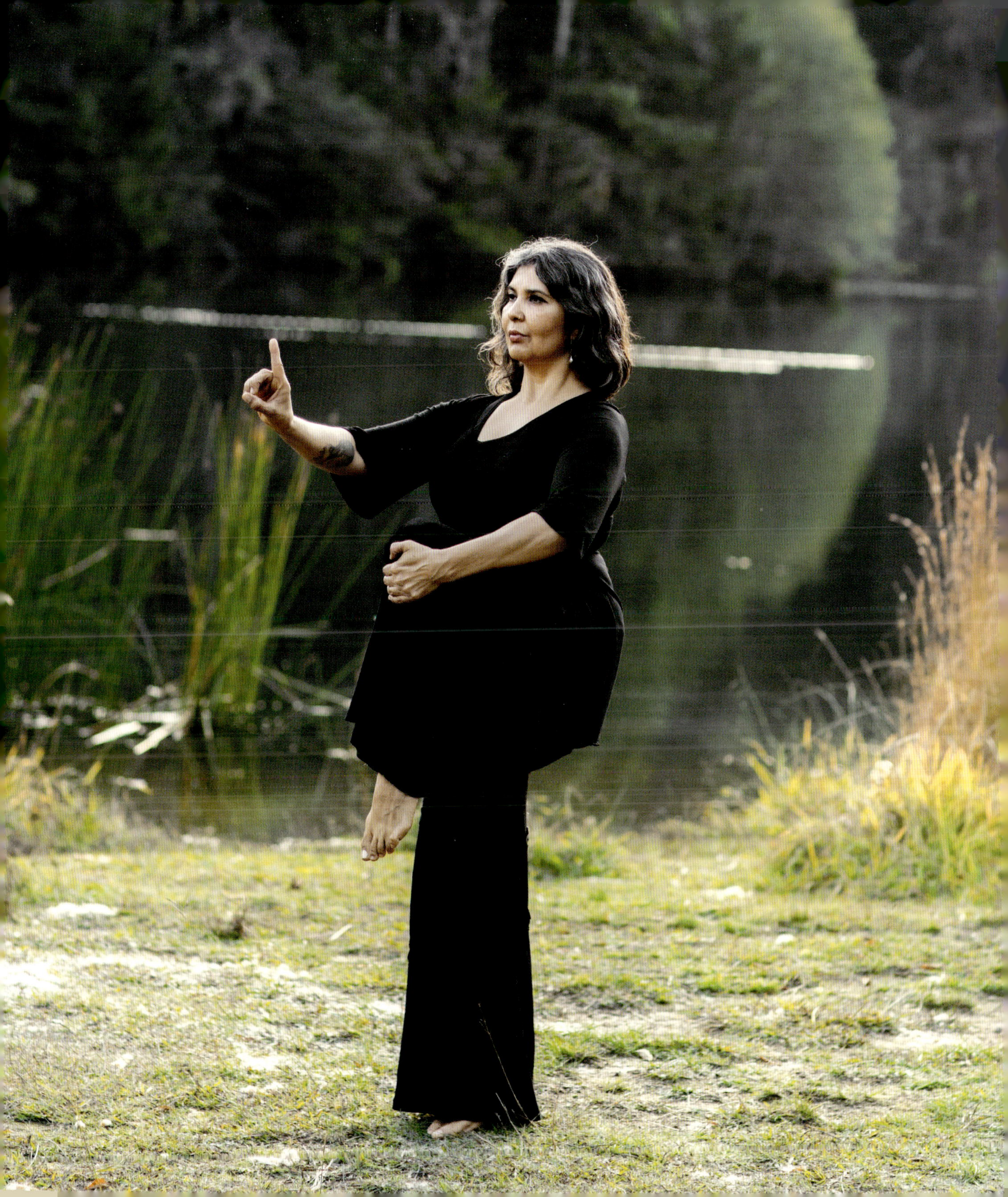

Haltung 51

Navasana mit *Alapadma-Mudra*

Mudra

Die Alapadma-Handgeste kann mit vielen Asanas kombiniert werden und in der Kunst der Handgesten und des Geschichtenerzählens hat sie viele unterschiedliche Bedeutungen. Für diese Mudra-Asana-Kombination wollen wir uns auf sie als Symbol für die Strahlen der Sonne oder das Feuer fokussieren.

Öffnen Sie Ihre Hand und halten Sie die Handfläche nach oben. Nun spreizen Sie die Finger wie die Strahlen der Sonne. Halten Sie den Daumen an der Basis des Zeigefingers; den Mittelfinger höher als den Zeigefinger; den Ringfinger höher als den Mittelfinger; und den kleinen Finger höher als den Ringfinger. Dabei können Sie sich einen feurigen Ball in Ihrer offenen Hand vorstellen, wie eine kleine Sonne, wobei die Finger die Strahlen dieser Sonne symbolisieren.

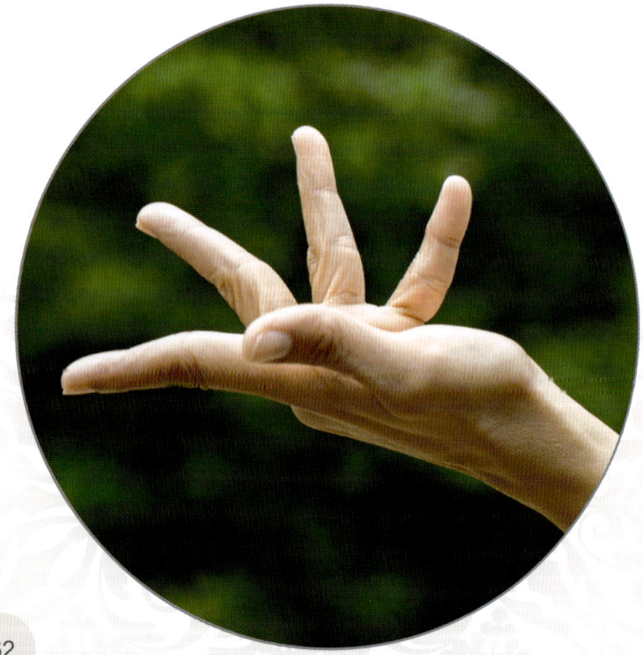

Asana

Navasana, auch bekannt als Bootstellung, ist eine weitere Balance-Pose, die nicht nur im unteren Körperbereich die Kraft weckt, sondern auch im Zentrum des Körpers. Beginnen Sie, indem Sie sich auf den Boden setzen, Ihre Knie beugen, die Hände an die Rückseite der Knie legen und sich etwas zurücklehnen, genug, um Ihre Beine ein wenig anzuheben und auf Ihren Hüften zu balancieren. Vermeiden Sie es, auf Ihrem Kreuzbein zu sitzen – wenn Sie sich zu weit zurückgelehnt haben, kehren Sie zu einer aufrechteren Position zurück. Richten Sie Ihr Herzzentrum auf und strecken Sie Ihre Arme mit den Händen in der Alapadma-Mudra nach vorne aus, die Handflächen offen zur Sonne gerichtet. Entweder bleiben Sie in dieser Haltung oder strecken die Beine nach vorne und nach oben, während Sie Ihre Arme ein wenig höher zur Sonne strecken und sich mit ihrer Kraft verbinden.

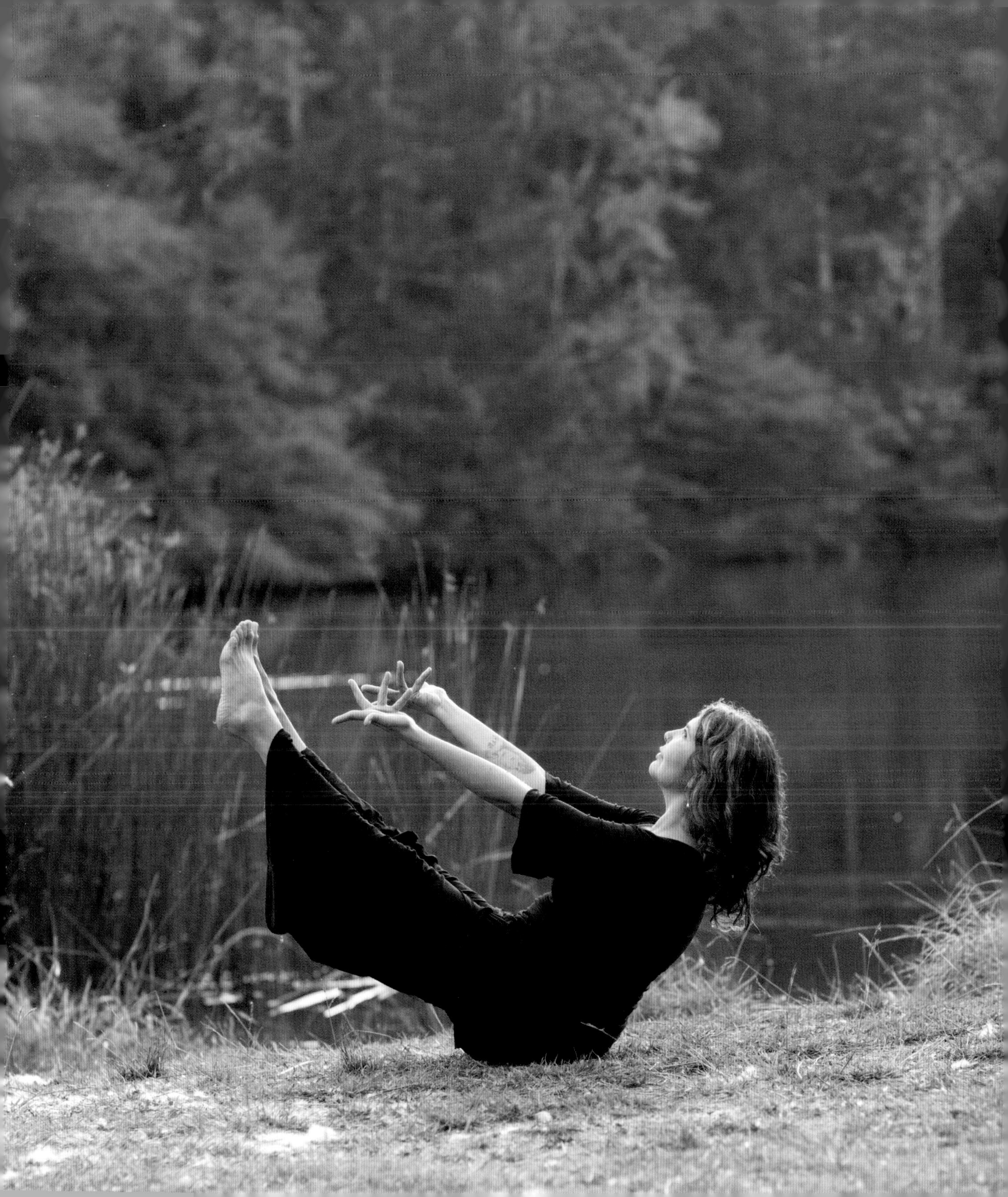

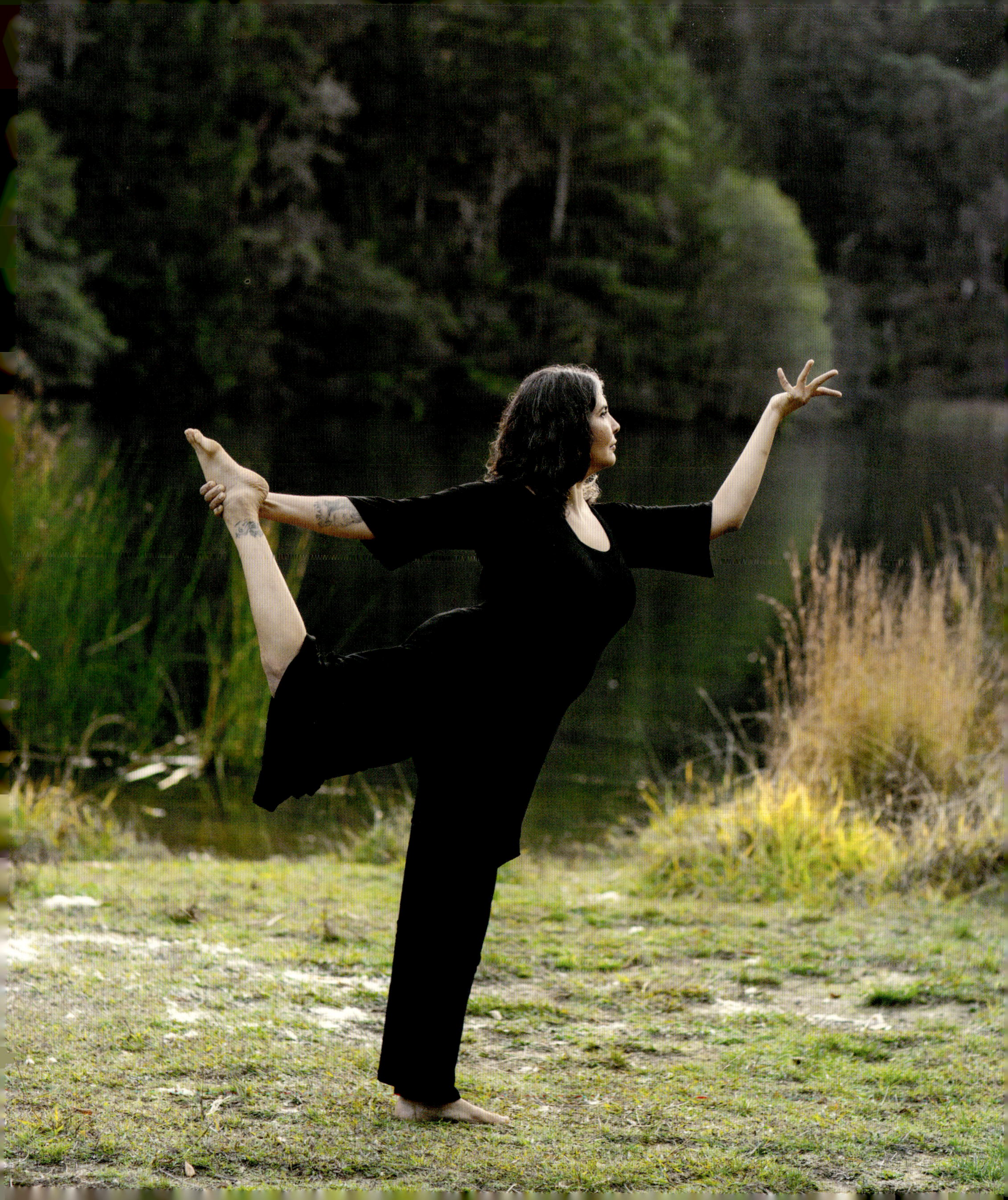

Haltung 52

Natarajasana oder *Pinakinasana* mit *Alapadma-Mudra*

Mudra

Die Alapadma-Handgeste kann mit vielen Asanas kombiniert werden und in der Kunst der Handgesten und des Geschichtenerzählens hat sie viele unterschiedliche Bedeutungen. Für diese Mudra-Asana-Kombination wollen wir uns auf sie als Symbol für die Strahlen der Sonne oder das Feuer fokussieren.

Öffnen Sie Ihre Hand und halten Sie die Handfläche nach oben. Nun spreizen Sie die Finger wie die Strahlen der Sonne. Halten Sie den Daumen an der Basis des Zeigefingers; den Mittelfinger höher als den Zeigefinger; den Ringfinger höher als den Mittelfinger; und den kleinen Finger höher als den Ringfinger. Dabei können Sie sich einen feurigen Ball in Ihrer offenen Hand vorstellen, wie eine kleine Sonne, wobei die Finger die Strahlen dieser Sonne symbolisieren.

Asana

Stehen Sie aufrecht und erden Sie sich durch die vier Eckpunkte des linken Fußes, während Sie Ihren rechten Fuß zurück und nach oben bewegen, um den äußeren Rand des rechten Fußes mit Ihrer rechten Hand zu halten. Bewegen Sie Ihr Knie nach innen und schauen Sie auf Ihre linke Hand, während Sie Ihren Arm nach vorne strecken und diese Haltung mit der Alapadma-Mudra ergänzen. Wenn Sie Ihr Gleichgewicht gefunden haben, richten Sie sich ein wenig mehr auf, indem Sie das rechte Bein nach hinten drücken und Ihre Hand in eine Linie mit Ihrem Gesicht bringen, damit Sie auf das Feuer in Ihren Händen blicken können.

Diese Gleichgewichtsstellung steht in Verbindung mit Shiva und wurde im traditionellen Yoga Natarajasana oder »der Tänzer« genannt. Wenn wir uns an die alten Schriften halten, benutzt Shiva bei seinem Tandava-Tanz eine andere Folge von Handgesten und eine unterschiedliche Pose, daher nenne ich in meiner Schule des Yoga diese Pose Pinakinasana, die sich auf Shiva – auch als Pinakin bekannt – bezieht: der Eine, der mit dem Pinaka-Bogen ausgerüstet ist.

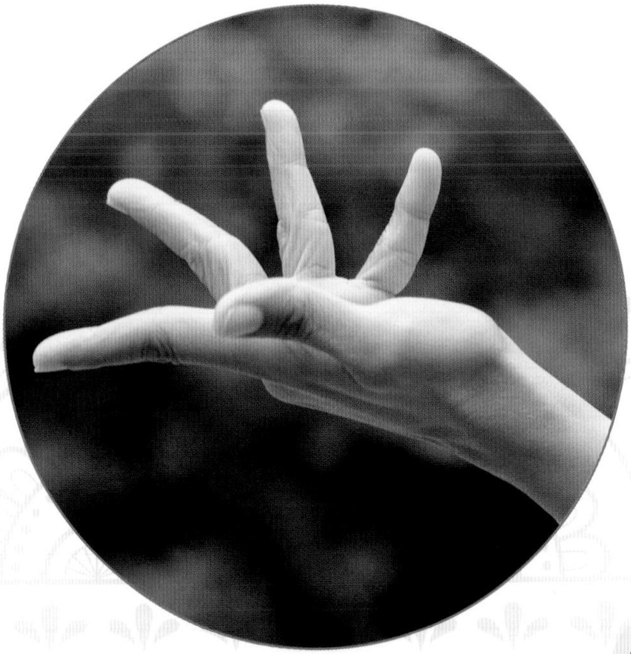

Haltung 53

Utthita Hasta Padangusthasana mit *Alapadma-Mudra*

Mudra

Die Alapadma-Handgeste kann mit vielen Asanas kombiniert werden und in der Kunst der Handgesten und des Geschichtenerzählens hat sie viele unterschiedliche Bedeutungen. Für diese Mudra-Asana-Kombination wollen wir uns auf sie als Symbol für die Strahlen der Sonne oder das Feuer fokussieren.

Öffnen Sie Ihre Hand und halten Sie die Handfläche nach oben. Nun spreizen Sie die Finger wie die Strahlen der Sonne. Halten Sie den Daumen an der Basis des Zeigefingers; den Mittelfinger höher als den Zeigefinger; den Ringfinger höher als den Mittelfinger; und den kleinen Finger höher als den Ringfinger. Dabei können Sie sich einen feurigen Ball in Ihrer offenen Hand vorstellen, wie eine kleine Sonne, wobei die Finger die Strahlen dieser Sonne symbolisieren.

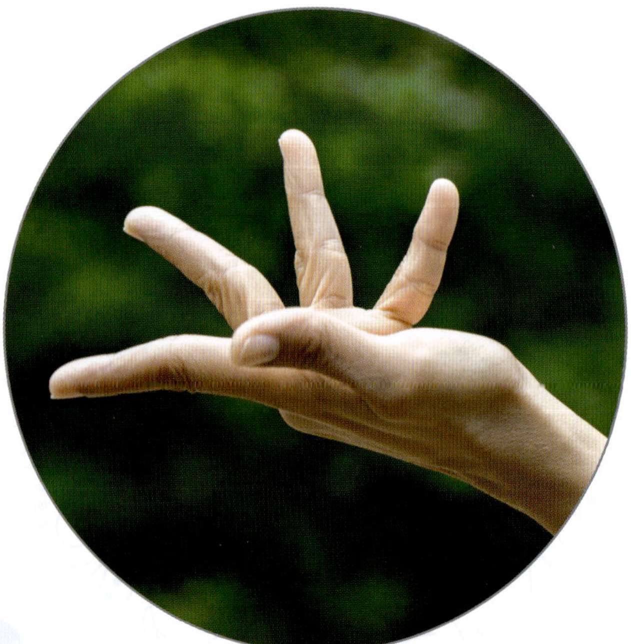

Asana

Aus dem Stand finden Sie das Gleichgewicht auf Ihrem linken Fuß, während Sie Ihr rechtes Knie in Brusthöhe heben. Strecken Sie Ihr rechtes Bein gerade nach vorne aus, indem Sie entweder zur Unterstützung einen Schal um Ihren rechten Fuß schlingen oder Ihren rechten großen Zeh mit Ihrer rechten Hand greifen. Halten Sie die Hüften gerade. Es spielt keine Rolle, wie hoch Sie Ihr rechtes Bein heben können – das Wichtigste ist, zentriert und im Gleichgewicht zu bleiben. Nun strecken Sie Ihren linken Arm mit Ihrer Hand im Alapadma-Mudra nach vorne aus, wobei Sie Ihre Brust aufrichten und Ihr Herz mit den Strahlen der Sonne in Ihrer Hand und um Sie herum verbinden. Sie können Ihren Blick auf Ihre Hand gerichtet halten, während Sie fühlen, wie Ihr ganzer Körper von Lebenskraft erfüllt wird und Ihr Fuß fest auf der Erde verankert ist.

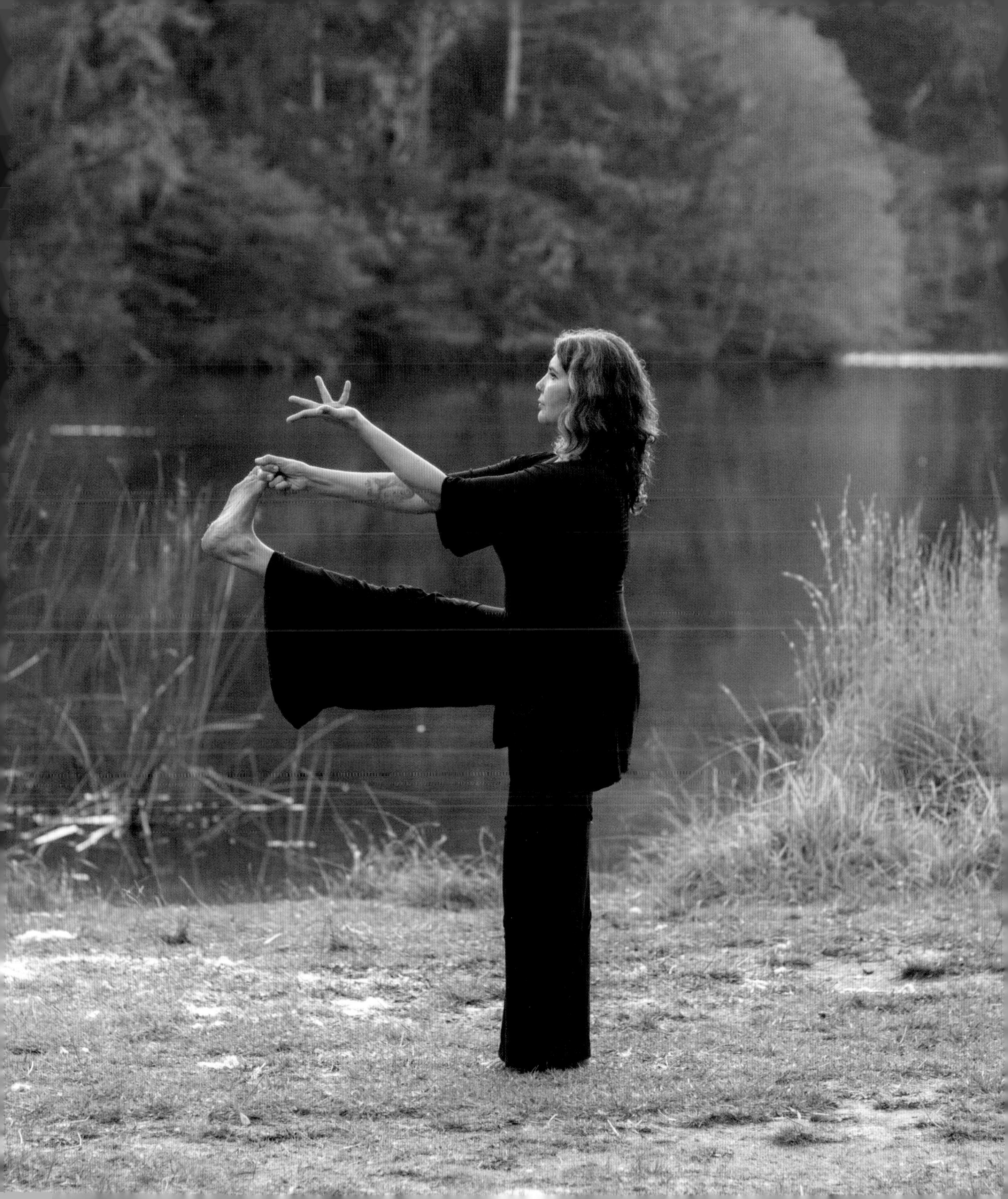

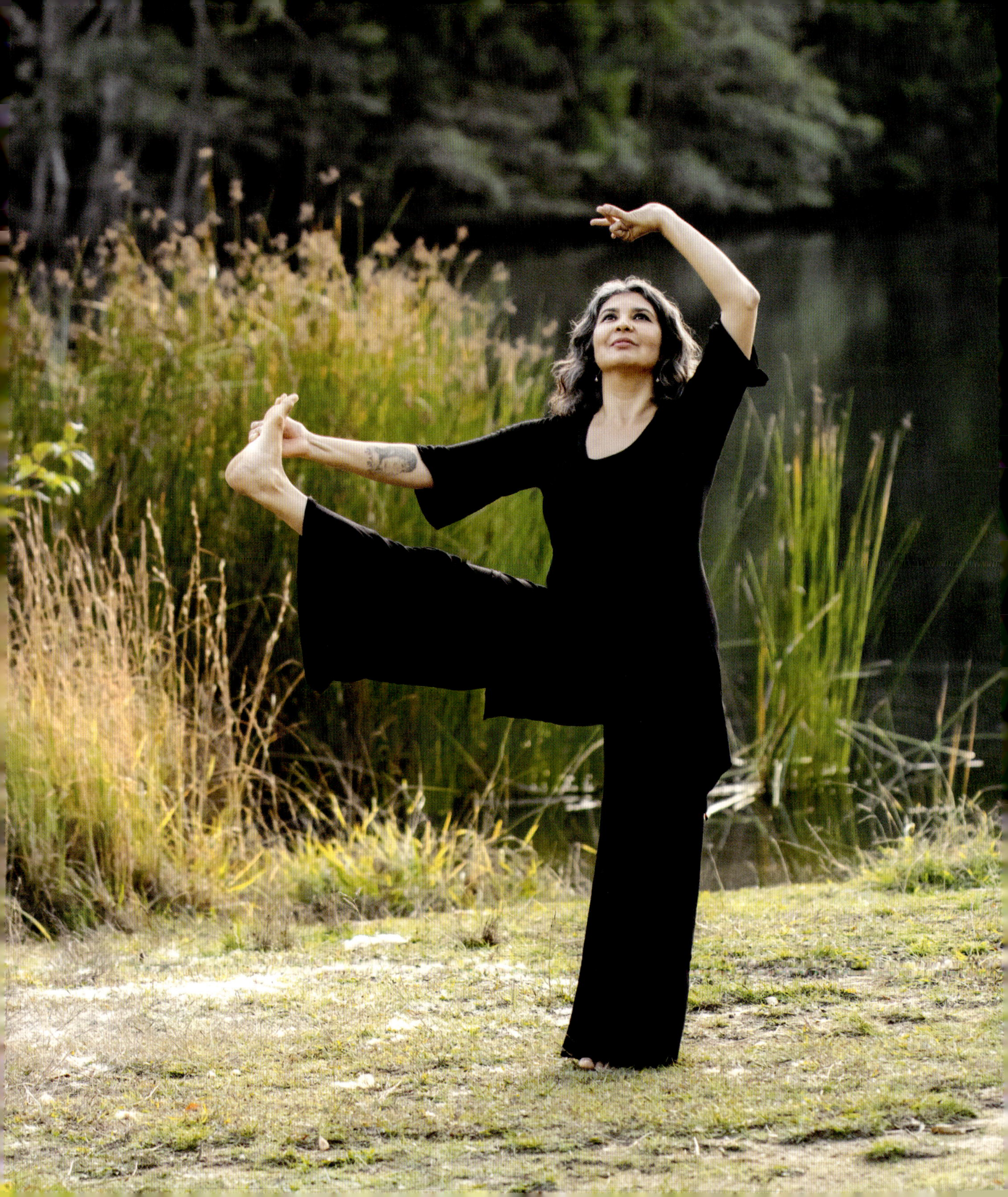

Haltung 54

Utthita Hastapada mit *Bhramara-Mudra*

Mudra

Bhramara, das Bienen-Mudra, ist eine symbolische und poetische Handgeste. Legen Sie die Spitze Ihres Zeigefingers an die innere Basis Ihres Daumens und verbinden dann die Spitze des Mittelfingers mit der Spitze des Daumens, während Sie den Ringfinger und kleinen Finger getrennt voneinander und den anderen Fingern weg strecken.

Die hohe Schwingung einer Biene, ihre Geräusche und ihre Wirkung auf die Umwelt verbindet die Bienen-Handgeste mit dem Kronenchakra und höheren Ebenen.

Bhramari ist die Göttin der Bienen und wird mit Mutter Parvati assoziiert. Sie können die Bhramara-Mudra sowohl in der Meditation benutzen als auch mit der Absicht, Brahmari Devis Stärke und Macht herbeizurufen.

Asana

Stehen Sie aufrecht, das Gewicht auf beide Füße verteilt, und führen Sie mit Ihrer linken Hand die Bhramara-Mudra aus. Zunächst halten Sie Ihren Arm entspannt, während Sie Ihren rechten Fuß heben; dann nehmen Sie einen Schal, um das Seitwärtsstrecken des rechten Beins zu unterstützen. Alternativ können Sie den äußeren Rand des rechten Fußes halten, während Sie Ihr rechtes Bein ausstrecken. Halten Sie die Hüften gerade, während Sie das Bein höher heben und Ihre Balance finden, indem Sie Ihren Blick auf eine imaginäre Mittellinie richten. Jetzt heben Sie Ihre Hand im Bienen-Mudra über Ihren Kopf, und wenn möglich richten Sie Ihren Blick auf Ihre Hand.

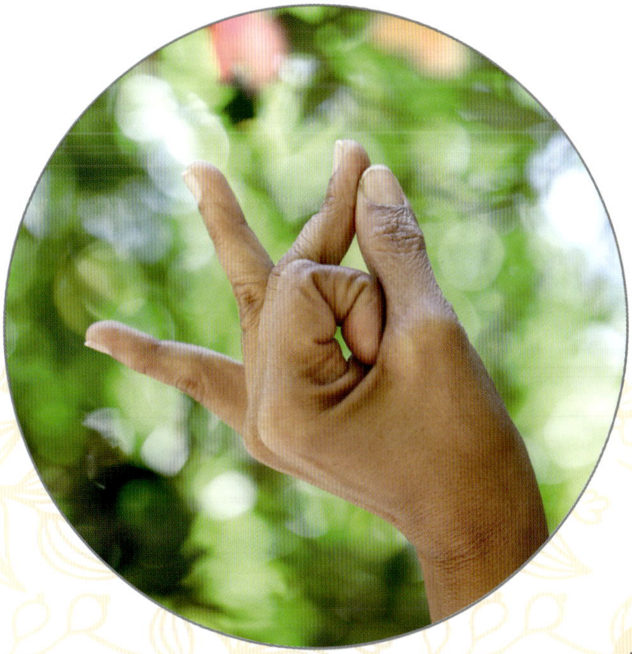

Haltung 55

Parivritta Utthita Hastapada mit *Darpana-Mudra*

Mudra

Darpana bedeutet »Spiegel«. Es handelt sich um eine einfache Pataka Hasta oder offene Handfläche; der einzige Unterschied besteht darin, dass Sie Ihre Handfläche wie einen Spiegel vor Ihr Gesicht halten. Das Beugen der Glieder ist ein wichtiger Teil der schönen Choreografie des Odissi-Tanzes. Wenn Sie also die Spiegel-Handgeste ausführen, achten Sie darauf, die Handgelenke und Ellbogen zu beugen.

Manchmal bitte ich meine Schüler, den Blick in den Spiegel der Darpana-Mudra als eine Meditation zu betrachten – ihr eigenes Spiegelbild zu betrachten, sich ihrer inneren Schönheit bewusst zu werden und sich zu bemühen, diese Schönheit und dieses Licht auch in anderen zu sehen.

Asana

Unsere letzte Balance-Pose ist eine Drehung. Stehen Sie aufrecht, die Füße fest auf dem Boden, und heben Sie Ihr linkes Knie. Entweder legen Sie einen Gurt um Ihren linken Fuß und halten den Gurt mit der rechten Hand, oder Sie halten den äußeren Rand des linken Fußes mit Ihrer rechten Hand. Richten Sie Ihren Blick geradeaus und strecken Sie das linke Bein nach vorne und nach oben. Halten Sie die Hüften gerade und im rechten Winkel. Nun platzieren Sie Ihre linke Hand auf Ihrem Kreuzbein an der Basis Ihrer Wirbelsäule, und drehen sich nach links. Sie können in dieser Version der Pose bleiben oder Sie können Ihren Blick nach hinten richten, indem Sie Ihr Kinn auf Ihre linke Schulter ausrichten, den linken Arm nach hinten strecken und mit der linken Hand die Spiegel-Handgeste ausführen. Schauen Sie direkt in das Zentrum Ihrer Handfläche.

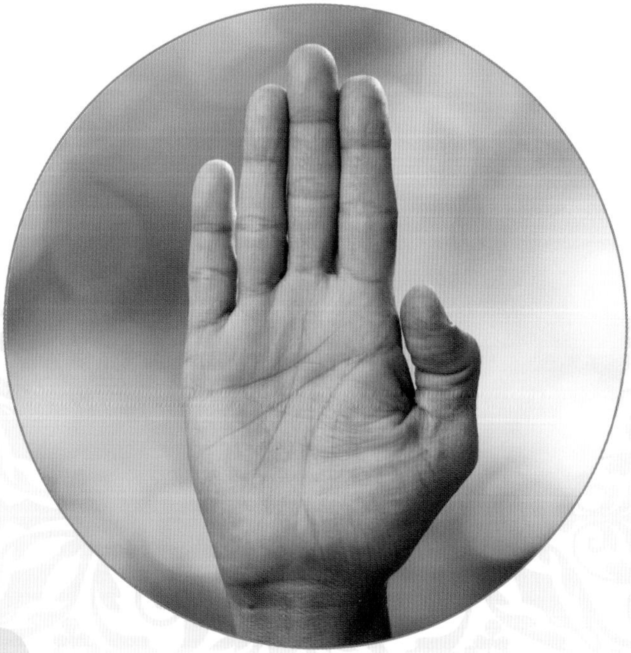

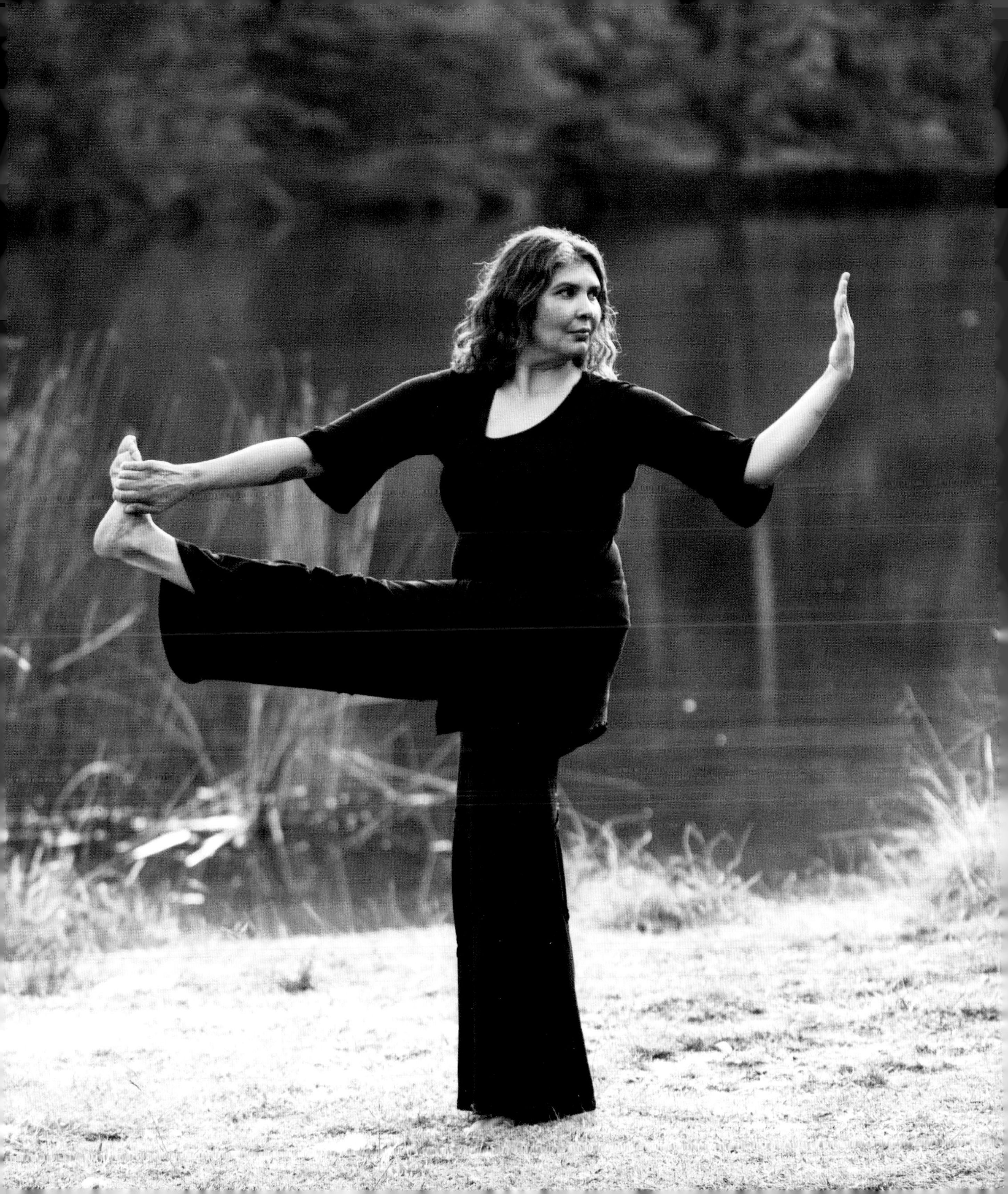

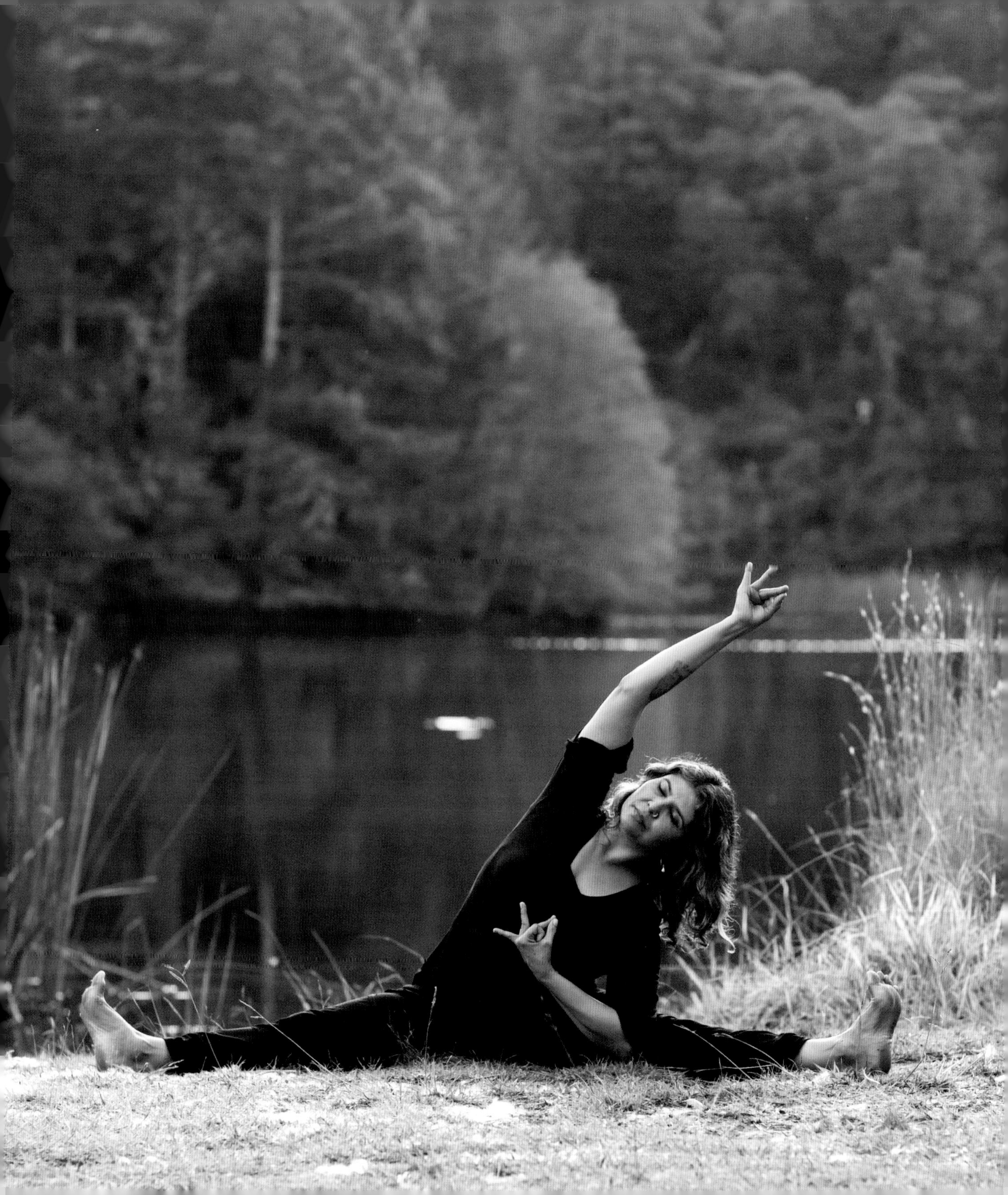

Haltung 56

Parshva Upavishta Konasana mit *Bhramara-Mudra*

Mudra

Bhramara, das Bienen-Mudra, ist eine symbolische und poetische Handgeste. Legen Sie die Spitze Ihres Zeigefingers an die innere Basis Ihres Daumens und verbinden dann die Spitze des Mittelfingers mit der Spitze des Daumens, während Sie den Ringfinger und kleinen Finger getrennt voneinander und den anderen Fingern weg strecken.

Die hohe Schwingung einer Biene, ihre Geräusche und ihre Wirkung auf die Umwelt verbindet die Bienen-Handgeste mit dem Kronenchakra und höheren Ebenen.

Bhramari ist die Göttin der Bienen und wird mit Mutter Parvati assoziiert. Sie können die Bhramara-Mudra sowohl in der Meditation benutzen als auch mit der Absicht, Brahmari Devis Stärke und Macht herbeizurufen.

Asana

Verbinden Sie sich mit der Erde, indem Sie sich hinsetzen, und strecken Sie Ihre Beine seitwärts so weit aus, dass Sie Ihre Hüften noch nach unten bewegen können und die Knochen Ihrer Hüftgelenke nicht zusammendrücken. Bewegen Sie Ihre Gesäßmuskulatur nach hinten und achten Sie darauf, auf Ihren Beckenbodenknochen zu sitzen. Wenn es Ihnen angenehmer ist, können Sie die Hüften höher lagern indem Sie sich auf eine Decke setzen.

Nehmen Sie mit Ihren Händen die Bienen-Handgeste ein und lassen Sie sie für einen Moment auf Ihren Beinen ruhen, während Sie Ihr Herz und Ihren Kopf aufrichten. Nun heben Sie Ihren rechten Arm und indem Sie sich nach links beugen, bringen Sie Ihren rechten Arm über Ihren Kopf, mit Arm und Ohr in einer Linie, während Sie die linke Hand vor Ihr Herz halten. Sie können in dieser Position bleiben und nach vorne schauen; oder Sie können eine kleine Drehung hinzufügen und zum Himmel hinaufschauen. Halten Sie beide Hüften in Kontakt mit dem Boden und füllen Sie Ihren Körper mit der Kraft lieblicher Süße.

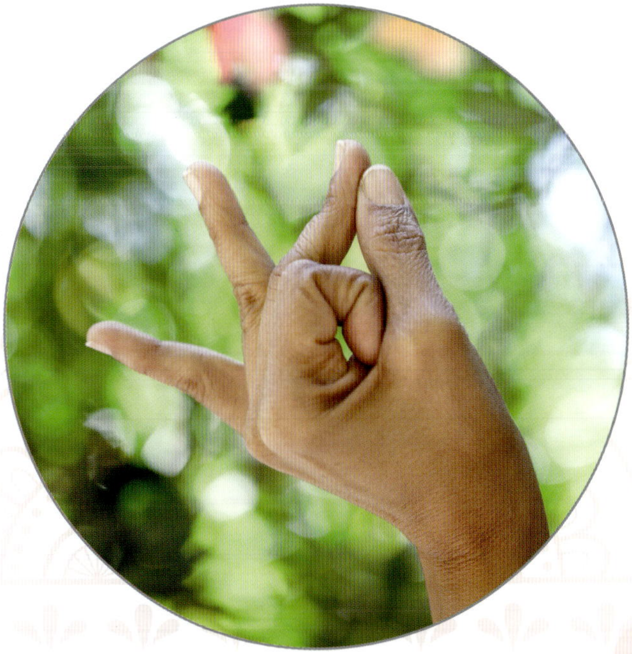

Haltung 57

Ardha Parighasana mit *Ardha-Pataka-Mudra*

Mudra

Gesungene Mudras werden so genannt: *pataka, tripataka, ardha pataka* … Und dies bringt uns zu einer anderen Handgeste, die halbe Flagge oder Ardha Pataka genannt. Wir werden sie hier benutzen, um das Ufer eines Flusses zu symbolisieren, über den wir dann unsere Brücke bauen.

Ausgehend von Pataka, der offenen Handfläche, beugen Sie den Ringfinger und kleinen Finger.

Asana

Nehmen Sie eine kniende Position ein und drücken Sie die Knie und die Fußrücken nach unten. Nun öffnen Sie Ihr rechtes Knie, beugen es in einem 90-Grad-Winkel nach rechts, und stellen den rechten Fuß auf den Boden, wobei die Zehen von Ihrer rechten Hüfte aus nach rechts weisen. Wenn Sie die Hüften unten halten müssen, bewegen Sie den rechten Fuß weiter nach vorne und vor das linke Knie. Nun nehmen Sie mit beiden Händen die Ardha-Pataka-Mudra ein, legen Ihren rechten Ellbogen auf Ihren rechten Oberschenkel und heben Ihre Hand auf Brusthöhe. Strecken Sie Ihren linken Arm über Ihren Kopf und beugen Sie sich tiefer nach rechts. Sie können nach vorne schauen oder eine kleine Drehung hinzufügen, indem Sie den Blick nach oben zum Himmel richten.

Diese Haltung kann auch in einer weiterentwickelten Variante ausgeführt werden, wobei das rechte Knie gerade durchgestreckt ist, die Mitte der rechten Ferse auf dem Boden steht und die Zehen des rechten Fußes nach oben zum Himmel weisen.

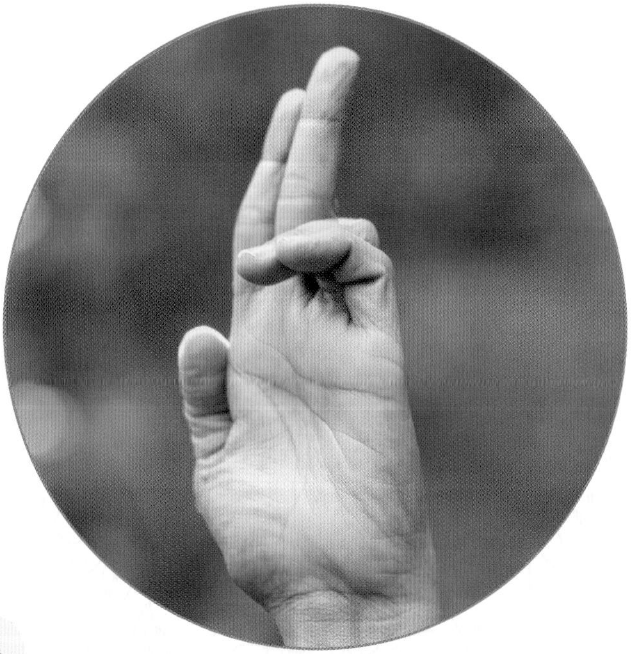

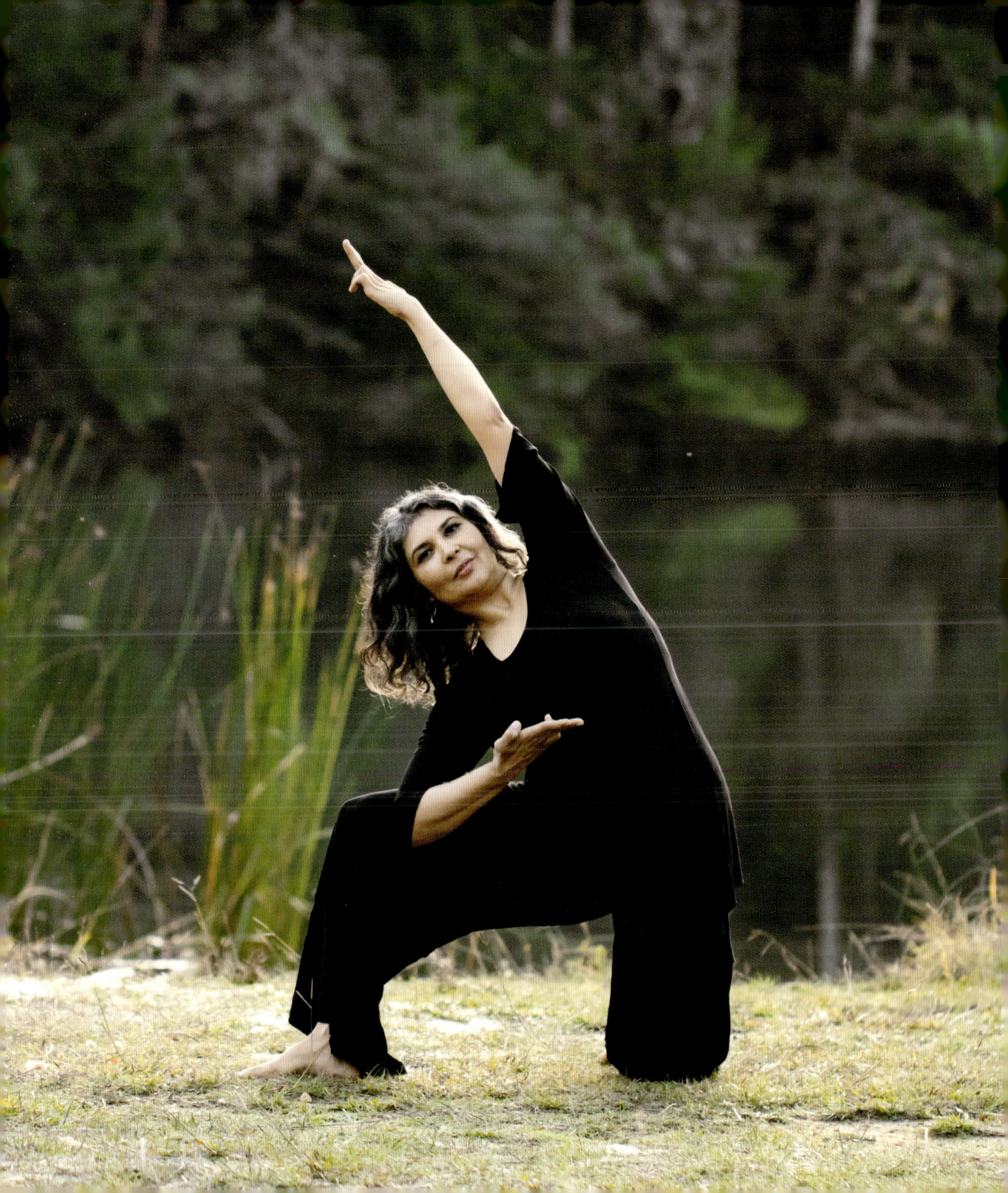

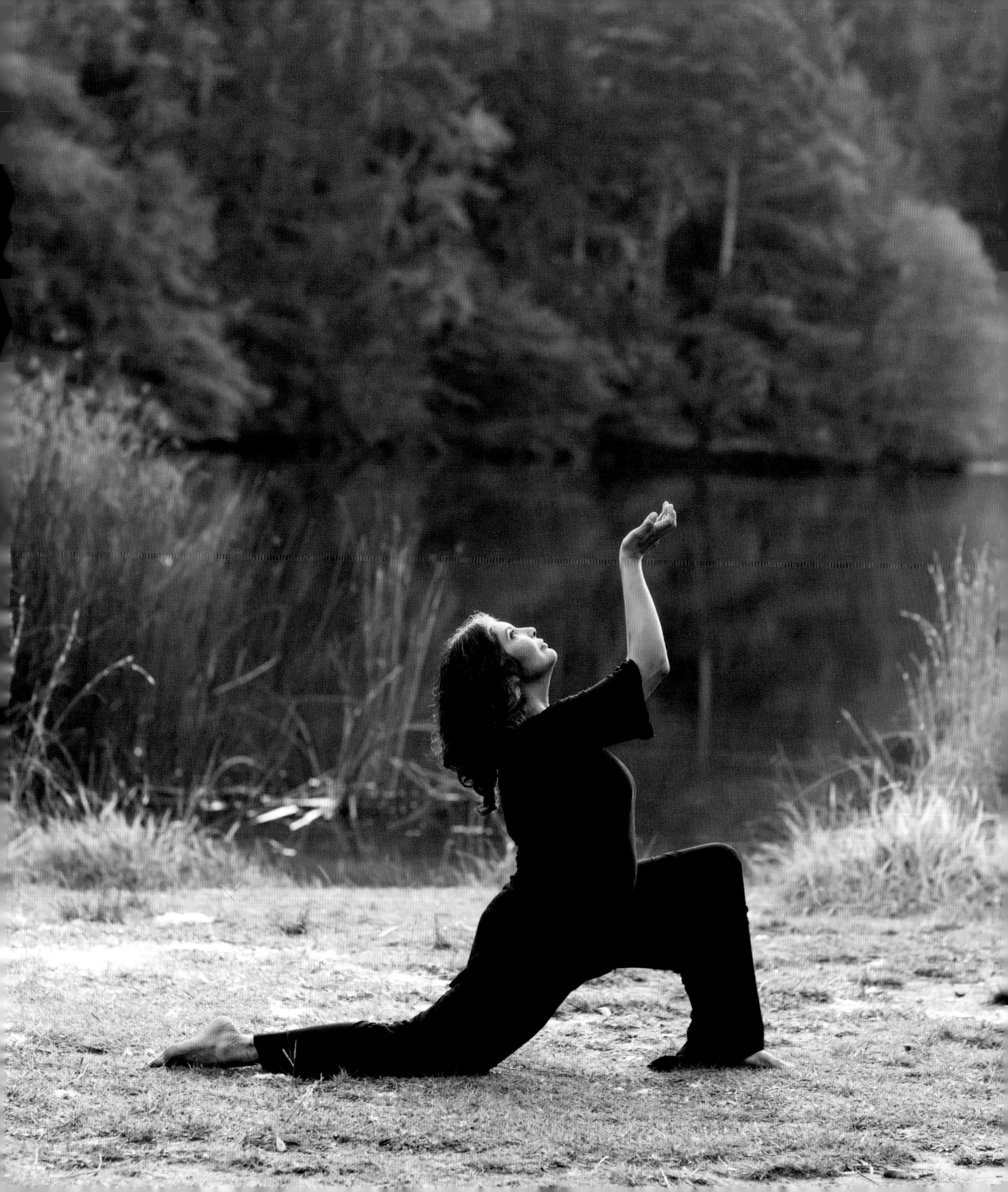

Haltung 58

Anjaneyasana mit *Pushpaputa-Mudra*

Mudra

Pushpaputa ist eine Opfer-Mudra und im Rahmen dieser Kombination eine Möglichkeit, Wasser in Ihren Händen zu sammeln, um Ihr Gesicht zu waschen, mit dem Segen des Wasser-Elementes aufzuwachen und Ihre Augen und Ihren Geist zu reinigen. Sie kann auch eine Mudra des Darbietens und Empfangens sein. Während Sie die Handgeste halten, stellen Sie sich vor, dass Sie einatmen und das Licht durch Ihre Hände in Ihr Herz holen; während Sie ausatmen, bieten Sie das Licht Ihres Herzens der Welt um Sie herum dar.

Halten Sie Ihre Handflächen zunächst offen mit den Fingern ausgestreckt. Dann beugen Sie Ihre Finger leicht, um die Form einer Schüssel zu bilden, wobei sich die kleinen Finger und die Außenseiten Ihrer Handflächen berühren.

Asana

Diese Pose ist nach Hanuman als Anjaneya benannt, dem Sohn von Anjani. Anjani war eine wunderschöne *apsara*, oder himmlische Tänzerin, die aufgrund ihrer Schönheit von einem alten Weisen verflucht worden war, der ihr Gesicht in das eines Affen verwandelte. Als *vanara*, ein Wesen halb Affe, halb Mensch, heiratete sie Kesari und zeugte ihren Sohn Hanuman.

In dieser Stellung verleihen wir Hanumans Asana eine weibliche Note und würdigen damit Anjanis Schönheit.

Beginnen Sie im Knien und machen Sie dann mit Ihrem linken Fuß einen Schritt nach vorne, wobei Sie mit dem Knie einen 90-Grad-Winkel bilden. Senken Sie die Hüften etwas nach unten, während Sie mit den Händen die Pushpaputa-Mudra bilden und leicht ins Hohlkreuz gehen, um Ihr Herz gen Himmel zu öffnen.

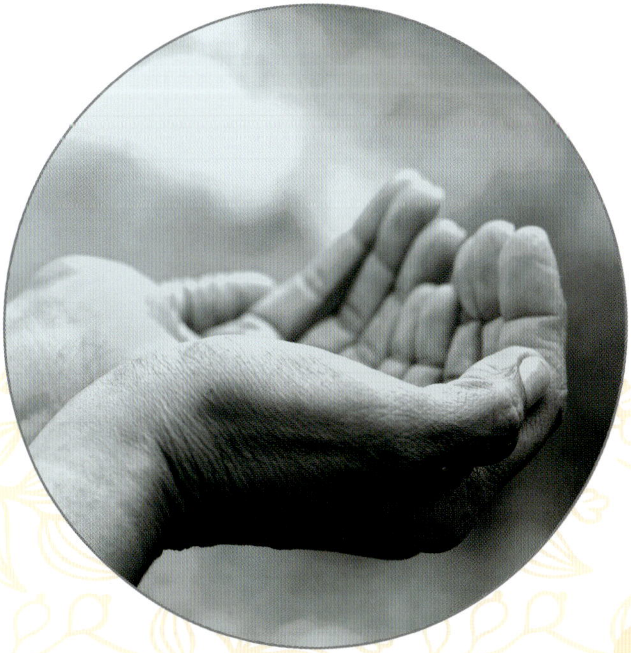

Haltung 59

Anjaneyasana mit *Darpana-* und *Tripataka-Mudra*

Mudras

Bei der Darpana-Mudra, oder Spiegel-Handgeste, halten Sie einfach Ihre offene Handfläche wie einen Spiegel vor Ihr Gesicht.

Die Tripataka-Mudra (siehe Seite 95) dient in dieser Geschichte dazu, das *kumkum*, oder rote Pulver, als Bindi aufzutragen, ein Mal in der Mitte über den Augenbrauen als Zeichen von Keuschheit und Schönheit.

Diese Mudra und die Mudra der vorausgegangenen Asana werden als Teil eines Morgenrituals durchgeführt, um sich auf den Tag vorzubereiten.

Asana

Der tiefe Ausfallschritt kann mit dem rechten Knie in einem 90-Grad-Winkel ausgeführt werden. Sie werden die Dehnung dann stärker in den Hüftbeugemuskeln fühlen. Alternativ kann diese Asana in einem spitzeren Winkel durchgeführt werden, wodurch die Dehnung verstärkt in der Achillessehne und in der Wade spürbar wird. Abhängig vom Zustand Ihrer Gelenke können Sie sich entscheiden, wie tief die Beugung sein soll.

Das Zurückbeugen in dieser Haltung ist optional; wichtig ist, die Mudras zu formen: Wenn Sie nach vorne schauen, halten Sie Ihre rechte Hand in der Spiegel-Handgeste auf der Höhe Ihres Gesichts; wenn Sie hinaufschauen, passen Sie die Position der Mudra entsprechend an und führen Sie sie nach oben. Die linke Hand in der Tripataka-Mudra wird vor die Stirn gehalten, wobei die Fingerspitze des Ringfingers die Stelle des Dritten Auges in der Stirnmitte etwas oberhalb der Augenbrauen berührt.

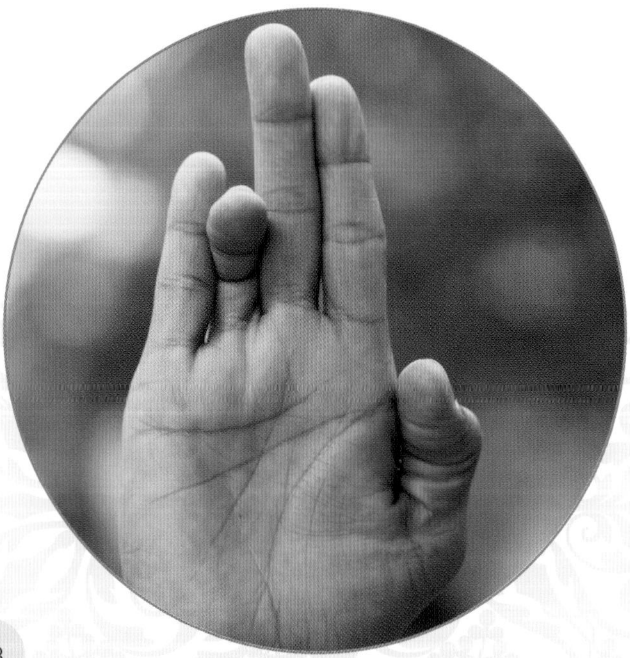

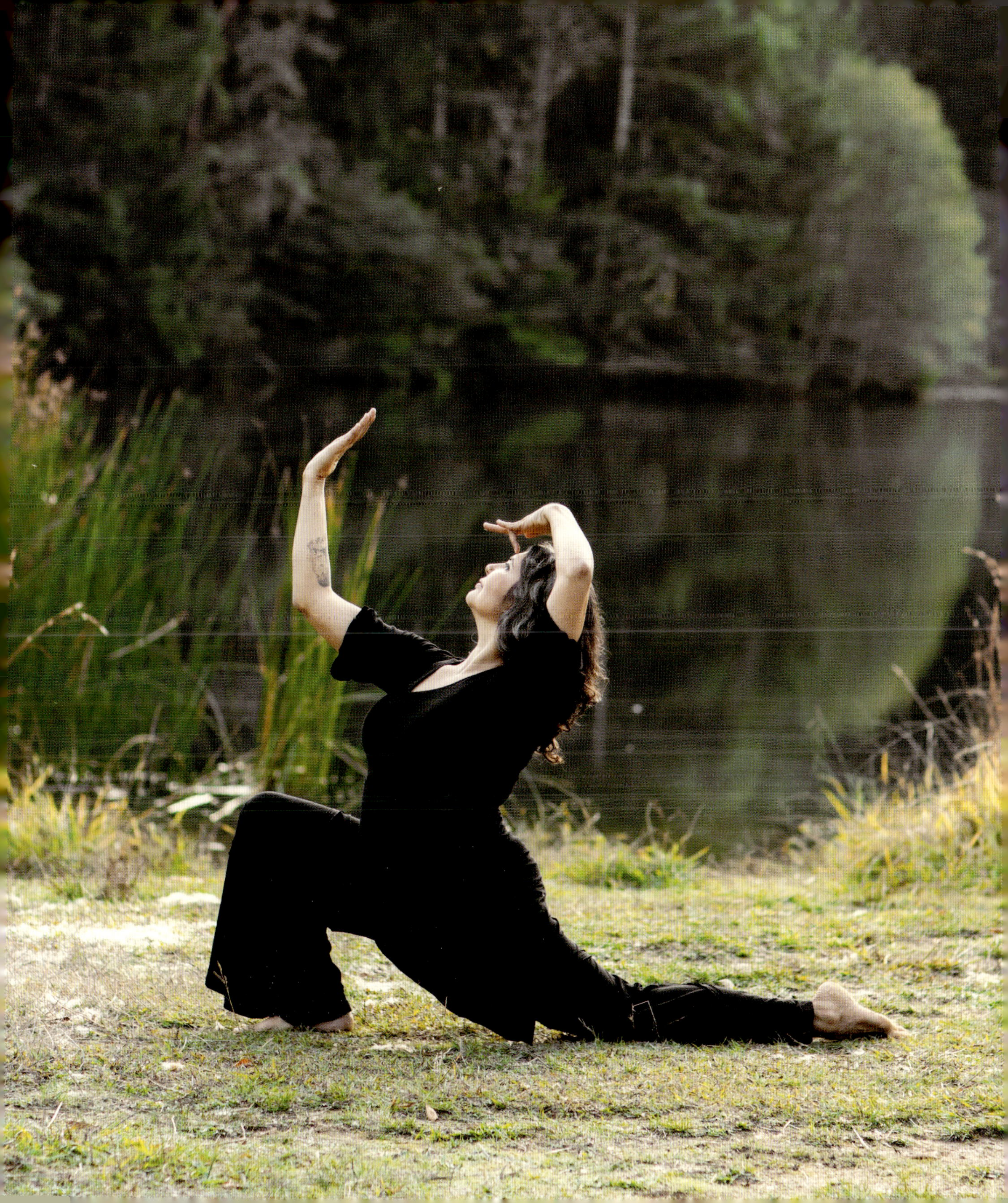

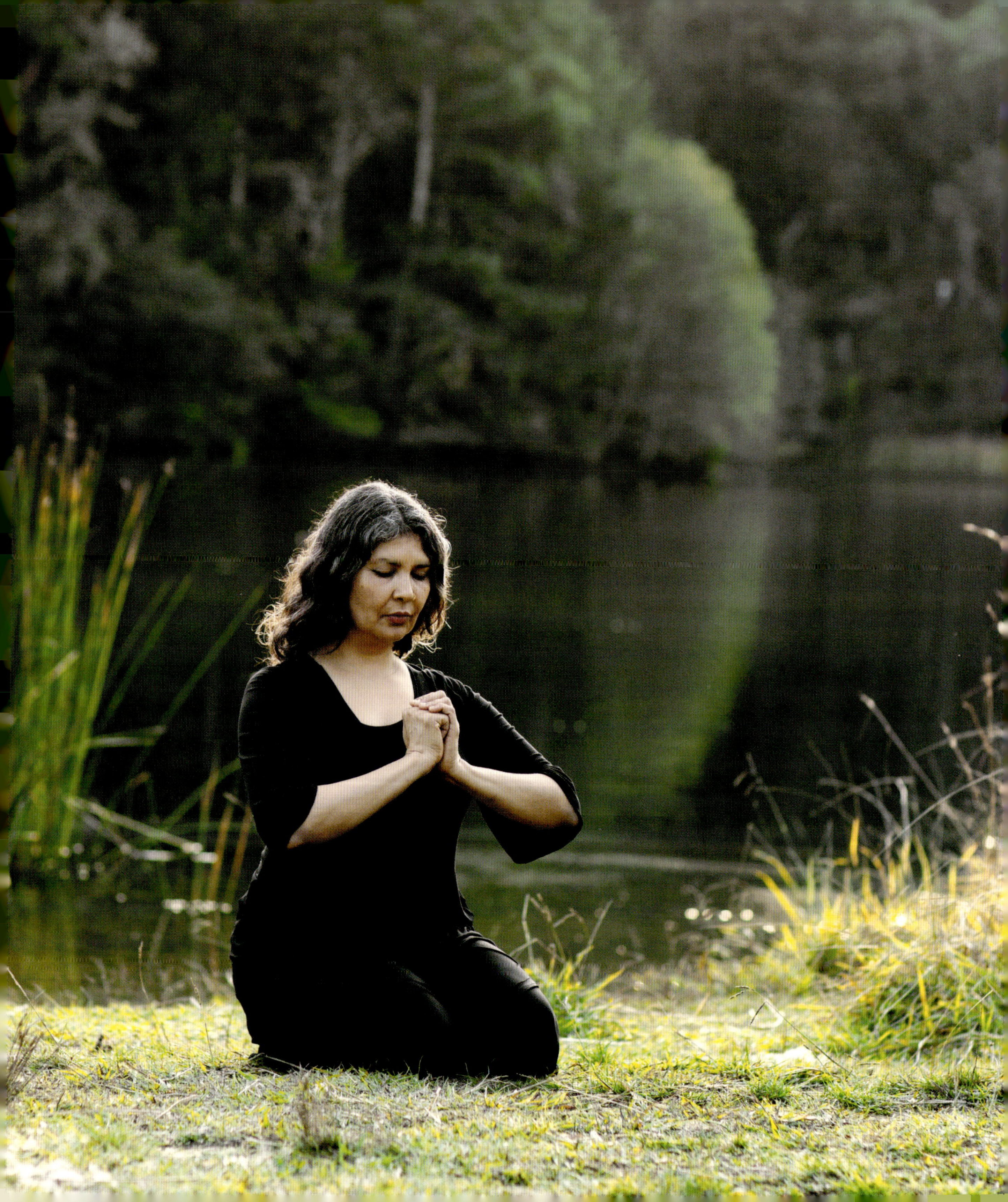

Haltung 60

Vajrasana mit *Namrata-Mudra*

Mudra

Namrata bedeutet »Demut/Bescheidenheit«, und diese Mudra zeigt das auf eine sehr schöne Weise. Obwohl es keine offizielle Odissi-Mudra ist, wird diese Geste in Momenten angewandt, wo um Vergebung ersucht wird. Ich habe sie Namrata-Mudra genannt und benutze sie zum Meditieren und um demütig um Führung zu bitten. Schließen Sie Ihre rechte Hand zu einer Faust (Mushti-Mudra) und bedecken Sie die Faust mit Ihrer linken Hand. Dann legen Sie beide Hände vor Ihr Herz und verneigen leicht Ihren Kopf.

Asana

Vajrasana, oder Diamantsitz, unterstützt für eine Weile die aufrechte Position der Wirbelsäule und ist eine gute Stellung beim Meditieren. Während Sie in dieser Position sitzen, blockieren Sie den Blutfluss in den Beinen ein wenig und verstärken den Blutfluss zum Oberkörper. Im Yoga wird der Torso als *kumbha*, oder »der Topf«, bezeichnet.

Setzen Sie sich einfach auf Ihre Fersen, die Knie und Füße zusammen. Fokussieren Sie sich auf Ihre Emotionen und die Eigenschaft der Hingabe. Bleiben Sie in dieser Position und bitten Sie das Wesen, das Sie als das höchste betrachten, um Führung.

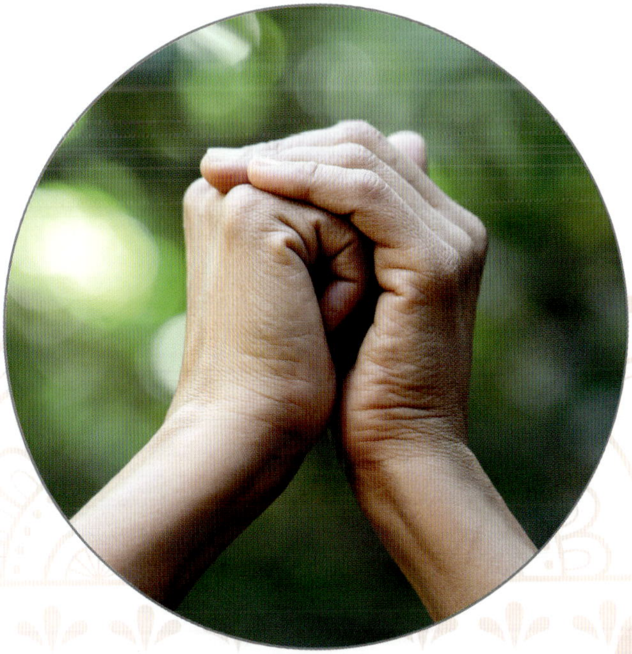

Haltung 61

Ardha Matsyendrasana mit *Matsya-Mudra*

Mudra

Matsya, der Fisch-Avatar, wird hinzugenommen, um diese Handgeste zu schmücken. Öffnen Sie Ihre Hände in der Ardhachandra-Mudra (Halbmond-Haltung). Die Finger sind ausgestreckt und liegen zusammen, nur die Daumen spreizen sich nach außen. Legen Sie eine Hand über die andere, sodass die Rückseiten beider Hände nach oben zeigen. Dies ist eine andere, einfach durchzuführende symbolische Mudra, die voller Gefühl ist und in der Meditation benutzt werden kann, um Matsyendranath und sein Hatha-Yoga-Erbe zu würdigen.

Asana

Setzen Sie sich auf den Boden und beugen Sie die Knie, um die Sohlen Ihrer Füße auf den Boden zu legen, wobei Sie die Hüften unten halten. Heben Sie Ihr rechtes Knie an und platzieren Sie Ihr linkes Knie unter das rechte Bein, um die linke Fußspitze neben die rechte Hüfte und das linke Knie neben den rechten Fuß zu bringen. Umfassen Sie Ihr rechtes Bein mit Ihrem linken Arm und legen Sie Ihre rechte Hand neben Ihr Kreuzbein auf den Boden. Drehen Sie sich nach rechts, indem Sie Ihren Blick nach hinten richten. Nun bringen Sie Ihren Kopf in eine neutrale Position, während Sie den Oberkörper in der Drehung halten; bringen Sie Ihre rechte Hand mit Ihrer linken Hand zusammen und formen Sie die Matsya-Mudra, wobei die Fingerspitzen nach unten weisen. Sie können Ihren Blick hinüber auf die linke Schulter verlagern.

Dies bringt uns zurück zu Matsya, der als kleiner Fisch beobachtete, wie Shiva am Ufer des Meeres seiner Gefährtin Parvati Yoga lehrte, und es dann voller Hingabe selbst praktizierte. Im Laufe der Zeit entwickelte er sich zum König der Fische, Matsyendranath.

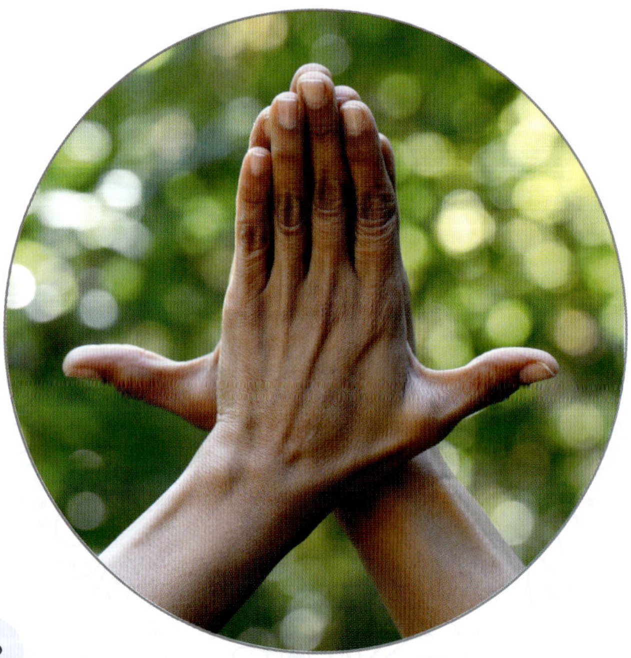

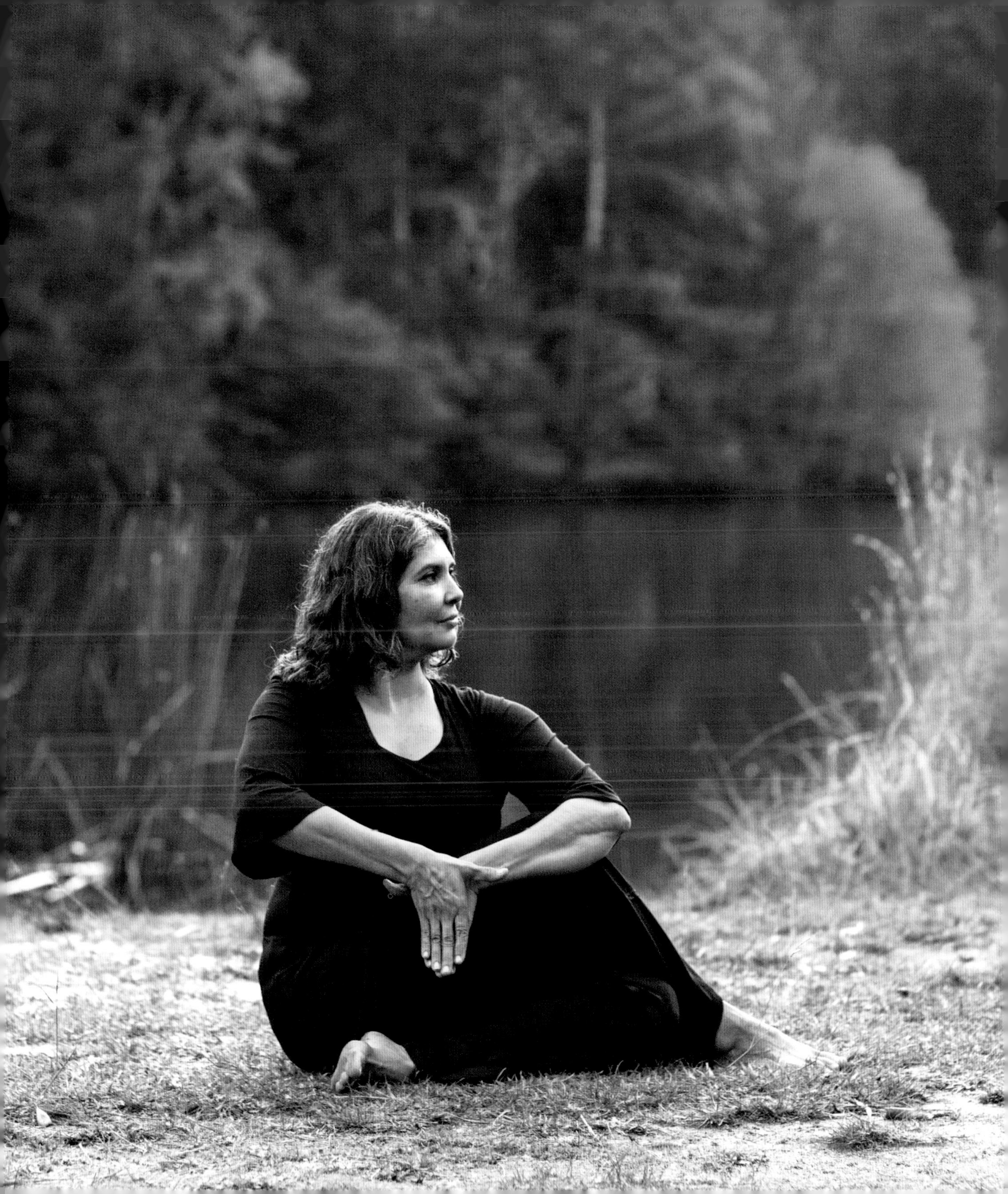

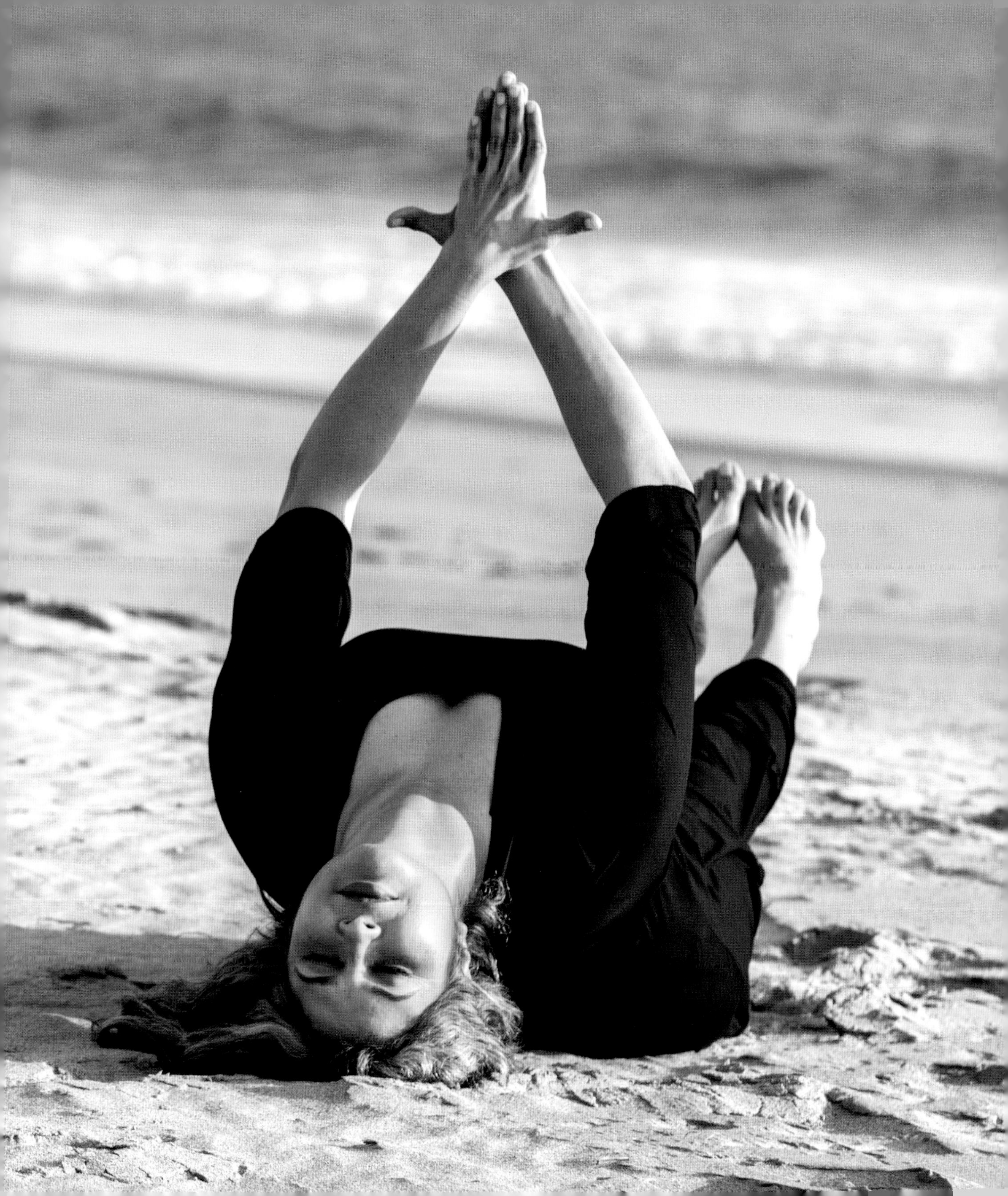

Haltung 62

Matsyasana mit *Matsya-Mudra*

Mudra

Matsya, der Fisch-Avatar, wird hinzugenommen, um diese Handgeste zu schmücken. Öffnen Sie Ihre Hände in der Ardhachandra-Mudra (Halbmond-Haltung). Die Finger sind ausgestreckt und liegen zusammen, nur die Daumen spreizen sich nach außen. Legen Sie eine Hand über die andere, sodass die Rückseiten beider Hände nach oben zeigen. Dies ist eine andere, einfach durchzuführende symbolische Mudra, die voller Gefühl ist und in der Meditation benutzt werden kann, um Matsyendranath und sein Hatha-Yoga-Erbe zu würdigen.

Asana

Legen Sie sich auf den Rücken und bringen Sie Ihre Beine zusammen, fest auf dem Boden verankert, die Zehen nach vorne ausgestreckt. Heben Sie Ihre Brust so hoch wie möglich, um Ihren Scheitel auf den Boden zu bringen, während Sie den Oberkörper in einer Rückenbeuge nach oben wölben. Nun heben Sie Ihre Arme, bringen Ihre Hände in die Matsya-Mudra und lassen Ihren Fisch aus dem visualisierten Wasser hinauf in den Himmel springen. Wenn es sich richtig anfühlt, heben Sie für eine fortgeschrittene Variante die Beine an.

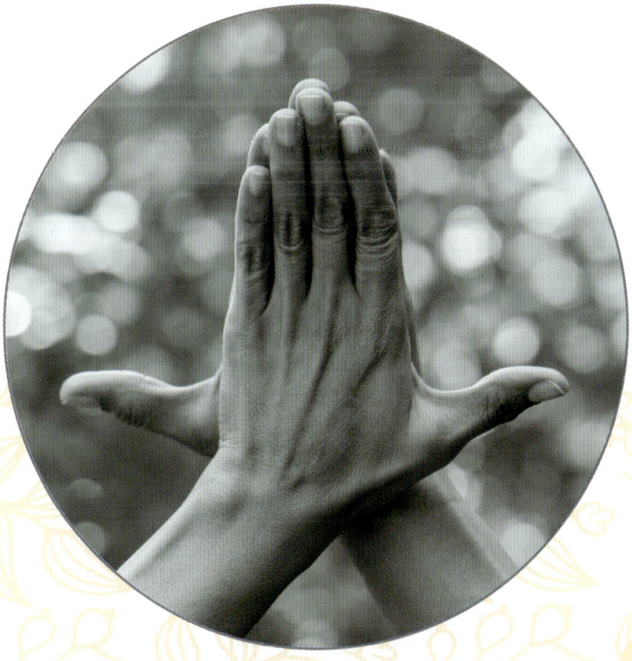

Haltung 63

Garudasana mit *Garuda-Mudra*

Mudra

Bilden Sie zunächst mit Ihren Händen die Ardhachandra-Mudra (Halbmond-Haltung). Öffnen Sie die Handflächen mit den Daumen nach oben gerichtet und verbinden Sie die Ballen Ihrer Daumen, während Sie Ihre Handgelenke kreuzen und mit den Zeigefingern nach oben zum Himmel weisen. Halten Sie Ihre Finger eng zusammen.

Garuda ist eine mythische Adler-Gottheit, halb Adler, halb Mensch, und dient als Flugtier von Sri Vishnu. Garuda wird als Beschützer des Dharma betrachtet, da er sich dem Bewahrer angeschlossen hat, ihm als Flugtier dient und dafür sorgt, dass Sri Vishnus Liebe und Dharma verbreitet wird. Garudas Hände sind oft in Anjali, oder Gebets-Mudra, gefaltet, was seine Absicht zu dienen anzeigt.

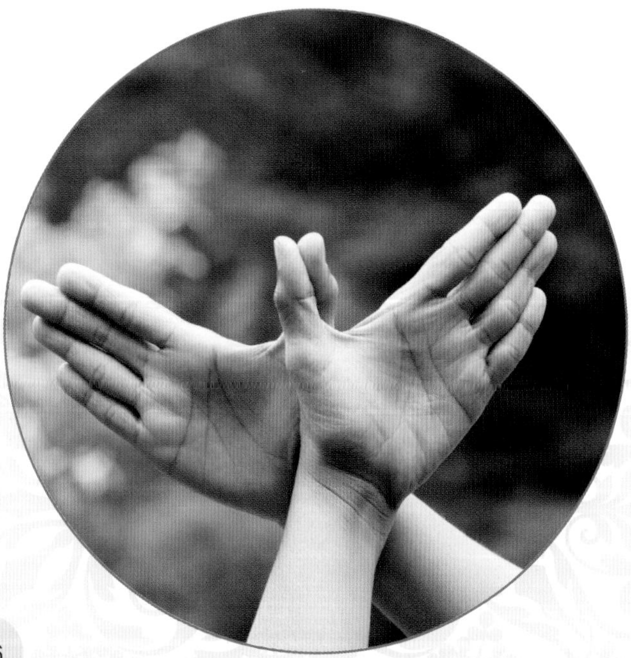

Asana

Ich zeige hier eine Variante der traditionellen Garudasana, die in meinen Augen wesentlich einfacher durchzuführen und effektiver ist. Beginnen Sie, indem Sie aufrecht stehen und Ihre Füße nach außen öffnen. Beugen Sie die Knie, und während Sie diese Stellung halten, bringen Sie Ihre Hände vor Ihrem Herzen in die Garuda-Mudra. Verbinden Sie sich mit dem Element Luft im Inneren Ihres Herzens und verankern Sie sich durch Ihre Füße fest in der Erde. Nun verlagern Sie das Gewicht auf Ihren linken Fuß und kreuzen Ihr rechtes Knie über Ihr linkes Knie, während Sie mit der Spitze Ihres rechten Fußes zum Himmel weisen. Knie an Knie zu halten, ist entscheidend bei dieser Haltung. Versuchen Sie, mit dem linken Bein tiefer zu gehen, und während Sie Ihren rechten Fuß heben, beugen Sie den linken ein wenig und fühlen, wie sich die rechte Seite dehnt und mit Ihrem ganzen Körper diese schöne Form bildet.

Indem Sie sich in Ihr bestes Selbst verwandeln, erfüllen Sie weiterhin Ihre Mission, das Dharma zu unterstützen und Liebe in die Welt zu bringen.

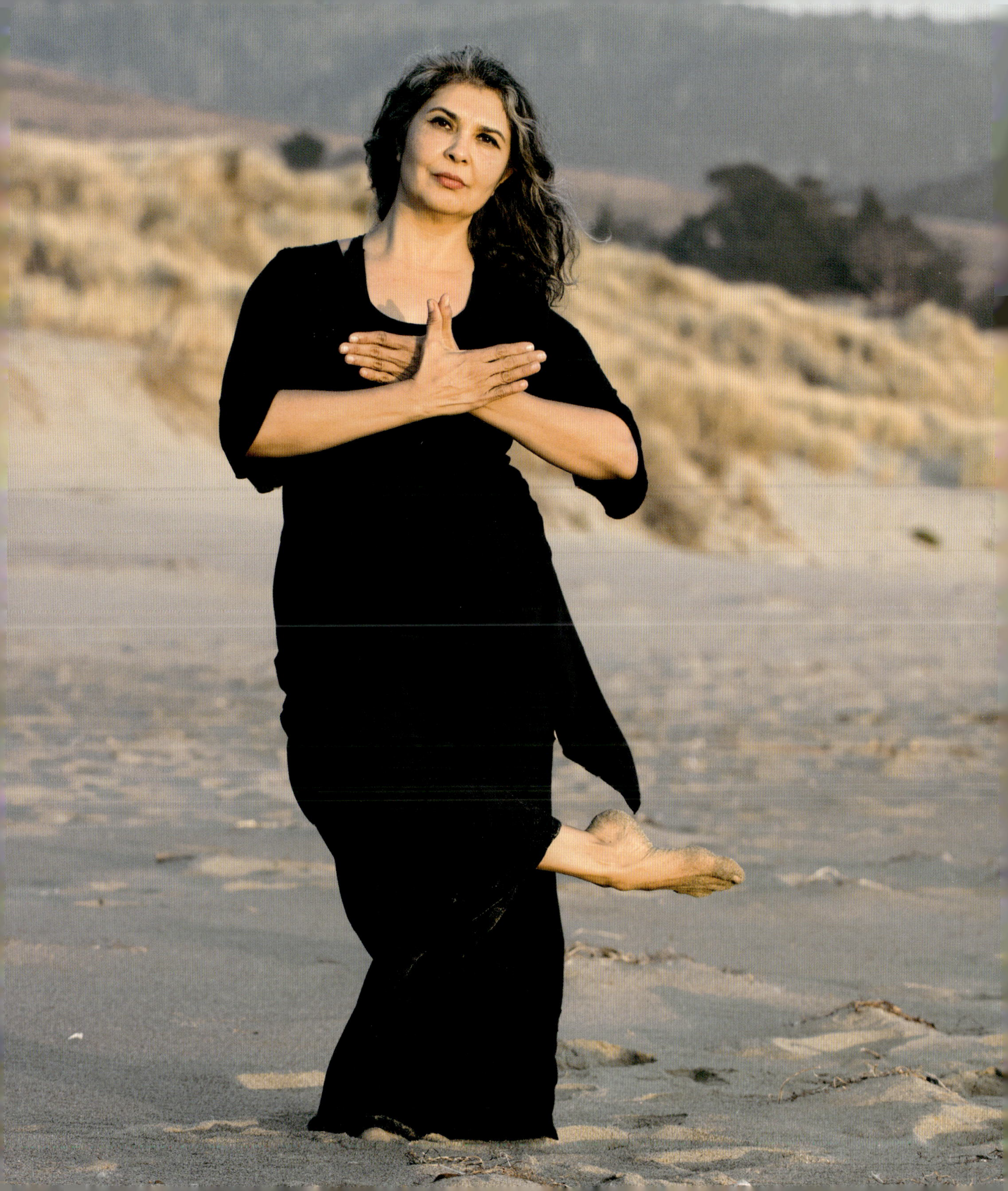

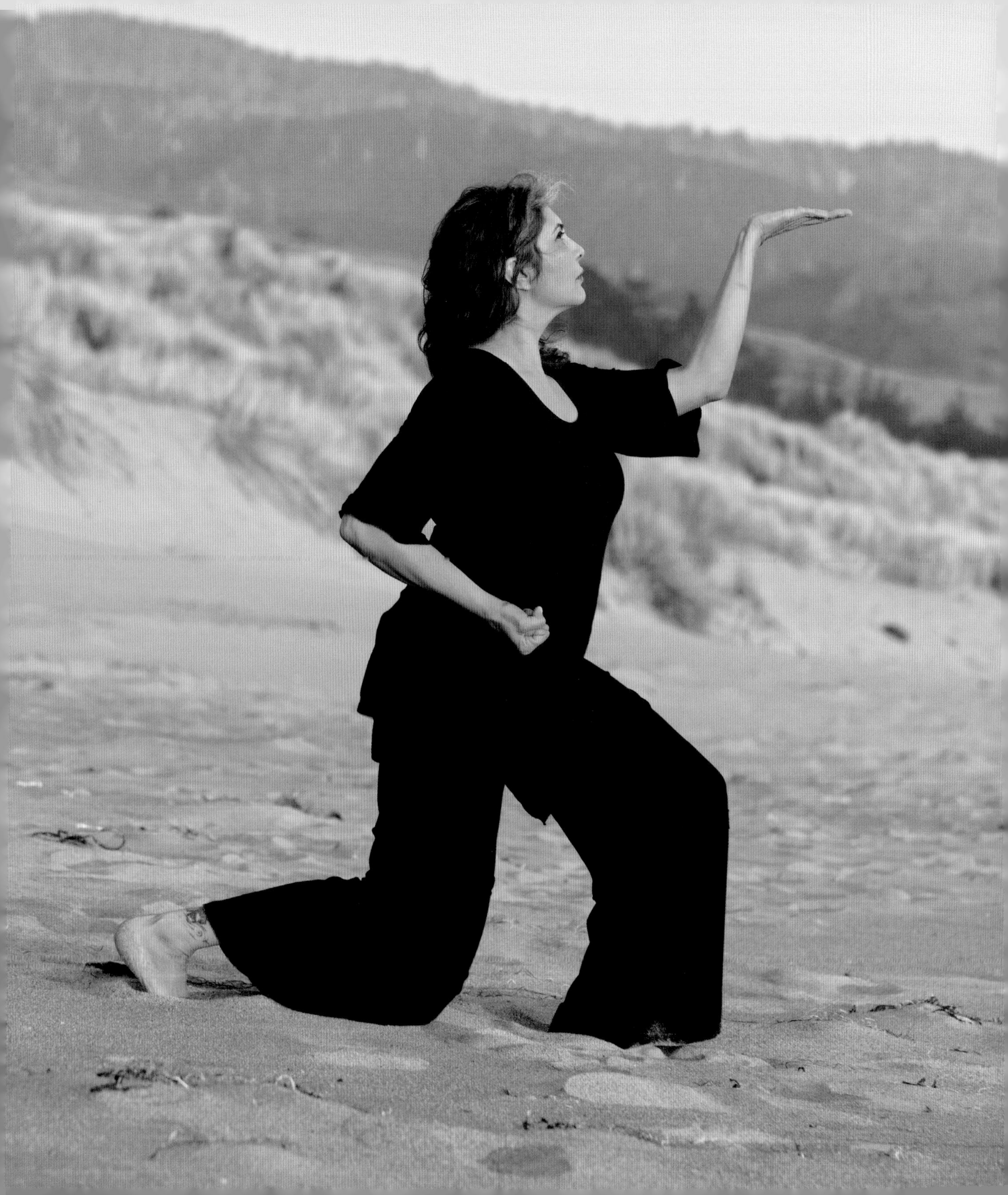

Haltung 64

Hanuman Sanjeevananagahatre Bijasana mit der linken Hand in *Pataka-Mudra* und der rechten Hand in *Mushti-Mudra*

Mudras

Diese beiden traditionellen Tanzhaltungen sind hier kombiniert, um die Geschichte von Hanuman zu erzählen, wie er durch den Himmel fliegt und dabei den Berg Dronagiri in seiner linken Hand trägt, dargestellt durch die Pataka-Mudra, sowie *bajarangi* oder Keule, in seiner rechten Hand, dargestellt durch die Mushti-Mudra.

Hanumans Aufgabe bestand darin, ein Heilkraut zu finden, Sanjeevani genannt, dass Lakshmana heilen würde, der auf dem Schlachtfeld verletzt worden war. Da er nicht wusste, welches der vielen Kräuter Sanjeevani war, und da er keine Zeit verlieren wollte, nahm Hanuman den ganzen Berg mit und flog zurück, um Lakshmana zu retten.

Asana

Beginnen Sie in der Bergstellung und bewegen Sie Ihren rechten Fuß circa 75 Zentimeter nach hinten. Beugen Sie Ihr rechtes Knie, so als würden Sie den Boden mit Ihrer rechten Kniescheibe berühren, ohne es tatsächlich zu tun. Beugen Sie Ihr vorderes linkes Bein und bringen Sie Ihr vorderes Knie in einem 90-Grad-Winkel in eine Linie mit Ihrer linken Ferse.

In dieser Bhakti-Nova-Position (Pose der Hingabe) üben Sie, Ihre innere und äußere Kraft zu entwickeln. Mit Ihrer inneren Kraft sind hier vor allem Ihre Belastbarkeit und die Fähigkeit zu dienen gemeint, während Ihre äußere Kraft hauptsächlich mit dem Unterkörper zu tun hat. Diese Haltung erfordert Gleichgewicht, und sobald Sie es gefunden haben, nehmen Sie die Mudra ein. Ihre linke Hand formt die Pataka-Mudra mit der Handfläche nach oben und Ihre rechte Hand formt die Mushti-Mudra. Stellen Sie sich vor, wie Sie gerade dabei sind, eine wichtige Aufgabe zu erledigen und Ihre Hingabe vollkommen auf die Erfüllung dieser Aufgabe fokussieren. Obgleich es nicht der schriftlichen Tradition entspricht, die Symbole auf der jeweils anderen Seite zu halten, können Sie es der Balance wegen tun; oder Sie können einfach einen Arm nach oben und einen Arm nach unten strecken.

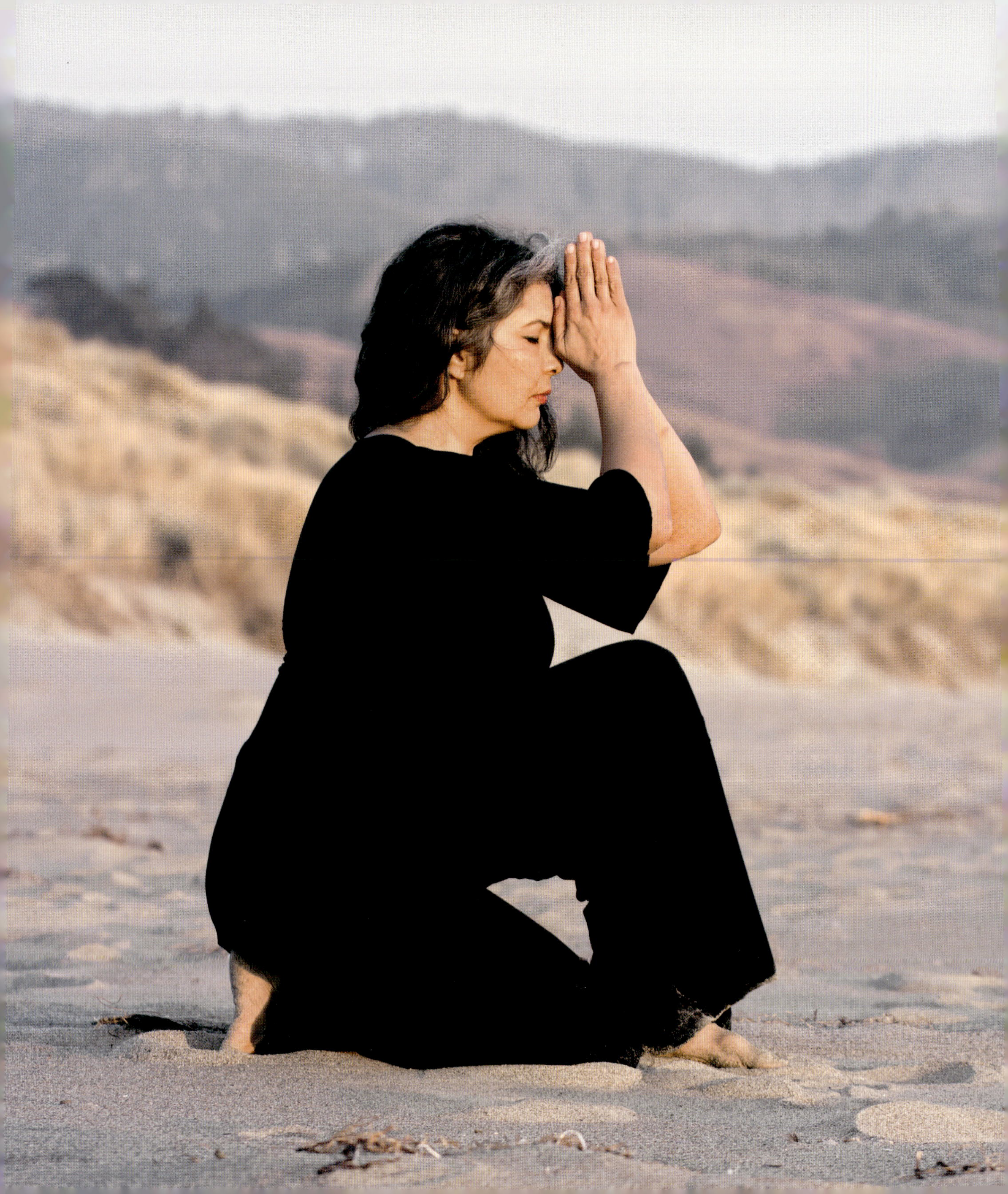

Haltung 65

Hanuman Bijasana, Virasana-Variation mit *Anjali-Mudra*

Mudra

Die Anjali-Mudra ist eine Handgeste, die zum Beten benutzt wird, und bei dieser Asana symbolisiert sie Verehrung und Hingabe. Hanuman ist eines der hingebungsvollsten gottgleichen Wesen im hinduistischen Pantheon und sein Beispiel sollte befolgt werden.

Asana

Gehen Sie in die Knie und platzieren Sie Ihre linke Fußsohle neben Ihr rechtes Knie, während Sie auf Ihrer rechten Ferse sitzen. Lehnen Sie sich nach vorne in Demut und Respekt und bringen Sie Ihre Hände im Gebet zusammen, um den, dem Sie dienen, zu fragen: »Wie kann ich ein Instrument deines Lichts und deiner Liebe werden?« Um Führung zu bitten, auf die Anordnungen zu achten, die Sie empfangen, und diese Anordnungen auszuführen, ist der Weg, um ein Diener des Göttlichen zu werden.

»Sub Hari Bhaktan ki Jai!«

»Aller Ruhm jenen, die Hingabe praktizieren!«

Schlussgebet

Segnungen des Lichts

Ich bete, dass Sie Ihr Herz öffnen, um die Segnungen von Licht und Liebe zu empfangen, die schon jetzt von der göttlichen Ebene auf Sie herunterströmen. Ich bete, dass Sie Ihr Herz öffnen, um Ihr eigenes Licht in Ihrem Inneren leuchten zu sehen, und dass dieses Licht ausreichen wird, um Ihnen Glück und Zufriedenheit zu bringen. Licht überall um Sie herum, und Licht im Inneren, Licht, das Sie führt, und Licht, das Sie zurück nach Hause geleitet.

OM Licht OM

OM Liebe OM.

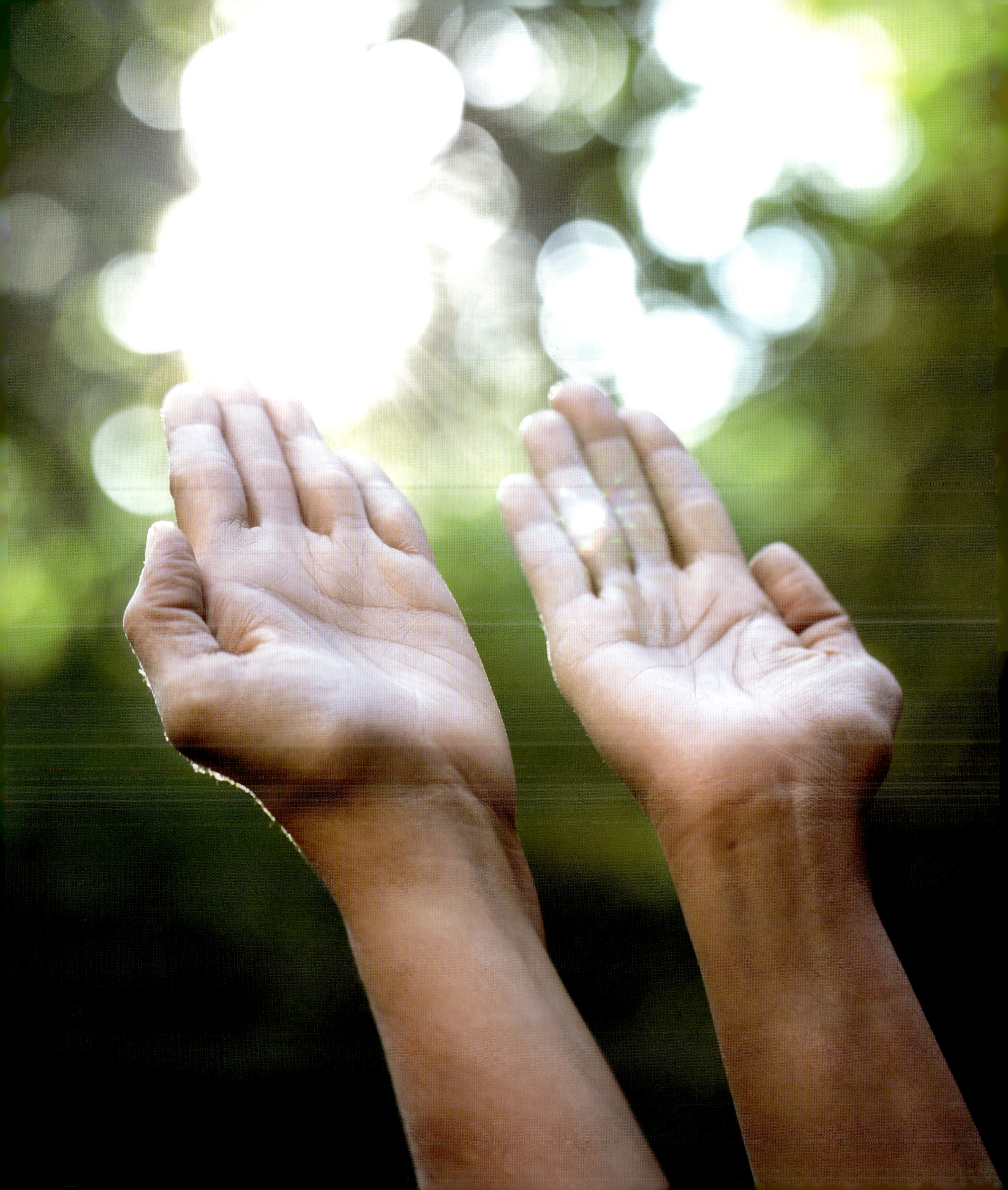

Liste der Asanas mit Mudras

Ritualisiertes Yoga – Die fünf Elemente ehren

Meditatives Yoga – Unser inneres Leben ehren

Yoga Bijasanas und Mudrasanas – Sich selbst, die Schöpfung und die Gottheiten ehren

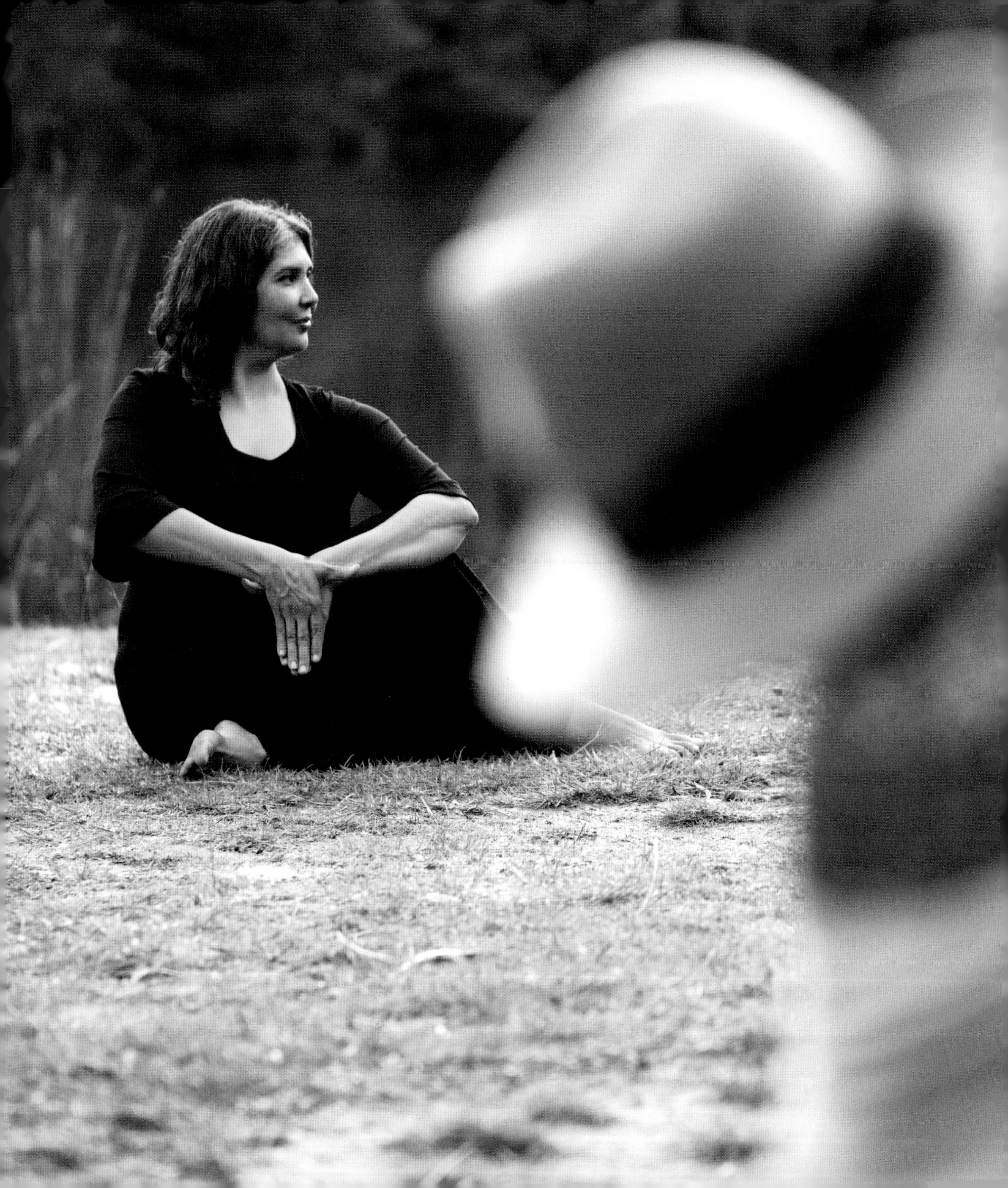

DANKSAGUNG

Ich möchte der universalen Mutter, Jagadambe, danken, dass Sie mit ihren göttlichen Händen meine menschliche Form gestaltet hat. Ich möchte meiner Mutter, Therezinha, danken, dass Sie ihre fürsorglichen Hände benutzt hat, um mich zu halten, zu lieben und mich auf eine gute Weise erwachsen werden zu lassen. Ich möchte meinem Vater, Elias, danken, dass er seine arbeitsamen Hände benutzt hat, um seine Kinder zu versorgen. Ich möchte meiner erweiterten Familie danken, dass sie ihre ständig fleißigen Hände benutzt haben, um mich zu lenken, zu formen und durch meine Kindheit zu führen.

Ich möchte meinem ersten Yogalehrer, DeRose, danken, dass er seine wissenden Hände benutzt hat, um eine Yoga-Methode zu erschaffen, die mich in die Hände des Yogas vergangener Zeiten geführt hat. Ich möchte Anderson Allegro, Shiva Rea und all den Yogalehrern danken, die mir mit ihren hingebungsvollen Händen geholfen haben, auf diesem Pfad voranzuschreiten. Ich möchte meiner ersten Tanzlehrerin, Sonia Galvão, danken, dass sie ihre disziplinierten Hände benutzt hat, um die Odissi-Posen in meinem Körper zu formen. Ich möchte meinem Tanz-Guru, Vishnu Tattva Das, danken, dass er seine ehrfurchtsvollen Hände benutzt hat, um meine Odissi-Formen mit Bhakti (Hingabe) zu erfüllen.

Ich möchte Reikimeister Mikao Usui und meiner Reikilehrerin, Claudette França, danken, dass sie in meinen Händen die Macht der Liebe durch Licht geweckt haben. Ich möchte meiner spirituellen Mutter, Siddhi Ma, danken, die mit Ihren unendlich liebevollen Händen gezeigt hat, was es bedeutet, das Höchste zu lieben und ihm zu dienen. Ich möchte dem großen Lenker meines Lebens, Neem Karoli Baba, danken, dass er mich hier und jetzt führt und auf der anderen Seite auf mich wartet, um meine Hände zu halten, wenn dieses Leben vorbei ist.

Ich möchte meinem Ehemann, Jai Uttal, danken, der mich mit seinen liebevollen Händen in all meinen kreativen und spirituellen Unternehmungen unterstützt und mit seiner täglichen Hingabe inspiriert.

Ich möchte meinem Sohn, Ezra Gopal, danken, der mich mit seinen offenen Händen und offenem Herzen lehrt, zu empfangen und bedingungslose Liebe zu geben. Ich möchte meinen Seelenschwestern danken – Lisa Maria, Kimberley Leo, Janice Gates, Naia Maro, Vasu und vielen anderen – die mich mit ihren von Shakti gesegneten Händen kontinuierlich ermutigen, auf meinem Weg weiterzugehen. Ich möchte all meinen Schülern danken, die mir mit ihren empfangenden Händen erlauben, alles, was ich zu geben habe, von meinem Herzen zu ihren Herzen fließen zu lassen.

Im Zusammenhang mit diesem Buch möchte ich besonders meiner Fotografin und Freundin, Andrea Boston, danken, die mir mit ihren künstlerischen Händen geholfen hat, meinen Traum in diesen wunderschön festgehaltenen Darbietungen zu manifestieren. Ich möchte meinem Verleger, Raoul Goff, danken, der mit seinen intuitiven Händen meinen Ruf beantwortet und der Erschaffung dieses Buches so offen zugestimmt hat. Ich möchte meiner Lektorin, Pandita Geary, danken, die mit ihren kostbaren Händen dieses Projekt entgegengenommen, es als ein sinnvolles Angebot für Sie erachtet und wahre Wunder gewirkt hat, um mein Englisch in eine annehmbare Form zu bringen. Ich möchte meiner betreuenden Lektorin, Linda Sparrow, danken, die mit ihren Adleraugen das größere Bild dessen gesehen hat, was der Verwirklichung bedurfte. Und zum Schluss möchte ich dem Rest des Mandala-Publishing-Teams danken (Phillip Jones, Amy DeGrote, Tessa Murphy und so viele mehr), die mit ihren kollektiven Händen die richtigen Bedingungen für dieses Buch geschaffen haben, damit es jetzt, in diesem Moment, von Ihren Händen entgegengenommen werden kann.

OM Love OM

Published by arrangement with Insight Editions, LP, 800 A Street, San Rafael, CA 94901, USA, www.insighteditions.com

1. Auflage

Projektleitung: Sven Beier

Satz: KompetenzCenter, Mönchengladbach

Umschlaggestaltung: Geviert, Grafik & Typografie unter Verwendung einer Fotografie von © Andrea Boston

Printed in China by Insight Editions

ISBN: 978-3-424-15380-4